Der Tod geht über Leichen

Klaus Püschel
Bettina Mittelacher

Der Tod geht über Leichen

Faszinierende Fälle aus der Rechtsmedizin

Inhalt

Vorwort

„Faszination Rechtsmedizin“ – so beginnen viele unserer Buchkapitel, Podcasts, Lesungen. Das Metier der Rechtsmedizin ist extrem breit gefächert und in seiner kreativen Verbindung von Wissenschaft und Kriminalistik vor allem in einem populären Sinn spannend. Die Aufarbeitung durch die Gerichtsreporterin nähert sich dann dem an, was man landläufig als die (juristische) Wahrheit ansieht und akzeptieren muss.

Die intensive Auseinandersetzung mit ungewöhnlichen Spuren von Gewalttaten und mit Unglücksfällen aller Art ist bedrückend, andererseits aus professioneller Sicht aufregend und fesselnd. Die Begegnung mit den Irrungen und Wirrungen menschlichen Denkens und Handelns grenzt gelegentlich ans Mystische: „Es gibt nichts, was es nicht gibt“, so formuliert es die rechtsmedizinische Expertise.

In unserem neuen Buch verfolgen wir in Hinsicht auf True Crime und Cold Cases im Wesentlichen drei Themenschwerpunkte:

1. Manchmal sind es eher die scheinbar kleinen, weniger öffentlichkeitswirksamen Fälle, bei denen sich

gutachterliche Urteilskraft, analytische Exaktheit sowie überzeugende Beweiskraft zielführend entfalten: im DNA-Labor und in der Toxikologie, bei der mikroskopischen Feinuntersuchung oder in der ausgefeilten Bildgebung der Computertomografie. Eine eindeutige Rekonstruktion der Todesursache und des Tatgeschehens im interdisziplinären Kontext liefert den Goldstandard des Sachbeweises.

2. Die nach außen spektakulären Fälle entfalten ihre Strahlkraft zumeist durch die Prominenz des Opfers, die Widersprüchlichkeit und Fehler bei den polizeilichen Ermittlungen und scheinbar spektakuläre Zeugenaussagen. Hier ist es besonders wichtig, einen klaren Überblick und Durchblick sowie Objektivität und Unabhängigkeit zu bewahren: „Wissen was wirklich wa(h)r!“

3. In diesem neuen Buch finden sich zudem Fälle einer dritten Kategorie, nämlich solche mit einem sehr persönlichen Bezug des Rechtsmediziners. Gemeint ist hier der Tod und die Sektion eines ärztlichen Kollegen, eine extrem lange Kindesentführung, von der ein anderer Kollege mit seiner Familie betroffen war, ein schauriger und brutaler Dreifachmord im Nachbarort, ein Mord an einem Polizeibeamten, den man aus der beruflichen Praxis kannte, die persönliche Betroffenheit an einem extrem blutigen Tatort mit einem äußerst brutalen Tötungsgeschehen, schließlich die Analyse zum Tod des Menschen, der der Inbegriff des Bösen ist, Adolf Hitler.

In all diesen Fällen gilt umso mehr: Professionalität wahren, kühl bleiben, die Rolle des Sachverständigen verinnerlichen, keine persönliche Betroffenheit zulassen. Jede Auswertung und Begutachtung muss faktenbasiert sein: Fakten, Fakten, Fakten!

Angesichts all dieser komplizierten und mitreißenden Fälle zeigt sich die hohe Schule der Rechtsmedizin in ihrer Tiefe und im Verborgenen, nun aber besonders effektiv. Die berufliche Arbeit in der Rechtsmedizin und als Gerichtsreporterin ist ausgesprochen lebendig und positiv! Das wollen wir Ihnen hier ein weiteres Mal zeigen.

Mallorca: In der Disco traf sie auf ihren Mörder

Es ist mitten in der Nacht, als Maria del Carmen verschwindet. Von einem Moment auf den anderen wirkt ihr Leben wie ausradiert. Kein Lebenszeichen mehr, kein Anruf, keine Kontobewegung, nichts. Man ahnt, dass der jungen Frau aus Mallorca etwas Schlimmes widerfahren ist. Wurde sie getötet? Zunächst gibt es keinen sicheren Hinweis, was tatsächlich geschehen ist.

Solange es keinen Leichnam gibt, gilt die Regel: Noch besteht Hoffnung. Die Angehörigen eines vermissten Menschen klammern sich an den Gedanken, dass alles noch ein gutes Ende nehmen könnte. Und dass die Tochter, der Bruder, die Freundin oder der Vater wohlbehalten wieder auftaucht. So auch im Fall von Maria del Carmen. Fünf Monate lang bleibt das Schicksal der jungen Frau, die am 22. Mai 1999 spurlos verschwindet, ungeklärt.

Doch schließlich erfahren die Angehörigen die traurige Nachricht: Die 28-Jährige ist umgekommen. Ihre sterblichen Überreste werden in einer abgelegenen Region der Mittelmeerinsel gefunden.

Wie auch in Deutschland üblich, wird sofort die mallorquinische Rechtsmedizin eingeschaltet. Es werden ausführ-

liche und exakte Protokolle zur Auffindungssituation des Leichnams und zu den Sektionsbefunden gefertigt. Diese habe ich im Auftrag der Hamburger Justiz aufgearbeitet und erläutert. Dafür hatte ich auch direkten Kontakt zu den spanischen Kollegen.

Es sind wahrlich grausige Umstände, erzählt Klaus Püschel, *unter denen die Entdeckung der Toten erfolgt. Der Hund eines Schäfers hat eine Hand und einen Unterarm apportiert und die halb verwesten Körperteile seinem Herrchen gebracht. Woher stammen diese Überreste? Der Schäfer folgt der Richtung, aus der sein Hund gekommen ist. Unter einem Gebüsch wird er fündig.*

Was er da sieht, ist schockierend. Die Details machen deutlich, dass der Fall definitiv in die Hände der Polizei gehört. Ermittler nehmen den Fundort in Augenschein und machen sich ein Bild der genauen Umstände. Die Situation, wie der Leichnam daliegt und wie die Kleidung der Frau geordnet ist, deuten auf ein Gewaltverbrechen hin. Unter anderem ist der Büstenhalter der Toten hochgeschoben, und die Bluse ist der Frau von hinten über den Kopf gezogen worden, sodass ihre Arme nahezu fixiert sind. Und am Hals liegt die Bluse eng an. Es spricht viel dafür, dass Maria del Carmen vergewaltigt und stranguliert worden ist.

Doch wer ist für den Tod der jungen Frau verantwortlich? In den Fokus der Ermittlungen gerät ein Feuerwehrmann aus Hamburg. Brandmeister Bernd F. (Name geändert) arbeitet in seiner Freizeit regelmäßig als Tauchlehrer auf Mallorca. Auch 1999 ist er auf der Insel, angereist am 4. April, Ostersonntag. Gut sechs Wochen später beobachten Zeugen, dass er am Abend vor dem Verschwinden von Maria del Carmen mit der Mallorquinerin Kontakt hatte. Beide besuchten eine Diskothek, waren ins Gespräch gekommen und hatten gemeinsam die Lokalität verlassen.

Was den Beobachtern noch auffiel: Die 28-Jährige war erheblich alkoholisiert – so sehr, dass sie sich vor der Tür der Diskothek übergeben musste und sichtlich Probleme hatte, aufrecht zu bleiben. Bernd F. stützte sie, legte den Arm um sie und kündigte an, er werde die Betrunkene zu einem Arzt bringen.

Ein fürsorglicher Mensch, so schien es. Es wirkte beruhigend, die junge Frau in der Obhut eines Mannes zu wissen, dessen Beruf es ist, Leben zu schützen und zu retten. Einer, der sicherlich Ahnung von Erster Hilfe hat und weiß, was Menschen in Not brauchen.

Was nur Wenige ahnen: Feuerwehrmann Bernd F. zeigt auf Mallorca auch noch eine andere Seite. Obwohl er in seinem Ferienjob als Tauchlehrer gute Arbeit leistet, ist sein Verhalten seinen weiblichen Schützlingen gegenüber für seinen Vorgesetzten ein No-Go. Immer wieder sucht der 33-Jährige eine unprofessionelle Nähe insbesondere zu jungen Frauen, er scheint es darauf anzulegen, mit ihnen sexuell in Kontakt zu kommen. Sein Bedürfnis nach Bestätigung und unverfänglichem Vergnügen ist offenbar sehr groß.

Vor diesem Hintergrund stellt sich die Frage, ob Bernd F. versucht hat, auch bei Maria del Carmen zu landen. Die Wäscherin ist eine attraktive Frau, doch an jenem Abend nach ihrem Diskothekenbesuch ist sie offenbar hilflos, vermutlich sogar in einem desolaten Zustand. Hätte sie noch die Energie und die Kraft gehabt, sich einen aufdringlichen Verehrer vom Leib zu halten? Hätte sie überhaupt deutlich machen können: bis hierhin – und nicht weiter?

Die Wahrheit kennt nur die Person, die als letzte bei der jungen Frau gewesen ist. Sie selber kann nicht mehr sprechen, so wie sie daliegt, verborgen unter dem Gebüsch fernab jeder Zivilisation, gleichsam entsorgt – und der Leichnam über Monate der Sonne und den heißen klimatischen Verhältnissen sowie dem Tierfraß ausgesetzt.

Doch Rechtsmediziner verstehen die Sprache der Toten. In den meisten Fällen können sie präzise herausfinden, was einem Menschen angetan wurde. Und im Fall von Maria del Carmen spricht sehr viel dafür, dass die junge Frau umgebracht wurde, sehr wahrscheinlich in Zusammenhang mit einer Vergewaltigung. Der Unterkörper der Toten ist weitgehend entblößt, der Slip an der Seite aufgerissen, der Büstenhalter ist hochgeschoben.

Wer auch immer ihr das angetan hat, hat sich Mühe gegeben, ihren Leichnam möglichst lange unentdeckt zu lassen. Er hat die Tote nicht nur in einem dichten Gebüsch verborgen, sondern sie noch zusätzlich mit abgebrochenen Zweigen von diesem Busch abgedeckt.

Doch selbst die geschickteste Tarnung ist machtlos gegen den ausgezeichneten Spürsinn eines Hundes. Seine Nase führte ihn direkt zu dem Versteck und der Leiche – und dann zu seinem Herrchen.

Nachdem der Schäfer nun seinem Hund gefolgt ist, er die Leiche entdeckt und die Polizei alarmiert hat, geht es den Ermittlern zunächst einmal darum herauszufinden, ob es sich bei der Toten überhaupt um die vermisste 28-Jährige handelt. Obwohl der Leichnam schon deutlich verwest und wegen der starken Trockenheit zum Teil mumifiziert ist, gibt es zur Identität der Toten ziemlich schnell konkrete Hinweise. Unter anderem wird ein goldenes Armband mit einer speziellen Gravur ihres Namens gefunden. Die Schwester der Vermissten ist sich sicher, dass es Maria del Carmen gehörte. Die Kleidung wird ebenfalls von der Schwester wiedererkannt.

Für eine Identifizierung sind Kleidung und Schmuck wichtige Hinweise, aber häufig reicht das nicht aus. Denn es handelt sich dabei um rein äußerliche Merkmale. In der Regel erfolgt die eindeutige Identifizierung über einen Abgleich des Zahnstatus oder über die Genanalyse. Im Fall von Maria del Carmen bringt eine molekulargenetische Vergleichsuntersuchung, also der sogenannte genetische Fingerabdruck, die finale Bestätigung, dass es sich um die Vermisste handelt.

Sehr viel schwieriger erweist sich die Bestimmung der Todesursache. Üblicherweise geben der Zustand der Weichteile am Hals und der Zustand des knöchernen Kehlkopfes sowie des Zungenbeins für Rechtsmediziner die entscheidenden Hinweise, ob eine Strangulation vorliegt. Aber in diesem Fall ist für die spanischen Experten wegen der starken Verwesung des Leichnams eine eindeutige Klärung nicht mehr möglich.

Dennoch spricht viel für einen Tod durch Strangulation. Vor allem deshalb, weil andere Todesursachen sehr sicher ausgeschlossen werden können. Zusammen mit dem spanischen Kollegen habe ich die Sektion ausgewertet. Wir konnten feststellen, dass Maria del Carmen eine körperlich gesunde junge Frau ohne Vorerkrankung war. Zudem waren die Befunde insoweit völlig eindeutig, dass es keine knöchernen Verletzungen gab, der Tod durch einen Sturz oder durch Schläge mit einem schweren Werkzeug somit auszuschließen war. Und so wie die Bluse eng am Hals der Toten anlag, war dieses Kleidungsstück absolut geeignet als tödliches Strangulationswerkzeug. Dies haben wir anhand von ähnlichen Kleidungsstücken exakt rekonstruiert. Wenn man an den losen Enden kräftig zog, konnte man die Unterbrechung der Blutzirkulation erreichen und so einen Tod durch Erdrosseln herbeiführen.

Allerdings kann der Todestag wegen der fortgeschrittenen Verwesung des Leichnams nicht mehr eindeutig bestimmt werden. Es gelingt jedoch, den Zeitpunkt ziemlich genau einzugrenzen. Es kann sicher festgestellt werden, dass die Tote sofort oder jedenfalls kurz nach dem Todeseintritt am Fundort abgelegt wurde. Das ergibt sich unter anderem aus der Austrocknung und dem Grad der Mumifizierung, der Situation der Gräser unter dem Leichnam sowie der festen Verhaftung des Leichnams mit dem Boden.

Entscheidende weitere Erkenntnisse über den Todestag werden aus einem hochinteressanten Zusammenspiel aus rechtsmedizinischen Erkenntnissen und botanischen Befunden gewonnen. So finden sich an den Zweigen eines Busches, unter dem die Leiche lag und von dem weitere Zweige abgebrochen worden waren, vertrocknete Blütenstände. Aus der Tatsache, dass dieser Busch im Mai und längstens bis Anfang/Mitte Juni blüht, ergeben sich konkrete Hinweise zum Ablagezeitpunkt der Leiche.

Eine Erfahrung aus der Sicht der Rechtsmedizin zu dem sogenannten „Mallorca-Mord" war für uns in vielerlei Hinsicht ungewöhnlich und einprägsam: Es gab eine hervorragende Kooperation mit den spanischen Kollegen, die wirklich ausgezeichnete Arbeit geleistet haben. Jedenfalls soweit dies hier überhaupt möglich war. Immerhin war der Leichnam über Monate im Freien heißen Witterungsbedingungen ausgesetzt. Die Kollegen hatten die Auffindesituation exakt dokumentiert. Die Sektionsbefunde und Nachfolgeuntersuchungen waren umfassend und überzeugend dargestellt. Vor allem die Beschreibung der Botanik am Leichenfundort war extrem wichtig für die Eingrenzung des Todeszeitpunkts.

Dies war ein Paradebeispiel für Interdisziplinarität: Es zeigte, wie biologische Kenntnisse die Rechtsmedizin bereichern. Die Bekleidung des Opfers war ebenfalls so detailliert dokumentiert, dass sich daraus eine überzeugende Version der Geschehensrekonstruktion ergab.

Wegen dieser Erkenntnisse gerät der Hamburger Feuerwehrmann, der zuletzt in der Diskothek zusammen mit der jungen Frau gesehen worden war, noch enger ins Visier der Ermittler. Es wird festgestellt, dass es nach diesem Datum beispielsweise keinerlei Bewegungen mehr auf dem Konto der Getöteten gab. Ihr Wagen stand ebenfalls weiter an der Stelle, wo sie ihn bei ihrem Besuch der Diskothek geparkt hatte. Was auch verdächtig erscheint: Einen Tag, nachdem Maria del Carmen verschwand, verlässt der Hamburger überstürzt Mallorca und kehrt nach Deutschland zurück. Hatte er etwas zu verbergen?

Weitere Verdachtsmomente führen schließlich dazu, dass der Feuerwehrmann in der Hansestadt wegen Mordes angeklagt wird. Am 7. Juni 2000 beginnt der Prozess gegen ihn. Ihm wird vorgeworfen, Maria del Carmen durch Strangulation getötet zu haben. Auf diese Weise habe er entweder den Geschlechtsverkehr mit der Frau gewaltsam ermöglichen wollen, oder aber er ermordete sie, um die von ihm begangene Sexualstraftat zu verdecken.

Neben der Tötung der 28-Jährigen wird Bernd F. (Name geändert) eine weitere Straftat vorgeworfen. Er soll sechs Wochen vor dem Mord eine 17-Jährige gezielt betrunken gemacht haben und diese dann, während sie in ihrer körperlichen Widerstandsfähigkeit zumindest sehr eingeschränkt war, in rücksichtsloser Weise zum Geschlechtsverkehr gezwungen haben. Von diesem Vorwurf wird er später freigesprochen.

Das Hauptaugenmerk des Verfahrens liegt jedoch auf der Mordanklage. Was wird im Prozess über die Biografie des Angeklagten bekannt? Er ist gebürtiger Hamburger, hat eine Ausbildung zum Kfz-Mechaniker durchlaufen und ist seit 1995 Brandmeister bei der Feuerwehr. Nebenher hat er weitere Tätigkeiten, beispielsweise als Türsteher und Fensterputzer, ausgeübt. Er hat zwei uneheliche Kinder und ist seit dem 22. Oktober 1999 verheiratet – also etwa sechs Monate, nachdem er die junge Mallorquinerin umgebracht haben soll.

Zum Prozess ist die Familie der toten jungen Frau nach Hamburg angereist und tritt als Nebenklägerin bei der Verhandlung auf. Sie alle wirken erschüttert, tief betroffen und in Trauer um den Verlust der jungen Frau. An ihre Kleidung haben die Angehörigen ein Foto von Maria del Carmen geheftet. Es zeigt die 28-Jährige als strahlende junge Frau. Die Mutter umklammert zudem ein weiteres Bild ihrer Tochter. Auch dies ist eine Aufnahme, auf der sie glücklich und unbeschwert aussieht.

Bernd F. gibt sich unterdessen alle Mühe, sowohl die Fotos als auch die Familie der Verstorbenen möglichst nicht anzusehen. Sein Blick ist überwiegend nach unten gerichtet – und manchmal neben sich zur Seite, wo seine frühere Verlobte und frisch angetraute Ehefrau im Gerichtssaal Platz genommen hat.

Dass ein enger Angehöriger neben einem Angeklagten sitzt, ist in deutschen Gerichtssälen ungewöhnlich, aber durchaus erlaubt. Die deutsche Strafprozessordnung sieht vor, dass man als enger Angehöriger auf entsprechenden Antrag gewissermaßen als Beistand beim Angeklagten und dem Verteidiger sitzen darf, wenn dies die Beweisaufnahme nicht gefährdet oder beeinträchtigt. Und hier ist es so, dass die Ehefrau schon während des Ermittlungsverfahrens von ihrem Zeugnisverweigerungsrecht Gebrauch gemacht hatte.

Dabei wäre ihre Aussage von großem Interesse für den Prozess gewesen. Denn sie hätte sicher einiges dazu sagen können, wieso Bernd F. am frühen Morgen nach dem Verschwinden der Mallorquinerin so plötzlich von der spanischen Mittelmeerinsel abgereist ist – obwohl doch eigentlich geplant war, dass sie ihn als seine damalige Verlobte just an diesem Tag auf Mallorca hätte besuchen sollen. Ein entsprechender Flug war längst gebucht. Doch sie blieb in Hamburg. Vorangegangen waren, wie die Auswertung von Handydaten ergab, etliche Versuche von Bernd F., seine Verlobte telefonisch zu erreichen, sowie schließlich ein mehrere Minuten dauerndes Telefonat zwischen den beiden. Was ist dabei besprochen worden?

Angaben gibt es dazu weder von der Verlobten noch von Bernd F. Im Prozess nimmt der angeklagte Feuerwehrmann nicht zu den Vorwürfen Stellung. Es liegen jedoch Aussagen des 33-Jährigen vor, die er im Ermittlungsverfahren bei der Polizei gemacht hat und die nun in den Prozess eingeführt werden. Die Auswertung dieser Darstellungen zeigt, dass der Verdächtige seine Schilderungen im Laufe der Zeit dem jeweiligen Stand der Ermittlungen angepasst hat.

Mal war Maria Del Carmen angeblich überhaupt nicht in seinem Auto gewesen, mal will er sie zwar mitgenommen, aber in der Nähe ihres Elternhauses in Porto Christo abgesetzt haben. Und schließlich behauptet er gegenüber der Polizei, dass sie sich von ihrer Alkoholisierung etwas erholt hatte und es in seinem Auto zu einvernehmlichem Sex mit ihr gekommen sei. Er habe sie dazu nicht gedrängt und schon gar nicht vergewaltigt.

Diese Version liefert der Verdächtige, nachdem er mit einem befreundeten Jurastudenten gesprochen hat. Dieser hat ihm offenbar klargemacht, dass im Auto und am Körper der Frau sehr wahrscheinlich Spuren nachzuweisen wären, die darauf hindeuteten, dass sie im Wagen von Bernd F. gewesen sei – und dass sie Sex mit ihm hatte.

Der von Bernd F. behauptete einvernehmliche Geschlechtsverkehr erscheint im Prozess für sich betrachtet wenig glaubhaft. Denn Maria Del Carmen sprach kein Wort deutsch. Sie war nach den Zeugenaussagen ihrer Freundinnen eher zurückhaltend in Bezug auf Männerbekanntschaften, überdies war sie aufgrund ihrer erheblichen Alkoholisierung körperlich relativ geschwächt. Das alles macht es sehr unwahrscheinlich, dass sie unter diesen Umständen mit einem ihr völlig unbekannten deutschen Mann in dessen Auto freiwillig sexuell verkehrt haben soll.

Zudem gibt es im Prozess viele weitere Indizien, Spuren und Aussagen, welche die Schilderungen des Angeklagten widerlegen. So sagten beispielsweise zwei Zeugen aus, mit denen der Angeklagte an besagtem Abend in der Diskothek gewesen war. Sie erzählten, dass Bernd F. sich offenbar sehr darauf gefreut habe, dass ihn seine Verlobte am nächsten Tag besuchen werde. Tatsächlich hat er aber, wie nachzuweisen war, überraschend ihren Flug nach Mallorca storniert. Wie passt das zusammen?

Die Zeugen erzählten darüber hinaus, dass der Angeklagte in jener Nacht Maria Del Carmen begegnet war. Die 28-Jährige hatte bereits erheblich Alkohol konsumiert und Probleme, ihr Gleichgewicht zu halten. Als sie hinfiel, habe Bernd F. sie zu einer Terrasse vor der Diskothek geführt. Hierbei berührte er sie laut Aussage der

Zeugen intensiv – also nicht wie jemand, der einen anderen stützen will, sondern der möglicherweise andere Absichten hat.

Die Mallorquinerin war, so schilderten es die Zeugen, mittlerweile so betrunken, dass sie sich zweimal übergeben musste. Nun sagte Bernd F. laut der Aussage seiner beiden Bekannten, dass er die junge Frau zu einer Arztpraxis oder in eine Notfallambulanz bringen wolle. Zugleich bestand er darauf, seine Bekannten zuvor an deren Apartmentanlage in dem Nachbarort abzusetzen.

Nach Aussage der Zeugen lief der spätere Abend so ab: Bernd F. holte sein Auto und verfrachtete die betrunkene Maria auf die Rückbank. Sie machte zu diesem Zeitpunkt einen extrem schlechten, ja geradezu hinfälligen Eindruck. Allerdings war sie nicht bewusstlos. Als der Angeklagte sie auf die Rückbank seines Autos legte, hörten die beiden Zeugen, wie sie auf Spanisch noch „no no por favor“ murmelte: „Nein, nein, bitte nicht.“

Auf dem Weg zu der Apartmentanlage kommen sie an zwei Arztpraxen vorbei, die aber geschlossen sind. Als Bernd F. die beiden Bekannten absetzt, befindet sich direkt gegenüber eine deutschsprachige Arztpraxis, die beleuchtet war und einen 24-Stunden-Service anbot.

Also eigentlich genau das, was der Hamburger seinen Angaben zufolge für Maria del Carmen suchte. Doch dort lieferte er sie nicht ab. Seine Begründung den Zeugen gegenüber: Er behauptete, diese Praxis sei besonders teuer. Außerdem sei Maria del Carmen in einem so schlechten Zustand, dass er sie besser in eine richtige Klinik bringen wolle. Er behauptete nun also, er wolle sie nach Porto Christo fahren, wo er ein Krankenhaus kenne.

Die Zeugen sahen noch, wie er bei der Abfahrt von ihrem Hotel nach links abbog. Das irritierte sie. Denn hätte er wirklich nach Porto Christo fahren wollen, hätte er die Stadt auf diesem Weg zwar erreichen können, aber es wäre nicht die einfachste und schnellste Möglichkeit gewesen. Dazu hätte er den Weg nach rechts einschlagen müssen.

Ein weiteres wichtiges Indiz ist im Prozess, dass Bernd F. am Morgen nach dem Verschwinden der Frau überstürzt von Mallorca abreist. Dabei versucht er noch, für seinen überraschenden Aufbruch am frühen Morgen des 23. Mai einen halbwegs nachvollziehbaren Vorwand zu finden. Er behauptet nämlich gegenüber seinen Chefs in der Tauchschule, seine Mutter habe einen Herzinfarkt erlitten. Er wolle sie so schnell wie möglich in Hamburg in der Klinik besuchen.

Doch ob ein naher Angehöriger tatsächlich als Notfall in einem Krankenhaus eingeliefert und dort wahrscheinlich auf der Intensivstation untergebracht wird, lässt sich bei polizeilichen Ermittlungen jederzeit überprüfen. Und dabei kommt heraus, dass Bernd F. in diesem Punkt definitiv die Unwahrheit gesagt hat: Seine Mutter ist zum fraglichen Zeitpunkt in keinem Krankenhaus gewesen.

Andere Aspekte, die einen Verdacht ihm gegenüber erhärten könnten, hat der 33-Jährige dagegen durchaus ins Kalkül gezogen. Er hat für seine Reise von Mallorca nach Hamburg nämlich nicht das Flugzeug genommen, sondern ist mit dem Auto und der Fähre über das spanische Festland und Frankreich nach Deutschland zurückgefahren. Im Prozess wird das später so gewertet, dass der Hamburger das Auto unbedingt ebenfalls von der Insel bringen wollte, weil ihm klar war, dass darin sehr wahrscheinlich Spuren des Mordopfers zu finden sein würden. Tatsächlich leistet die Kriminaltechnik mittlerweile wirklich Erstaunliches und kann in kleinsten Spuren, etwa in Haaren oder Hautschuppen, DNA nachweisen.

Wichtige Hinweise liefert zudem die Telefonauswertung. Durch sie wird festgestellt, dass Bernd F. in den frühen Morgenstunden nach seinem Kontakt zu Maria del Carmen zehnmal versucht hat, seine Verlobte auf dem Handy anzurufen, jedes Mal vergeblich. Schließlich hat er sie auf dem Festnetz erreicht. Aus weiteren Auswertungen wird bekannt, dass dieses Gespräch neuneinhalb Minuten gedauert hat. Es gab also offenbar einiges zu besprechen. Irgendwie muss er seine Verlobte überzeugt haben, dass sie zu Hause bleibt und er jetzt zurück nach Hamburg kommen will.

Es gab außerdem weitere Telefonate des Angeklagten, die bestätigten, dass es um die sofortige und im Übrigen mit beträchtlichen Kosten verbundene Stornierung des Fluges seiner Lebensgefährtin ging. Unter anderem rief er deswegen bei dem Reisebüro an, wo sie den Flug gebucht hatten.

Im Prozess gelingt es, dem Angeklagten weitere Handlungen nachzuweisen. Es geht unter anderem um weitere Telefonate, mit denen der Verdächtige offenbar seine Tat verschleiern wollte, um Geldabhebungen von seinem Konto sowie um Kontakte zu Bekannten, von denen er sich Rat holen wollte, wie er auf Fragen der Polizei reagieren sollte. So rief er beispielsweise während seiner Rückreise von Mallorca nach Hamburg bei der Tauchschule an und fühlte vorsichtig vor, ob es denn schon Ermittlungen wegen des Verschwindens von Maria del Carmen gab.

Darüber hinaus unternimmt er weitere Versuche, Dinge zu verschleiern. Nachdem Bernd F. ursprünglich behauptet hatte, seine Mutter habe einen Herzinfarkt gehabt, muss dem 33-Jährigen wenig später klar geworden sein, dass seine diesbezügliche Lüge auffliegen wird. Nun also die zweite Legende: Er erzählt, dass er wegen eines erheblichen Minusbetrags auf seinem Konto von Mallorca abgereist sei.

Diese Behauptung ist nicht schlüssig. Bernd F. kann nachgewiesen werden, dass er just in der Zeit kurz nach seiner Ankunft in Hamburg, in der er angeblich in großer Geldnot ist, erhebliche Anschaffungen tätigt.

Auch die Darstellung des Verdächtigen, dass er Maria del Carmen in der Nähe ihres Elternhauses abgesetzt habe, wertet das Gericht als Schutzbehauptung. Und in Bezug auf seinen überraschenden Aufbruch von der Insel kommt das Gericht im Prozess zu einer klaren Überzeugung, wie es wirklich war. Demnach hat Bernd F., kurz nachdem er auf Mallorca seine Bekannten vor deren Apartmentanlage abgesetzt hatte, nach dem Abbiegen nach links erneut noch einmal die Richtung gewechselt. Nun hat er den Ortsbereich verlassen und ist von dort mit der betrunkenen und weitgehend widerstandsunfähigen Maria del Carmen zu einem einsam gelegenen Ackergelände gefahren. Dies tat er, so das Gericht, weil er ungehinderten und ungestörten Zugriff auf sie haben wollte, um sexuell mit ihr verkehren zu können. Dort hat er die junge Frau sexuell missbraucht und sie in diesem Zusammenhang getötet.

Das Gericht verkündet am 13. Oktober 2000 das Urteil gegen den Angeklagten: lebenslange Haft wegen Mordes und sexuellen Missbrauchs von Maria del Carmen.

In der Urteilsbegründung legt das Gericht ausführlich dar, wieso es von der Schuld des Feuerwehrmannes überzeugt ist. Unter anderem sind seine wechselnden und in vielfacher Hinsicht zu widerlegenden Einlassungen dafür verantwortlich. Hinzu kommt die Auffindesituation des Leichnams, die für einen sexuellen Übergriff und eine Strangulation spricht. Als weitere Indizien wertet das Gericht die Tatsache, dass Bernd F. der Letzte war, der mit der später Getöteten gesehen wurde, sowie seine überstürzte Abreise.

Bei der Frage, wie es im Zusammenhang mit dem sexuellen Missbrauch dann zum Mord kam, hat das Gericht zwei Alternativen in Betracht gezogen. Eine war, dass dem Angeklagten nach oder während der Vergewaltigung klar wurde, dass er eine erhebliche Straftat begangen hat – und dass er die 28-Jährige nun stranguliert hat, um zu verhindern, dass sie überlebt und gegen ihn aussagt. Das wäre also ein Mord zur Verdeckung einer Straftat.

Für wahrscheinlicher hält die Kammer allerdings die andere Variante. In diesem Fall hat Bernd F. unbedingt durchsetzen wollen, dass er mit der Frau Sex haben kann. Deshalb hat er ihr die Bluse so über den Kopf und die Arme gezogen, dass sie in ihrer Bewegungsfähigkeit eingeschränkt war. Zudem hat er einen Teil der Bluse quer um ihren Hals geschlungen und kräftig nach hinten gezogen, um sie durch die eintretende Strangulation am Schreien zu hindern und eine weitere Gegenwehr zu unterdrücken. Und dabei hat er dann so fest zugezogen, dass er sie tötete.

Bei beiden Alternativen ist das Ergebnis eindeutig: Es handelt sich um Mord. In der Urteilsverkündung wird ausdrücklich betont, dass Bernd F. mit dem Mord „viel Leid über die Familie von Maria del Carmen gebracht hat". So formuliert es der Vorsitzende Richter.

Nach dem Urteil springt der Feuerwehrmann erbost auf und zischt in Richtung der Richter: „Ich lasse mich hier nicht länger verarschen." Gleichzeitig beginnen in der anderen Ecke des Gerichtssaals die Angehörigen von

Maria del Carmen zu jubeln. Hier kommt ihre Genugtuung darüber zum Ausdruck, dass der gewaltsame Tod der 28-Jährigen und dessen Hintergründe mit diesem Urteil aufgeklärt und geahndet wurden. So kann der Familie Gerechtigkeit erfahren. Doch die Trauer um den Verlust eines geliebten Menschen bleibt ein Leben lang.

Eine Silvesternacht des Grauens

Vor wenigen Stunden erst glühte der Himmel voller Farben. Fontänen aus gelb, grün, rot und blau waren in die Höhe geschleudert worden, zu kühnen Formationen geformt – um gleich darauf von der Dunkelheit wieder verschluckt zu werden. Das alljährliche Feuerwerk zu Silvester, mit dem das neue Jahr begrüßt wird, fasziniert Millionen Menschen immer wieder. Doch diese besondere Nacht hat auch ihre Schattenseiten. Wenn Erwartungen nicht erfüllt werden und Träume zerplatzen, kann die heitere Stimmung in Düsternis umschlagen. Und das Böse kann überall lauern.

Zu Beginn des Jahres 2019 offenbart es sich in einer Wohnung in der Altstadt von Lüneburg. Der Weg dorthin führt durch ein schmuckes Viertel mit historischen Häusern, über Kopfsteinpflaster und vorbei an mächtigen Giebeln. In der Luft liegt noch der Geruch von Schwarzpulver aus den Böllern, und überall finden sich die Überbleibsel von Feuerwerkskörpern und Reste von Luftschlangen. Was für ein Kontrast zu der Atmosphäre hinter der Fassade.

Hier liegt ein Körper hingestreckt auf dem Boden eines Wohnzimmers inmitten einer großen Blutlache. Die Wände, das Fenster, die Vorhänge und mehrere Möbelstücke sind von weiteren Blutspuren gesprenkelt. In der Nähe des Toten ist auf einer Couch ein großes Messer abgelegt worden. Und direkt neben dem Leichnam auf der Höhe seiner Hüfte liegt ein blutverschmiertes Werkzeug. Es wirkt groß, hart und gefährlich. Ein Werkzeug, das Stein und Eisen bricht. Doch hier ist offensichtlich: Mit dem Schlagbohrer wurden keine Löcher in Wände oder Fußböden getrieben – sondern in den Kopf eines Menschen. Jenes Mannes, der bis vor wenige Stunden noch gelebt, geatmet und in das neue Jahr hineingefeiert hat.

Eine dunkle Ahnung beschleicht mich: Dieses Verbrechen könnte der spektakulärste Fall des Jahres für die Hamburger Rechtsmedizin werden. Ich sollte recht behalten. In den Medien wurde das Verbrechen als einzigartig in der bundesdeutschen Kriminalgeschichte dargestellt.

Dabei beginnt diese Silvesternacht für die Hamburger Rechtsmedizin zunächst mit der üblichen Routine. Einer der Experten versieht den Blutentnahmedienst, fährt also von Polizeiwache zu Polizeiwache, manchmal ins Krankenhaus, um den Menschen Blut abzunehmen, die alkoholisiert oder unter Drogeneinfluss Auto gefahren sind. Dabei sind sie dann von der Polizei erwischt worden, nicht selten in Zusammenhang mit einem Verkehrsunfall. In der Silvesternacht gibt es üblicherweise besonders viele Einsätze, da Menschen unvernünftig sind und ihr Auto nicht zu Hause stehen lassen, obwohl sie wissen, dass auf der anstehenden Party der Alkohol fließt.

Parallel gibt es immer einen Bereitschaftsdienst für Tatorteinsätze, die in Hamburg oder Ortschaften der Umgebung anfallen. Da gilt es, wenn es zu Tötungsdelikten kommt, erste wichtige Hinweise an Leichenfundorten aufzunehmen, Obduktionen durchzuführen und an

Verdächtigen Untersuchungen und Spurensicherungsmaßnahmen vorzunehmen.

Den für Tatorteinsätze zuständigen Bereitschaftsdienst versah an diesem frühen Morgen eine junge Kollegin, die zunächst von der Lüneburger Polizei kontaktiert wurde. Allerdings hatte sie jetzt etwas kalte Füße bekommen, da die anstehende Aktion in Lüneburg sich komplex darstellte. Die Situation in der Wohnung deutete auf ein Kampfgeschehen hin. Zudem war bereits ein Tatverdächtiger festgenommen worden, der sich selbst der Polizei gestellt hatte. Er hatte bei der Polizei angerufen und eine relativ detaillierte Schilderung vom Geschehensablauf mitgeteilt.

Eine Mordkommission wurde gebildet. Die Sektion des Leichnams sollte noch am selben Tag, möglichst bald an diesem 1. Januar 2019 im Institut für Rechtsmedizin in Hamburg durchgeführt werden. Hierfür war das Obduktionsteam zusammenzustellen. Ganz klar: Sezieren sollten die Rechtsmedizinerin und der Rechtsmediziner, die sich am Tatort einen Überblick verschafft und erste Feststellungen getroffen hatten.

Es würde also definitiv kein ruhiger und entspannter Neujahrstag werden. Aber das ist das berufliche Schicksal in der Rechtsmedizin: Der Tagesablauf der Ärztinnen und Ärzte wird festgelegt durch den Verbrecher, die böse Tat, den Zeitpunkt der Entdeckung und die Arbeit der Mordkommission. Und der Tod kennt keinen Feierabend. Am besten und am schnellsten kann man einen Täter entdecken, dingfest machen und überführen, wenn die Ermittlungsorgane sehr schnell und präzise arbeiten.

An diesem Morgen bedeutete dies für mich, dass ich einen Ersatz für den Blutentnahmedienst, den ich die Nacht über versehen hatte, finden musste. Das Tötungsverbrechen in Lüneburg hatte Priorität. Im Institut für Rechts-

medizin traf ich mich mit der jungen Kollegin. Wir stellten unseren sogenannten Tatortkoffer zusammen, zum einen für erste Feststellungen am Fundort des Leichnams und eventuelle Spurensicherungsmaßnahmen, andererseits für die Untersuchung des vermutlichen Täters. So ausgerüstet machten wir uns auf den Weg nach Lüneburg.

Der Einsatzort ist durch Polizeikräfte unauffällig abgesichert. Der Weg zur Tatortwohnung führt durch einen Laubengang und eine Treppe hinauf. Von außen deutet nichts darauf hin, dass hinter der Backsteinfassade etwas extrem Ungewöhnliches geschehen ist.

Damit ist nicht gemeint, dass in der Wohnung ein Toter liegt. Auch das viele Blut, das auf dem Boden und an den Wänden zu finden ist, ist für einen Tatort nicht überraschend. Es ist die Bohrmaschine, die offenbar als Tatwerkzeug benutzt worden ist. Die Länge des Spiralbohrers, der dort eingesetzt worden ist, beträgt immerhin 19 Zentimeter, der Durchmesser 15 Millimeter, es handelt sich also um ein massives Schlagbohrinstrument. Eine erste orientierende rechtsmedizinische Untersuchung des Leichnams lässt allenfalls erahnen, was der Täter mit dieser Bohrmaschine angestellt hat. Details bleiben zunächst verborgen. Denn das Gesicht des Toten ist so stark blutverschmiert und von Wunden durchzogen, dass zunächst nicht abzugrenzen ist, welche Verletzungen der Täter mit der Bohrmaschine zugefügt hatte und ob und wie das Opfer darüber hinaus malträtiert worden ist.

Wer als Laie eine verletzte Person oder einen Toten betrachtet, sieht vor allem ohne klare Differenzierung Blut, Hämatome und Wunden. Der Rechtsmediziner praktiziert indes eine mit der Polizei abgestimmte rationale Tatortarbeit. Seine Aufgabe ist die Analyse am Leichnam, die Einschätzung der Todeszeit und eine erste Rekonstruktion des Tatgeschehens. Präzise, pointiert, professionell. Am Geschehensort kann dabei nur eine orientierende Untersuchung und eine grobe Kategorisierung der Verletzungskomplexe vorgenommen werden.

Da die Spurensicherungsmaßnahmen der Polizei in diesem Fall bereits abgeschlossen sind, können wir den Leichnam kurz auf die Seite drehen und von rückwärts untersuchen. Man erkennt sofort diverse grobe Perforationen der Kleidungsstücke. Beim vorsichtigen Anliften dieser Kleidungsstücke zeigen sich breite Stichwunden, vor allem am Rücken. Ihre Ausmaße könnten nach dem ersten Eindruck zu dem Fleischermesser passen, das am Tatort auf der Couch gefunden wurde und dessen Klinge 21 Zentimeter lang und fünf Zentimeter breit ist.

Durch das Gesicht des Toten verlaufen diverse Schnittverletzungen. Die Augenregion ist mit Blutantragungen und Gewebeanhaftungen so stark verschmiert, dass man hier keine Details feststellen kann. An den Händen hat der Tote ebenfalls kleinere Einschnitte. Dabei handelt es sich offensichtlich um Abwehrverletzungen.

Die Leichenstarre ist ausgeprägt, die Leichenflecke sind noch leicht wegdrückbar. Es besteht keine elektrische Erregbarkeit der mimischen Muskulatur im Gesicht. Die Körpertemperatur des Mannes liegt bei 30 Grad. Aus diesem Befundmuster ergibt sich, dass der Tod des Opfers etwa um Mitternacht eingetreten ist. Dies entspricht den bisherigen Angaben des Tatverdächtigen und der Analyse der ersten Ermittlungsergebnisse.

Nach diesen Untersuchungen am Tatort ist die nächste Aufgabe der Rechtsmediziner, in der Polizeidirektion den festgenommenen Tatverdächtigen zu untersuchen.

Ich frage ihn sehr allgemein, was in der Silvesternacht passiert ist. Dabei stelle ich mich vor und erkläre, dass ich bei ihm im Auftrag von Polizei und Staatsanwalt körperliche Untersuchungsmaßnahmen, Spurensicherung sowie eine Asservierung von Blut, Urin und Haaren vornehmen soll. Verletzungen sind bei dem 32-Jährigen nicht festzustellen. Mit DNA-Tupfern sichere ich von seinen Händen und Fingernägeln Blutspuren, und ich nehme ihm zwei Blutproben ab.

Während dieser Prozeduren erzählt der Festgenommene spontan flüssig und im Detail, wie die Nacht abgelaufen sei. Unter anderem berichtet er, dass er zunächst die Bohrmaschine dafür benutzt hatte, einen Feuerlöscher mit einer Halterung an der Wand anzubringen – bevor er damit dann in der Wohnung den jungen Mann traktierte. All dies sprudelt geradezu aus dem Verdächtigen heraus, obwohl ich ihm ausdrücklich sehr deutlich sage, dass er mir gegenüber überhaupt keine Angaben machen muss.

Doch was der Verdächtige erzählt, gibt einen Eindruck davon, was bei der nachfolgenden Sektion im Hamburger Institut für Rechtsmedizin zu erwarten ist. Dorthin ist der Getötete inzwischen vom Bestatter transportiert worden.

Es gibt nichts, was es nicht gibt. Diese alte Weisheit der Rechtsmediziner schießt mir durch den Kopf, als wir den Leichnam des getöteten 25-Jährigen auf dem Obduktionstisch liegen haben. Wir haben ihn wie üblich zunächst mittels Computertomografie untersucht. Da sind schon die diversen Stichkanäle und inneren Blutungen sowie die massive Zerstörung der knöchernen Schädelbasis hinter der linken Augenhöhle zu erkennen gewesen.

Bei der anschließenden Sektion wird das Ausmaß der Verletzungen noch deutlicher. Es bestanden offensichtlich schwerste Hirnverletzungen infolge der groben Zerstörungswirkung durch den dicken Bohrer. Außerdem zählen wir immerhin zehn Stichwunden am Rücken, drei Stiche in den Hals und drei Schnittverletzungen durch das Gesicht. Das Messer war mit einer schneidenden Bewegung durch das Gesicht gezogen worden.

Die Messerstiche in den Rücken waren die ersten Einwirkungen auf das nichtsahnende Opfer. Bereits diese Stiche führten zu akut lebensbedrohlichen Verletzungen. Getroffen waren das Herz, die Lunge und die Körperhauptschlagader. Zusätzlich hatte der Getötete Verletzungen an beiden Händen, die eindeutig als Abwehrverletzungen einzuschätzen sind. Er hatte beim Versuch, die Messerstiche abzuwehren, in die Klinge gegriffen. Genützt hat das nichts.

Sämtliche Stichkanäle waren deutlich unterblutet, obwohl schon die ersten Stiche in den Rücken Herz und Lunge verletzt hatten. Insofern kann es sein, dass das Opfer den Täter noch sterbend mit einem brechenden Blick angesehen hat oder dass der schwerverletzte Mann möglicherweise geblinzelt hat. Es sind drei Bohrkanäle nachweisbar, die am Augapfel vorbei durch die linke Augenhöhle verlaufen, sodann durch die Schädelbasis bis tief in die Hirnsubstanz. Da auch die Verletzungskanäle durch den Bohrer deutlich unterblutet waren, dürfte das Opfer noch einzelne Herzschläge gehabt haben. Unsere toxikologischen Untersuchungen ergeben, dass der Tote Cannabis geraucht hatte und eine Blutalkoholkonzentration von 1,6 Promille aufwies.

Nachdem am Nachmittag die Sektion mit eindeutiger Rekonstruktion des Tatablaufs abgeschlossen ist, werden im Anschluss alle Protokolle und Dokumentationen gefertigt. Der Täter kann dem Haftrichter vorgeführt werden.

Dieser erste Mordfall am Neujahrsmorgen blieb für mich der ungewöhnlichste Fall des ganzen Jahres. Der

Blick in die rechtsmedizinische Fachliteratur bestätigt, dass derartige Fälle mit Bohrerverletzungen extrem ungewöhnlich sind.

Es werden immer wieder einmal Gewalteinwirkungen mit sehr speziellen Werkzeugen beschrieben, zum Beispiel Papierschneidemaschinen, Kettensägen, Bolzenschussgeräte, Schraubendreher. Gelegentlich werden derartige Verletzungen auch in suizidaler Absicht beigebracht. Entsprechende Unfälle gehen meist nicht tödlich aus. Das Spektrum der Fälle ist breit.

Zumeist sind es Männer, die derartige Werkzeuge bei Gewaltdelikten einsetzen. Frauen verwenden eher andere, häufig „subtilere" Methoden. Eine Ausnahme von dieser „Regel" ist der Fall einer Chinesin. Sie hat ihrem schlafenden Ehemann, mit dem sie schon wiederholt körperliche Auseinandersetzungen gehabt hatte, einen 70 Zentimeter langen Bohrer wie ein Stichwerkzeug in das Ohr hineingerammt. Der Bohrer ist dann an der knöchernen Schädelbasis abgerutscht, sodass der Stichkanal schräg durch die Halsweichteile verlief. Der Mann war schwer verletzt und hat heftig geblutet. Er konnte letztlich durch eine Operation gerettet werden, behielt aber eine teilweise Gesichtslähmung zurück. Nachdem die Frau ihren Mann so verletzt hatte, hat sie sich zunächst eine Zeit lang in ihr Heimatland China abgesetzt. Später, bei ihrer Rückkehr, hat man sie dann allerdings verhaftet. Sie hat auch alles gestanden. Obwohl die Tat geschah, während der Mann geschlafen hatte, hat man dies nicht als Mordversuch gewertet, sondern als gefährliche Körperverletzung. Die Frau hat deshalb von der zuständigen Großen Strafkammer des Landgerichts Hamburg eine vergleichsweise niedrige Freiheitsstrafe erhalten.

Bei den anderen Fällen, bei denen ein Bohrer als Waffe benutzt wurde, hat ein Täter zweifelhafte Berühmtheit erlangt. Es handelt sich um den bekannten amerikanischen Serienmörder Jeffrey Dahmer. Dieser Mann tötete in den Jahren 1978 bis 1991 insgesamt 17 Menschen. Alle waren ausnahmslos junge Männer. Sie wurden von Dahmer betäubt und sexuell missbraucht, teilweise praktizierte der Täter zudem Kannibalismus. Es wurde ermittelt, dass er vier Opfern den Schädel aufgebohrt hat – und zwar als sie noch lebten und gefesselt waren. Eine wirklich gruselige Horrorgeschichte. Dahmer hat durch die Bohrkanäle tatsächlich auch noch Salzsäure ins Schädelinnere hineinlaufen lassen.

Der Täter, der in der Silvesternacht in Lüneburg diesen sogenannten Bohrermord begangen hat, war bis dahin im Hinblick auf Körperverletzung ein unbeschriebenes Blatt. Er hatte keinerlei dazu passende Vorstrafen. Umso schrecklicher stellt sich dieser Fall dar. Im Hinblick auf seine angebliche Motivation machte der 32-Jährige geltend, dass er sich vom Opfer bedroht gefühlt habe. Er sei aufgrund eines Blickes des 25-Jährigen, den er als „böse“ und „grinsend“ wahrgenommen habe, aufs Höchste alarmiert gewesen. Deshalb habe er den schon am Boden liegenden Mann ganz bewusst mit dem Bohrer im Bereich der Augen verletzt.

Rational ist nicht nachvollziehbar, dass das ohnehin schon durch Messerstiche malträtierte Opfer gegrinst haben könnte. Die Fantasie hat dem Täter hier offenbar einen Streich gespielt. Andererseits fällt es schwer, das Verbrechen als eine Affekttat zu werten. Zu bedenken ist, dass er in dieser Situation die Bohrmaschine, die zwar wegen vorangegangener Arbeiten noch in der Nähe lag, erst durch Einlegen des Bohrers vorbereiten und dann mit dem Stromkreis verbinden musste.

Im Prozess vor dem Landgericht Lüneburg, vor dem sich der Täter wenige Monate später wegen Mordes verantworten musste, wurde über das Leben des Angeklagten bekannt, dass er als Schüler vom Gymnasium zur Realschule hatte wechseln müssen. Einen Schulabschluss hat er nicht erworben, später eine handwerkliche Ausbildung abgebrochen, ebenso eine Lehre zum Hotelfachmann. Eine kaufmännische Ausbildung klappte ebenfalls nicht.

Ähnlich holprig und ohne Erfolge verlief sein Leben, als er sich für vier Jahre bei der Bundeswehr verpflichtete und Gebirgsjäger werden wollte. Denn schon nach der Hälfte der geplanten Zeit kam es zu einem Abbruch der Dienstzeit. Der Mann hat dann diverse Jobs ausgeübt, so hat er unter anderem als Kellner gearbeitet. Seine damalige Freundin hatte sich von ihm getrennt, weil er zu viel trank. Für einen Sohn aus einer anderen Beziehung weigerte er sich zu zahlen.

Seinen Job als Kellner verlor er ausgerechnet an jenem Silvestertag. Der Chef hatte ihm jedoch nicht den Restlohn ausgezahlt, sondern im Gegenteil eigene Ansprüche geltend gemacht.

Seine neue Freundin hatte ihm Vorwürfe gemacht und die Silvesternacht lieber gearbeitet, als bei ihm zu sein. Die Frau erzählte als Zeugin vor Gericht, dass es zwischen ihr und dem 32-jährigen kürzlich zu einer heftigen Auseinandersetzung gekommen war. Der Mann war wiederholt betrunken, das habe sie nicht mehr tolerieren wollen. Sie habe ihm geraten, psychologische Hilfe zu suchen. Kurz nach Mitternacht habe der Partner sie am Arbeitsplatz angerufen und erzählt, dass ein Toter in der Wohnung liege. Sie habe ihm gesagt, er solle sofort bei der Polizei anrufen.

Wie dieses Telefonat ablief, darüber berichteten Polizeibeamte als Zeugen im Prozess. Demnach hat der Angeklagte während des Anrufs sehr ruhig gewirkt. Er nannte seinen Namen. Er erzählte, dass er in einer bestimmten Wohnung in der Lüneburger Innenstadt sei und dass dort eine Leiche liege. Wie der getötete Mann dort hinkam? Er habe ihn bei einem Kneipenbesuch kennengelernt und mit nach Hause genommen. Der Anrufer sagte dann weiter: „Er hat mich bedroht, ich habe mich gewehrt. Und jetzt ist er tot, er atmet nicht mehr. Dankeschön."

Der vom Gericht beigezogene Psychiater hat den Angeklagten folgendermaßen beurteilt: Der Angeklagte habe keine psychiatrische Erkrankung und keine manifeste Suchterkrankung, auch wenn man berücksichtige, dass er viel Alkohol konsumiert hat. Zur Tatzeit habe er körperlich und geistig zielgerichtet agiert. Dafür spricht der Anruf bei der Freundin sowie der Notruf bei der Polizei. Beim Telefonieren war der Anrufer völlig klar. Eine explodierende Wut konnte der Sachverständige beim Angeklagten nicht feststellen. Insgesamt habe der Mann komplex und strukturiert gehandelt.

Das Gericht kam schließlich zu der Überzeugung, das Motiv des Angeklagten sei Verärgerung und Frust über sein Leben gewesen. Der Mann wollte seine aufgestaute Verbitterung abbauen. Deswegen habe er den zufällig anwesenden 25-Jährigen, der ganz harmlos nach einem Kneipenaufenthalt mit in die Wohnung gekommen war und nur das Feuerwerk gucken wollte, heimtückisch getötet. In dem jungen Mann habe der Täter „einen Blitzableiter" gesehen. Insofern war die logische Konsequenz: lebenslange Freiheitsstrafe wegen Mordes.

Das Landgericht in Lüneburg hat diese Abläufe, wie ich finde, sehr klar und nachvollziehbar aufgearbeitet. Die

Aussagen des Täters hat man zu den rekonstruierten Tatabläufen sehr sorgfältig in Beziehung gesetzt und ist dann zu einem eindeutigen und überzeugenden Urteil gekommen. Das Gericht hat festgestellt, dass der Täter zusammen mit dem Opfer Alkohol und Cannabis konsumiert hat und dass der 32-Jährige sein späteres Opfer dann mit sich in die Wohnung genommen hat. Dort ist es möglicherweise zu einem banalen Streit gekommen.

Andererseits war der 32-Jährige, nachdem er seinen Job verloren hatte und in Streit mit seiner Freundin geraten war, persönlich in einer Situation mit großer Frustration. Das Gericht stellte fest, dass der Täter sich jetzt aus Angst, Wut und Verzweiflung dazu entschlossen hat, den arglosen Bekannten zu töten. Und diesen Vorsatz hat er dann in geradezu unwirklicher Art und Weise in die Tat umgesetzt. Das Gericht hat Schritt für Schritt nachgewiesen, dass der Täter das Opfer heimtückisch von hinten angegriffen hat und durch die Stiche in den Rücken mit dem großen Küchenmesser sofort tödliche Verletzungen verursacht hat. Der weitere Ablauf mit Stich- und Schnittverletzungen, Abwehrverletzungen und schließlich dem Einsatz des Bohrers entsprach den Schilderungen des Angeklagten. Allerdings hat ihm das Gericht nicht abgenommen, dass er von dem Opfer ernsthaft bedroht war.

Und meine Schlussfolgerung als rechtsmedizinischer Experte: Auch eine Tatbegehung, die so extrem ungewöhnlich, hart und brutal wirkt, kann bei rationaler, kühler Sicht der Dinge letztlich ein kaltblütiger Mord sein.

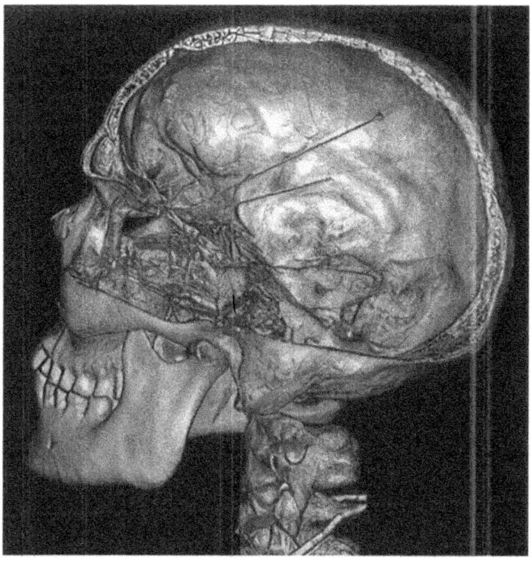

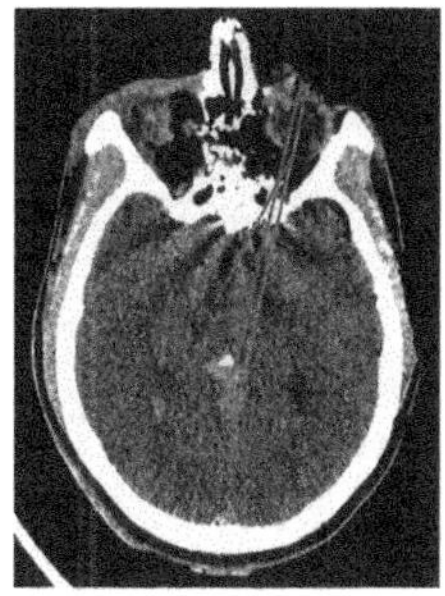

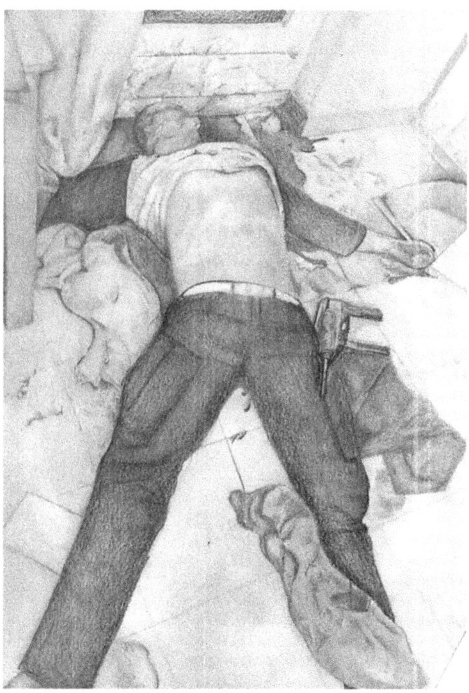

Auffindungssituation des getöteten 25-jährigen Mannes auf dem Fußboden vor der Terrassentür. Neben dem hingestreckten Körper die Schlagbohrmaschine. Abbildungen oben: Computertomografische Darstellungen der Bohrkanäle im Schädel des Opfers.

Polizist ermordet – aus dem Nichts

Es ist ein Schuss aus kurzer Entfernung. Hinterrücks und heimtückisch abgefeuert. Das Opfer hat keine Chance, diesem Angriff zu entkommen, sich zu wehren oder auszuweichen. Der Mann ist tödlich getroffen – umgebracht, während er seiner Pflicht nachgeht.

Der Mann, der im August 1996 an seinem 34. Geburtstag getötet wird, ist Polizist. Die tödliche Kugel trifft ihn, als er bei einer Verkehrskontrolle einen Autofahrer überprüfen will. Der Täter nutzt gnadenlos aus, dass Matthias S. an diesem Tag alleine im Peterwagen unterwegs gewesen und damit beschäftigt ist, über Funk mit Kollegen zu sprechen – und dass er dabei dem Autofahrer den Rücken zuwendet. Später im Prozess versucht der Schütze, die Tat als dramatischen Unglücksfall darzustellen. Vergeblich. Die Experten aus der Rechtsmedizin wissen es besser. Sie können nachweisen: Karl H. hat den Schuss absichtlich und bewusst abgegeben. Er ist ein Mörder.

Seit 1945 wurden in Deutschland etwa 500 Polizisten im Dienst tödlich verletzt. Jeder dieser Todesfälle ist eine Tragödie. Der Fall von Polizeihauptmeister Matthias S.

hat ganz besonders in Hamburg bei sehr vielen Menschen große Betroffenheit ausgelöst. Das Leid und die Trauer der Angehörigen des Opfers waren damals besonders eindrücklich, und die Anteilnahme der Kollegen war riesig.

Wie kam es zu diesem schrecklichen Verbrechen?

Der Polizeibeamte, der in seinem Polizeiwagen auf der Bundesstraße 5 im Südosten Hamburgs unterwegs ist, wird auf das vor ihm fahrende Auto aufmerksam, weil dessen Bremslicht defekt ist. Und nicht nur das. Das Fahrzeug ist insgesamt in einem miserablen Zustand. Matthias S. nimmt dies zum Anlass, den Fahrer zu überprüfen. Der Polizist signalisiert, dass der Mann am Steuer des Wagens „rechts ran" fahren und halten soll. Nachdem der Fahrer zunächst alle Hinweise des Polizisten ignoriert, folgt er schließlich der Anweisung. Er scheint bereit zu sein, sich von dem Beamten überprüfen zu lassen.

Tatsächlich hat Karl H. viel zu verbergen. Er fährt ein gestohlenes Auto und ist nicht im Besitz eines gültigen Führerscheins. Das wäre bei der Überprüfung sicher herausgekommen. Zudem sind seine finanziellen Verhältnisse und gesamten Lebensumstände heikel. Der 66-Jährige empfindet eine Überprüfung seiner Papiere deshalb als Bedrohung seiner gesamten Existenz – und will diese Entwicklung verhindern. Um jeden Preis.

Das Fatale ist: Der Polizeibeamte kann nicht ahnen, dass er bei einer vermeintlichen Routinehandlung plötzlich in Lebensgefahr schwebt. Denn das Gespräch, das er anfangs mit dem Autofahrer führt, wirkt keinesfalls alarmierend oder gar bedrohlich, sondern ruhig. Bis die Situation plötzlich eskaliert.

Karl H. hat im Handschuhfach seines Wagens eine Schusswaffe dabei. Diese steckt er heimlich ein, während

Matthias S. noch auf dem Beifahrersitz des Polizeiwagens sitzt und damit beschäftigt ist, über Funk die Personalien von Karl H. zu überprüfen. Nun tritt der 66-Jährige unbemerkt von hinten an den Polizisten heran. Er hält den Arm ausgestreckt, zielt mit seiner Schusswaffe aus kurzer Entfernung auf den Kopf des Polizeibeamten und drückt ab. Die Folgen dieses Schusses sind fatal, jede Hilfe ist vergeblich. Der 34-Jährige verstirbt wenig später im Krankenhaus.

Seinerzeit habe ich als Direktor des Instituts für Rechtsmedizin die gerichtliche Sektion selbst durchgeführt. Es war völlig klar, dass dieser Todesfall einerseits in Polizeikreisen maximale Aufmerksamkeit finden und andererseits die Öffentlichkeit großen Anteil nehmen würde.

Die Befunde der Obduktion waren eindeutig. Der Einschuss lag hinter dem rechten Ohr des Polizeibeamten, der Ausschuss im Bereich des linken Jochbeins. Dabei wurde das Rückenmark des Opfers durchtrennt. Die Verletzung lag in einem Bereich, in dem die lebenswichtigen Regulationszentren für Atmung und Kreislauf liegen. Der Polizeihauptmeister hatte null Überlebenschance.

Selbst wenn der Täter keine besonderen anatomischen Kenntnisse gehabt hat: Es liegt auf der Hand, dass der Mann wissen musste, dass sein Schuss tödlich war für das Opfer.

Weitere spurenkundliche Maßnahmen und Analysen der Kriminaltechnik ergeben, dass es sich um einen Nahschuss handelt. Dies ist anhand von Schmauchanhaftungen zu erkennen, die sich sowohl an der Dienstkleidung des Polizeibeamten im Schulter- und Nackenbereich als auch am Sitzpolster und letztlich, für das bloße Auge nicht sichtbar, an der Haut des Toten im Einschussbereich feststellen lassen. Die weitere Analyse ergibt, dass der Nahschuss aus einer Entfernung von 30 bis 50 Zentimetern abgegeben worden ist. Weitere Schmauchspuren im Bereich der Fahrzeugtür und am Türrahmen zeigen: Der Täter hat die Kugel bei geöffneter Beifahrertür und vom oberen linken Viertel des Türausschnitts aus abgefeuert.

Für das Tatgeschehen gibt es mehrere Zeugen, die entscheidend dazu beigetragen haben, dass der Todesschütze an jenem 16. August 1996 sehr schnell gestellt werden kann. Man kann sagen, dass alle Zeugen vorbildlich reagiert haben. Dies gilt für einen Autofahrer, einen Radfahrer und eine Frau, die zu Fuß unterwegs war. Diese Personen haben sich sofort zielgerichtet darum bemüht, Hilfe herbeizuholen.

Die Benachrichtigung von Rettungskräften ist, anders als heute, da fast jeder ein Smartphone bei sich trägt, im Jahr 1996 noch erheblich aufwendiger. Eine Passantin, die die Tat beobachtet und gesehen hat, wie das Opfer im Auto zusammengesackt sitzt, bittet einen zufällig vorbeikommenden Radfahrer, zur nächsten Tankstelle zu fahren und Hilfe herbeizuholen, was dieser dann umgehend tut.

Ein weiterer Zeuge, der aus seinem Auto heraus zumindest einen Teil des Geschehens beobachtet hat, verständigt ebenfalls unverzüglich die Rettungskräfte. Mehr noch: Dieser Zeuge merkt sich in etwa das Aussehen jenes Mannes, den er vorher an dem Polizeiauto gesehen hat. Wie dieser Mann den Schuss abgegeben hat, hat der Zeuge ebenfalls beobachtet.

Vor allem ist ihm aufgefallen, dass der Schütze eine Aldi-Tüte bei sich hat. An der nahe gelegenen Tankstelle fällt demselben Zeugen ein Mann mit einer identisch aussehenden Tüte auf. Er erkennt den Verdächtigen wieder und entschließt sich, ihm zu folgen. Zunächst fährt er dem Schützen mit dem Auto hinterher. Als der Täter in einen Fußweg abbiegt, stellt der Zeuge sein Fahrzeug ab und verfolgt den Schützen weiter zu Fuß.

Mittlerweile sind, alarmiert durch die Notrufe weiterer Tatzeugen, mehrere Streifenwagen unterwegs. Sie haben Blaulicht und Martinshörner eingeschaltet. Ferner ist ein Polizeihubschrauber aufgestiegen, um den Täter gegebenenfalls aus der Luft zu finden und zu stellen.

Einen besonders großen Radius müssen die Streifenwagen und der Hubschrauber nicht abdecken. Denn der Pistolenschütze ist eher gemächlich unterwegs. Ihn beeinträchtigt eine Knieverletzung, die er während einer früheren Tätigkeit als Soldat bei der Fremdenlegion erlitten hat. Ferner ist sein Kalkül, dass eine hektische Flucht weiteres Aufsehen erregen würde. Dies spricht ebenfalls dafür, lieber langsam zu gehen.

Doch seine Strategie geht nicht auf. Wegen des Lärms der Martinshörner und des Hubschraubers merkt der Flüchtende, dass die Polizei ihm auf den Fersen ist. Da der Täter angesichts seiner körperlichen Gebrechen keine Chance mehr sieht, sich zügig zu entfernen, versteckt er sich in einem Gebüsch. Doch der Zeuge, der ihm immer noch folgt, hat mitbekommen, wo der Täter sich verborgen hält. Der Beobachter informiert die Besatzung eines Peterwagens, die den Verdächtigen nun auffordert, aus dem Gebüsch herauszukommen. Nach einigem Zögern tut er dies, hält dabei allerdings weiterhin seine Schusswaffe in der Hand. Auch auf wiederholte Aufforderung lässt er die Waffe nicht fallen oder übergibt sie den Polizeikräften. Er richtet sie lediglich abwärts.

Aus Sicht der Polizei ist dies kein eindeutiges Signal, dass er sich widerstandslos festnehmen lassen wird. Dass er beim Zugehen auf die Polizeibeamten die Pistole weiterhin in der Hand hält, empfinden sie als bedrohlich. Und so gibt einer der Ermittler einen gezielten Schuss auf die Beine des Verdächtigen ab, um ihn zu stoppen. Die Kugel trifft den 66-Jährigen in Höhe des linken Knies. Karl H. stürzt zu Boden und kann überwältigt und festgenommen werden. Er wird ins Krankenhaus gebracht, dort chirurgisch versorgt und kurz darauf ins Untersuchungsgefängnis überstellt. Seine Schusswaffe, eine tschechische Selbstladepistole CZ Modell 1924 Kaliber 9 mm Browning kurz, wird sichergestellt.

Rund sechs Monate später beginnt vor dem Schwurgericht Hamburg der Prozess gegen den mutmaßlichen Todesschützen. Die Anklage lautet auf Mord. Die Staatsanwaltschaft sieht nach den Ermittlungsergebnissen der Polizei gleich zwei sogenannte Mordmerkmale verwirklicht, nämlich Heimtücke sowie die Verdeckung einer anderen Straftat. Laut Anklage hat Karl H. mit seinem Schuss auf den Polizisten verhindern wollen, dass der Diebstahl des Autos, die gefälschten Papiere und seine Existenzlügen aufflogen. Und Heimtücke liegt den Ermittlungen zufolge vor, weil das Opfer arg- und wehrlos war und völlig überraschend und ohne Warnung von hinten erschossen wurde. Der junge Polizeibeamte hat sicherlich nicht mit einem Angriff gerechnet. Vermutlich hat er den älteren Autofahrer nicht als gewalttätig eingeschätzt.

Mehrere der Hinterbliebenen des getöteten Polizisten sind im Gerichtssaal dabei. Der Ehefrau von Matthias S. sowie weiteren Angehörigen stehen die Trauer und Erschöpfung ins Gesicht geschrieben. Diverse Polizisten, die um ihren beliebten Kollegen trauern, sind ebenfalls bei dem Prozess dabei. Sie alle quält vor allem die Frage:

Warum musste dieser junge Beamte sterben, der Bruder, der Ehemann, der Schwager, der Kollege? Wie kann jemand einen Menschen töten, obwohl dieser doch nur seinen normalen beruflichen Pflichten nachgeht?

Das ist eine Frage, die immer wieder zu hören ist, von Angehörigen, von Hinterbliebenen, ebenfalls von den ermittelnden Beamten der Kripo und von der Staatsanwaltschaft. Warum musste dieser Beamte im Dienst sterben?

Als Rechtsmediziner wird man darüber hinaus gelegentlich gefragt: Musste er leiden? Ist der Tod sehr schnell eingetreten? Oder handelte es sich um ein möglicherweise schmerzhaftes und quälendes Geschehen? Die Antworten auf diese Fragen sind im Fall von Matthias S. völlig eindeutig. Der Beamte war sofort unumkehrbar tödlich verletzt. Er wurde sicher sofort bewusstlos. Das letzte und einzige, was er – wenn überhaupt- noch wahrnehmen konnte, war der Knall, als der Schuss abgegeben wurde.

Der Polizeibeamte hat sicher nicht gelitten in dem Sinne, dass er noch längere Zeit Schmerzen verspürt hätte. Aber unabhängig davon ist da etwas anderes, das man niemals vergessen darf: Es gibt viele Angehörige, Freunde, Kollegen. Sie werden von diesem völlig unerwarteten und sinnlosen Tod überrascht, niedergedrückt und auf lange Zeit beeinträchtigt. Manchmal kann man dies ohne Weiteres so formulieren: Die Angehörigen haben „lebenslänglich". Sie kommen von einem derartigen Geschehen eventuell niemals los, während der Täter weiterlebt und wieder auf freien Fuß kommen könnte.

Dass Karl H. irgendwann noch unbeschwerte Tage in Freiheit würde genießen können, wirkt schon beim Prozessauftakt unwahrscheinlich. Der 66-Jährige ist, als er in den Gerichtssaal kommt, in offensichtlich sehr schlechtem gesundheitlichem Zustand. Sein Gesicht ist aschfahl, und er stützt sich schwer auf eine Krücke. Was außerdem bekannt wird: Drei Monate zuvor ist bei dem Hamburger eine Krebserkrankung diagnostiziert worden. Von dieser Krankheit ist er zusätzlich gezeichnet.

Mit tonloser Stimme beantwortet der Mann Fragen zu seiner Person. Als Einlassung zu den Vorwürfen hat er gemeinsam mit seinem Verteidiger eine schriftliche Erklärung vorbereitet, in der es heißt: „Das Ganze war ein entsetzlicher Unglücksfall." Und: „Es tut mir unendlich leid, dass der Polizist getötet wurde." Tenor der Aussage von Karl H. ist, dass er die Tat begangen habe und die Verantwortung dafür tragen müsse. Aber er behauptet, dass er den Polizeibeamten keineswegs vorsätzlich getötet habe. Vielmehr beteuert er: „Ich wollte ihm die Waffe aushändigen."

Die Ermittlungen und Zeugenaussagen deuten indes auf einen ganz anderen Tatablauf hin. Darüber hinaus legt der spezielle Werdegang des Angeklagten nahe, dass der 66-Jährige Sorge hatte, bei einer Polizeikontrolle könne seine ganze Existenz bedroht sein.

Es ist ein unstetes Leben, das der Hamburger geführt hat. Schon seine früheste Kindheit verlief ungewöhnlich. Im Alter von vier Jahren sollte er adoptiert werden, doch der Vater in spe erleidet überraschend einen gewaltsamen Tod. Karl H. wächst bei der Mutter auf. Später, nach Abschluss der Schule, geht er zur Fremdenlegion, wird dort noch während seiner Ausbildung schwer verletzt und kommt nie zum Einsatz. Schließlich schlägt er sich mit Jobs als Fahrer, Tankwart, Filmvorführer in einem Pornokino und als Nachtportier durch. Angeblich verliert er 1970 seine gesamten Personalpapiere. Von nun an nennt er sich nach seinem verhinderten Adoptivvater. Warum er diesen Namen verwendet, kann der Angeklagte später in der Gerichtsverhandlung selbst nicht so recht begründen.

Jedenfalls ist seine persönliche Situation völlig ungeordnet. Er hat keine gültigen Personalpapiere, und er ist zur Tatzeit mit einem gestohlenen Wagen unterwegs. Nach einer längeren Phase der Obdachlosigkeit hat er sich erst kurz zuvor ein Zimmer in einer Pension und eine kleine Rente gesichert. Bei einer Überprüfung wäre jedoch sehr schnell herausgekommen, dass die Personalien nicht stimmen. Insofern war seine nach außen getragene Scheinexistenz bedroht, wenn er enttarnt worden wäre, und auch seine Rente konnte der 66-Jährige insofern als gefährdet ansehen. Und damit wäre ein wichtiger Bestandteil seiner Lebensgrundlage weggefallen.

All dies ist wohl für Karl H. das Motiv gewesen, eine Polizeikontrolle unbedingt vermeiden zu wollen.

Doch der Angeklagte weist einen solchen Verdacht weit von sich. Er behauptet, ihm sei das Auto von einem Bekannten zur Verfügung gestellt worden. Dass es gestohlen war, habe er nicht gewusst. Auch dass er keinen Führerschein habe, sei bestimmt kein Motiv. „Ich töte doch keinen Polizisten, nur weil ich ohne Führerschein Auto gefahren bin", heißt es in der Aussage von Karl H.

Der Angeklagte erzählt ferner, dass er die Pistole etwa zwei Jahre zuvor in einem Papierkorb am Flughafen gefunden habe. Als er von dem Polizisten angehalten wurde, sei er gerade auf dem Weg zu einem Wald gewesen, wo er die Waffe habe ausprobieren wollen. Aber er habe nicht einmal gewusst, dass sie durchgeladen war. Bei der Fahrzeugkontrolle habe er die Pistole aus dem Handschuhfach genommen und sie dem Polizisten aushändigen wollen. Er sei „sehr aufgeregt" gewesen. Zudem hätten ihn Krampfanfälle wegen einer Lungenkrankheit, unter der er seit Jahren leide, gequält. „Die Atemnot wurde immer stärker. Mein ganzer Körper verkrampfte sich. Da hat sich plötzlich ein Schuss gelöst." Das könne er sich nur durch eine „weitere Verkrampfung erklären".

Als Rechtsmediziner habe ich in dem Prozess zunächst unsere Sektionsbefunde dargelegt. Das war alles eindeutig: Schusswaffe, Schussentfernung, Verlauf des Schusskanals.

Das Gericht hat dann diverse weitere Fragen gestellt, die sich aus den Aussagen des Angeklagten ergaben. Also vor allem: Ist es plausibel, dass sich der Schuss im Zusammenhang mit einem Krampf gelöst hat? Ich hatte den Täter zuvor im Untersuchungsgefängnis persönlich rechtsmedizinisch untersucht und darüber hinaus seine Krankengeschichte ausgewertet. Hieraus ergab sich für mich keinerlei Erklärung dafür, dass es bei dem Mann völlig unverhofft zu einer Verspannung der Muskulatur gekommen sein sollte. Mir gegenüber hatte er übrigens von einem „Blackout" und extremem „Stress" gesprochen.

Das war für mich so nicht nachvollziehbar, insbesondere nicht unter Berücksichtigung der Aussagen der Zeugen und angesichts des sogenannten Nachtatverhaltens. Klar war, dass der Angeklagte an einer schweren Lungenerkrankung mit asthmatischen Beschwerden litt, bei dem schon durch geringe körperliche Belastungen Atemnot entstand. Allerdings ergaben sich keinerlei Hinweise darauf, dass er etwa unter Krampfanfällen litt, abgesehen davon, dass im Rahmen eines Asthmaanfalls krampfhafte Atembeschwerden resultieren. Diese haben aber nichts mit einer Verkrampfung des Armes und der Hand zu tun.

Es gab in medizinischer Hinsicht überhaupt keinen Anhaltspunkt dafür, dass der Angeklagte aufgrund irgendwelcher Krankheitserscheinungen seine Schusswaffe mit gestrecktem Arm in die Nackenregion des Polizeibeamten hielt und dann abgedrückt hat. Aus dem weiteren Verhalten ergab sich ebenfalls keinerlei Anhaltspunkt für eine Bewusstseinstrübung beziehungsweise eine Einschränkung der Schuld – und Steuerungsfähigkeit, jedenfalls nicht im Hinblick auf die Rekonstruktion des Tatgeschehens. Durch die Sektionsbefunde sowie die ballistischen Untersuchungen der Schusswaffe und die spurenkundlichen Untersuchungen im Hinblick auf die Schussabgabe und Schussentfernung war eindeutig: Der Täter hat den Polizeibeamten durch eine Art „Genickschuss" außer Gefecht gesetzt und getötet. Die Behauptung, der Schuss sei versehentlich abgegeben worden, war aus rechtsmedizinischer Sicht eindeutig widerlegt.

Die Aussagen von Tatzeugen stützen ebenfalls den Eindruck, dass der Angeklagte die Pistole bewusst und gezielt abgefeuert hat. Ein Mann, der als Einziger die eigentliche Tat direkt mit angesehen hat, erzählte: „Ich habe einen Knall gehört. Dann habe ich gesehen, wie der Polizeibeamte getroffen wurde und zusammengesackt ist." Die Hand des Täters sei „ausgerichtet in Richtung Kopf des Opfers" gewesen. Bis zu diesem Augenblick habe er das, was er beobachtet hatte, gar nicht fassen können. „Ich dachte zuerst, da wird ein Film gedreht."

Die Beteuerungen des Angeklagten, die Tat tue ihm leid und er würde wegen eines fehlenden Führerscheins niemals einen Polzisten töten, werden im Zuge der Beweisaufnahme ebenfalls angezweifelt. Ausschlaggebend ist, dass man in der Kleidung des 66-jährigen Täters einen Zettel mit ausgesprochen abfälligen Bemerkungen findet, die einen Hass auf Uniformträger vermuten lassen. Unter anderem hat Karl H. da notiert: „Die Uniformmütze macht eine menschliche Null zu einer halben

Eins.“ Und hierbei handelt es sich noch um ein vergleichsweise wenig herabwürdigendes Zitat. Es gibt noch weitere sehr negative Bemerkungen über Ordnungshüter.

In ihrem Plädoyer fordert die Staatsanwältin schließlich lebenslange Haft wegen Mordes. Der Angeklagte habe den Mord „heimtückisch und zur Verdeckung einer Straftat“ begangen. Während der Halternachfrage per Funk habe er den Polizisten „hinterrücks bewusst und gezielt aus dem Weg geräumt, als er ihm gefährlich zu werden begann“. Und die Geschichte, er habe die Waffe gefunden und dem Polizisten aushändigen wollen, sei „durch und durch erfunden“, so die Anklägerin.

Der Mord sei „völlig sinnlos“ gewesen, „weil er in keinem Verhältnis zum Hintergrund steht. Das muss für die Angehörigen besonders bitter sein und sie fassungslos machen.“ Die Staatsanwältin sagt weiter, die Aussage des Angeklagten sei wegen einer Fülle von Unwahrheiten „eine Zumutung für Angehörige und Prozessbeteiligte“. Sie verursache „Entsetzen, Trauer und Fassungslosigkeit“.

Der Verteidiger erkennt in seinem Schlussvortrag ebenfalls an, dass „die Version des Angeklagten widerlegt ist“. Damit ist insbesondere gemeint, dass Karl H. behauptet hatte, der Schuss habe sich versehentlich gelöst, es handele sich um einen Unglücksfall. Allerdings, argumentiert der Verteidiger, habe sein Mandant seine Version vom Unglücksfall nicht etwa erzählt, „um zu täuschen oder die Angehörigen zu verhöhnen“. Er habe vielmehr „die Tat verdrängt“ und wegen ihrer „Abscheulichkeit“ versucht, „sich zu rechtfertigen“.

In seinem Schlusswort sagt der Angeklagte: „Es tut mir leid, ich bereue es.“ Er bitte die Ehefrau sowie die

Mutter des Polizisten um Verzeihung. Es sind Worte, die die Angehörigen ruhig zur Kenntnis nehmen. Doch als Karl H. abschließend seine diversen Krankheiten aufzählt, bevor er schließlich in Schweigen verharrt, können sie über dieses ausgeprägte Selbstmitleid nur noch fassungslos die Köpfe schütteln.

Das Gericht erkennt in seinem Urteil für Karl H. auf eine lebenslange Freiheitsstrafe wegen Mordes. In der Urteilsbegründung sagt der Vorsitzende Richter über den Pistolenschützen: „Er hat kaltblütig gehandelt und den Polizeibeamten wie bei einer Hinrichtung getötet."

Für den Angeklagten bedeutet das „lebenslänglich", dass er tatsächlich niemals mehr in Freiheit kommen wird. Darauf, dass bei Karl H. neben dessen sonstigen Vorerkrankungen noch eine Krebsdiagnose gestellt worden ist, nimmt der Vorsitzende Richter in der Urteilsbegründung ebenfalls Bezug: „So, wie wir ihn hier sehen, scheint er kaum in der Lage, eine Waffe zu halten." Gleichwohl, betont der Richter, sei der ehemalige Fremdenlegionär überführt, „den Polizeibeamten bewusst und gewollt erschossen zu haben". Er habe mit „direktem Vorsatz gehandelt, als er heimtückisch und um Straftaten zu verdecken, die Kugel aus einer Entfernung von maximal 50 Zentimetern auf den Kopf des Opfers abfeuerte". Über die Beweggründe von Karl H. heißt es: „Er fürchtete, das Wenige, das er hatte, zu verlieren. Das reichte diesem Angeklagten als Motiv aus."

Nach kurzer Zeit in Haft ist Karl H. seiner Krebserkrankung erlegen.

Und die Familie des jungen Polizeibeamten? Die Betroffenheit bleibt lebenslang.

Die Trauerfeier des Senats der Freien und Hansestadt Hamburg für den Polizeihauptmeister Matthias S. fand am Donnerstag, dem 22. August 1996, um 10 Uhr in der Hauptkirche St. Michaelis statt. Eine der Traueransprachen wurde von Wolfgang Sielaff gehalten, damals amtierender Polizeipräsident. Wolfgang Sielaff berichtete, dass Matthias S. 1979 als 17-Jähriger in die Hamburger Polizei eingetreten ist. Konsequent führte ihn sein Weg über die Bereitschaftspolizei in den Reviervollzugsdienst, zunächst in Bramfeld, seit 1988 in Lohbrügge und Bergedorf. Sielaff betonte: „Gerade Matthias S. war sich der Gefahren seines Berufes besonders bewusst. Immer wieder hat er gegenüber Kollegen und Vorgesetzten Aspekte der Gefahrenvermeidung, der Eigensicherung problematisiert und Anstöße gegeben. Darin besteht eine doppelte Tragik seines Todes. Das Verbrechen von Bergedorf-Lohbrügge hat nicht nur Matthias S.s Leben zerstört, sondern auch seine Familie zerrissen."

Eine tragische Duplizität der Ereignisse: Matthias S. war dabei gewesen, als die Trauerfeier des Senats für fünf bei einem Hubschrauberunglück am 6. August 1996 ums Leben gekommene Hamburger Polizeibeamte stattfand, ebenfalls in der Hauptkirche St. Michaelis. Rund zwei Wochen später starb er selbst, an seinem Geburtstag. Auf dem Friedhof Ohlsdorf gibt es eine Grabanlage für die im Dienst ums Leben gekommenen Polizeibeamten. Es ist das sogenannte Revier Blutbuche.

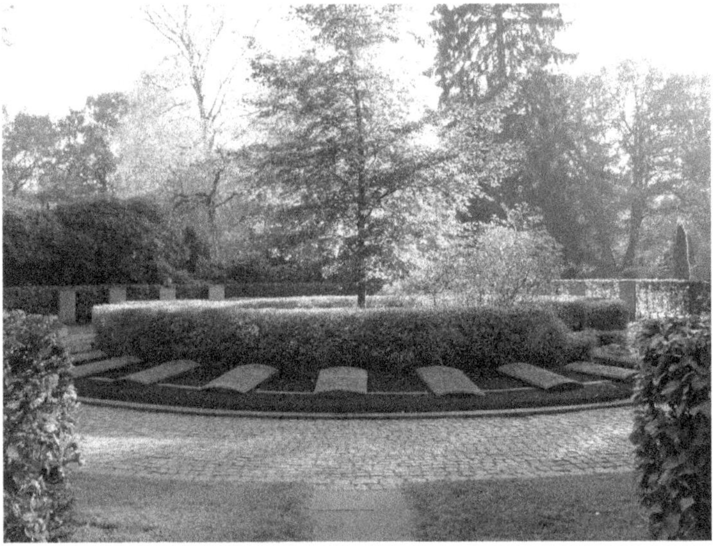

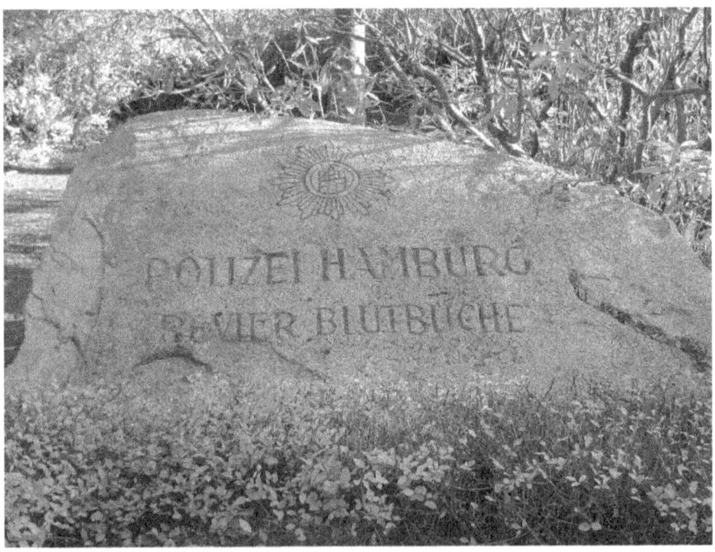

Das „Revier Blutbuche“ auf dem Friedhof Hamburg-Ohlsdorf: Ehrengrabanlage für die im Dienst gestorbenen Hamburger Polizeibeamten.

Revier Blutbuche

Bei der Grabanlage für die im Dienst gestorbenen Hamburger Polizeibeamten findet sich folgende Gedenktafel:

Revier Blutbuche
Ehrengrabstätte der Polizei Hamburg
„Den für Recht und Freiheit im Dienste des Volkes gefallenen Beamten der Ordnungspolizei – das dankbare Hamburg."

„Die Grabstätte wurde auf Beschluss des Senats der Freien und Hansestadt Hamburg für die bei den kommunistischen Unruhen (23.10.1923 - 25.10.1923) getöteten Polizeibeamten errichtet. Nach einer Trauerfeier in St. Michaelis wurden von den insgesamt 17 Polizeibeamten (16 der Ordnungspolizei Hamburg, 1 der preußischen Schutzpolizei) 14 hier beigesetzt. Weitere Beisetzungen erfolgten in der Weimarer Republik und nach der Befreiung 1945. Auch während der nationalsozialistischen Diktatur wurden in Hamburg gefallene Beamte der 1936 verreichlichten Polizei hier beigesetzt. Bei den in dieser Zeit Bestatteten kann aber nicht ausgeschlossen werden, dass sie an Kriegsverbrechen und Massenmorden beteiligt waren.

Der Entwurf für die Grabstätte stammt von dem langjährigen Oberbaudirektor Hamburgs Fritz Schumacher in Zusammenarbeit mit dem Bildhauer Richard Kuöhl. Dieser Ort ist eine der ältesten Gedenk – und Erinnerungsstätten für in der Demokratie der Weimarer Republik ums Leben gekommene Polizeibeamte.

Ihre Polizei Hamburg"

Seit nunmehr über hundert Jahren ist es Tradition, an dieser Grabstätte der Hamburger Polizeibeamten zu gedenken, die in ihrem Dienst für das Gemeinwohl ihr Leben verloren haben. Das „Revier Blutbuche“ wurde ursprünglich nach einem Baum in der Mitte der Anlage benannt. Bis heute haben hier 66 Polizisten ihre letzte Ruhestätte gefunden.

Das Risiko, im Dienst verletzt oder getötet zu werden, begleitet Polizistinnen und Polizisten bei jedem Einsatz.

Raserei im Rausch

Sie wollen noch auf die Schnelle in die Innenstadt. Eine Tour zum Dom soll es werden, dem Hamburger Weihnachts-Volksfest, ein bisschen Spaß haben, ein paar Fahrgeschäfte ausprobieren, vielleicht noch eine Bratwurst essen. Dass Martin B. schon reichlich Bier getrunken hat, ist für den 46-Jährigen kein Problem. Er setzt sich trotzdem ans Steuer.

Es wird eine Raserei in den Tod.

Von einer „Amokfahrt“ ist später die Rede. Martin B. sei extrem waghalsig, geradezu abenteuerlich unterwegs gewesen. Es heißt, was sich in Hamburg-Osdorf abgespielt hat, sei „der Alptraum jedes Autofahrers“. Es kommt zu einem schweren Verkehrsunfall mit besonders tragischen Folgen.

An einer Kreuzung auf einer Hauptverkehrsader im Westen Hamburgs ignoriert Martin B. in seinem Opel eine rote Ampel und kollidiert mit einem anderen Wagen. Zwei Menschen sterben an diesem Novemberabend 2004. Eines der Opfer ist ein Kollege von Martin B., der auf dem Rücksitz des Opels sitzt. Ein weiterer Mann erliegt in dem zweiten Wagen seinen schweren Verletzungen. Und der Autofahrer, der diesen Crash verschuldet hat, kriecht nahezu unbeschadet aus seinem Fahrzeug.

Ich will nicht behaupten, dass eine solche Konstellation regelhaft oder auch nur häufig vorkommt. Ich glaube nicht, dass es dazu spezielle Statistiken gibt. Aber gefühlt passiert es öfter, dass derjenige, der am Steuer eines Unfallautos sitzt, eher geringe Verletzungen hat, während andere, etwa die Mitinsassen in dem Auto, zu Tode kommen. Immer wieder gibt es ähnliche Fälle. So starben beispielsweise bei einem Verkehrsunglück in Thüringen am 4. April 2023 sieben Menschen. Und der Unfallverursacher überlebte.

An jenem Abend im Westen Hamburgs, der so tragisch enden sollte, herrscht eher geringer Verkehr. Einer von denen, die unterwegs nach Hause sind, ist ein 64-Jähriger in einem Jaguar. Der Hamburger hält an der roten Ampel. Er will geradeaus über die vierspurige Osdorfer Landstraße fahren. Die Straße ist trocken, die Sicht klar. Als die Ampel für ihn auf Grün springt, rollt der Familienvater mit seinem Wagen auf die Kreuzung.

Es ist ein umsichtiges Fahrmanöver. Doch bei dem, was dann passiert, kann alle Sorgfalt nichts nützen. Von links rast ein Opel Vectra heran, am Steuer sitzt ein 46-jähriger Elektromonteur aus Mecklenburg-Vorpommern, der für einen speziellen Job für einige Tage nach Hamburg gekommen ist. Martin B. hat zwei seiner Kollegen mit im Auto, einen auf dem Beifahrersitz, der andere hat auf der Rückbank Platz genommen. Auf der Kreuzung kracht der Opel mit stark überhöhter Geschwindigkeit in den Jaguar, erfasst das Auto in der Mitte und schlitzt es seitlich auf.

Der Jaguar-Fahrer wird in seinem Auto eingeklemmt und mit seinem Fahrzeug gegen den Opel Corsa eines weiteren Hamburgers geschleudert, der auf einer Abbiegespur auf Grün wartet. Der Corsa-Fahrer wird nur leicht verletzt, er alarmiert die Feuerwehr. Gleichzeitig hält ein zufällig vorbeifahrender Rettungswagen. Doch obwohl so schnell professionelle Hilfe zur Stelle ist, sind zwei der Unfallbeteiligten nicht zu retten.

Das Szenarium, das die Retter vorfinden, ist Folgendes: Der Mann, der auf dem Beifahrersitz des Opel Vectra gesessen hat, ist zwar schwer verletzt worden, unter anderem hat er mehrere Rippenbrüche. Er hat den Unfall aber überlebt. Dagegen wurde der 46-Jährige, der auf der Rückbank des Opel Vectra gesessen hat, nach vorn durch das Auto geschleudert. Er wurde unter anderem erheblich am Kopf verletzt und starb noch an der Unfallstelle. Auch der Fahrer des Jaguar erlitt schwerste Verletzungen, unter anderem an Kopf und Oberkörper, er verlor das Bewusstsein. Die Rettungskräfte kämpften um das Leben des 64-Jährigen Olaf P., leider vergeblich. Die Verletzungen waren zu schwer.

Als der Opel heranrast und den Jaguar rammt, hat Olaf P. allein in seinem Wagen gesessen. Und doch ist seine Frau unmittelbar Zeugin der Katastrophe geworden. Sie hat ein anderes Auto gesteuert, ist damit hinter dem Wagen ihres Mannes hergefahren und hat gleich nach ihm die Ampel passiert. Nach dem Crash läuft sie zu ihrem Mann und hält seine Hand. Sie ist bei ihm, als er seinen letzten Atemzug tut.

So fatal dieser Tag für diejenigen endet, die vollkommen unverschuldet an dem Crash sind – Martin B. klettert nahezu unversehrt aus seinem total verbeulten Opel. Später wird bekannt: Der 46-Jährige ist nicht nur viel zu schnell unterwegs gewesen, er hat außerdem mehrere rote Ampeln missachtet – und er war alkoholisiert.

Monate später muss sich der Unfallfahrer vor Gericht verantworten. Im Prozess vor dem Schöffengericht wird ihm fahrlässige Tötung in zwei Fällen sowie fahrlässige Körperverletzung vorgeworfen. Laut Anklage raste Martin B. mit mindestens 103 km/h und 1,4 Promille im Blut die Osdorfer Landstraße entlang und überfuhr zwei rote Ampeln. An einer weiteren Kreuzung, als er die dritte rote Ampel ignorierte, rammte er den Jaguar.

Innerhalb einer Ortschaft Tempo 103 und 1,4 Promille: Diese Werte, in der Anklage mit der gebotenen Sachlichkeit aufgeführt, lassen schon erahnen, welche Gefahr der Autofahrer für andere und für sich selbst gewesen sein muss. Die viel zu hohe Geschwindigkeit und die erhebliche Alkoholisierung des Fahrers bilden eine fatale Kombination, die das Risiko, einen Unfall zu verursachen, vervielfacht. Aber selbstverständlich sind die Werte keine Parameter für das Leid, das ein so folgenschwerer Unfall verursacht. Dieses lässt sich nicht in Zahlen und Daten ausdrücken. Menschen sterben, andere sind ihr Leben lang durch Verletzungen beeinträchtigt. Und mit ihnen sind ganze Familien betroffen.

Schmerzen und Trauer können endlos sein. Angehörige, die in jeder Lebenssituation die Lücke spüren, die der verstorbene Partner hinterlässt. Kinder, die keine Mutter oder keinen Vater mehr haben. Familienmitglieder, die mit dem Verlust ihrer Lieben leben müssen. Oder die damit zurechtkommen müssen, dass sich der Vater vielleicht nur noch eingeschränkt bewegen kann und den Rest seines Lebens auf Medikamente angewiesen ist.

Das alles sind entsetzliche Folgen, die ein Verkehrsunfall haben kann. Als Rechtsmediziner kommt man häufig mit Angehörigen in Kontakt, die genau mit diesem Leid konfrontiert sind. Ich habe in meiner Zeit als Direktor des In-

stituts für Rechtsmedizin am Universitätsklinikum Hamburg-Eppendorf (UKE), das ich bis 2020 leitete, viele Gespräche mit Betroffenen geführt. Sie fanden beispielsweise im Trauerraum der Rechtsmedizin statt, der eingerichtet wurde, damit Angehörige am Sarg und in Ruhe von den Verstorbenen Abschied nehmen können. Ich weiß aus solchen Begegnungen und weiterer Erfahrung, wie schmerzvoll es ist, seine Liebsten so plötzlich zu verlieren. Aber als Rechtsmediziner muss ich vollkommen sachlich bleiben, wenn ich einen Unfall oder ein Tötungsverbrechen untersuche. Nur so kann ich präzise Befunde erheben. Das Gleiche gilt für die Experten, die auf anderer Ebene mit den Folgen eines Verkehrsunglücks befasst sind.

Diese anderen Sachverständigen sind in erster Linie für die Rekonstruktion der Geschwindigkeit des Fahrzeugs zuständig sowie für eine Ermittlung des Blutalkoholwerts der am Unfall Beteiligten. Diese Daten, die für die polizeilichen Ermittlungen und einen späteren Prozess von großer Bedeutung sind, werden auf der Basis von wissenschaftlichen Erkenntnissen erhoben. Um einen genauen Blutalkoholwert zu bestimmen, reicht es nicht, jemanden „pusten" zu lassen. Die entsprechenden Geräte liefern einen Richtwert, die absolute Fahruntüchtigkeit wird auf Basis der Blutalkoholkonzentration festgestellt. Dabei kommen Experten aus der toxikologischen Abteilung der Rechtsmedizin zum Zug, die mit zwei unterschiedlichen Messmethoden die Alkoholkonzentration analysieren.

Und die Geschwindigkeit, mit der der Unfallverursacher mutmaßlich unterwegs war, wird von technischen Sachverständigen ermittelt, überwiegend Ingenieuren. In moderneren Autos können Bordcomputer ausgewertet werden. Aber bei älteren Fahrzeugmodellen lässt sich ebenfalls das Tempo, mit dem ein an einem Verkehrsunfall beteiligtes Fahrzeug unterwegs war, relativ genau nachvollziehen. Unter anderem werden dafür die Schäden an den Unfallautos analysiert. Ferner ergeben sich Anhaltspunkte beispielsweise aus Bremsspuren. In der Anklage ist dann meist von einer Mindestgeschwindigkeit die Rede, mit der der Unfallverursacher gefahren sei.

Im Prozess um den tödlichen Unfall im Hamburger Westen äußert sich der Angeklagte Martin B. nicht zu der Geschwindigkeit, mit der er laut den Ermittlungen durch die Stadt gerast ist. Der 46-Jährige, ein eher schmaler Typ mit rötlichem Haar und Schnauzbart, bestreitet aber auch nicht, den Unfall verursacht zu haben. Er erzählt, er habe vier halbe Liter Bier getrunken, kurz bevor er sich zusammen mit zwei Kollegen ins Auto setzte, um zum Hamburger Winterdom zu fahren. Tatsächlich dürften es unter Berücksichtigung der Statur des Angeklagten und seines Trinkverhaltens allerdings ein bis zwei Gläser mehr gewesen sein.

Vor allem aber erzählt der Mann, der bei dem Verkehrsunglück selber kaum Verletzungen davongetragen hat, von den Folgen, die der Unfall für sein eigenes Leben hatte. Seinen Führerschein musste er abgeben, außerdem verlor er als Folge der Ereignisse seinen Arbeitsplatz. Und seine Frau hat sich von ihm getrennt.

Sieht er sich selber womöglich sogar als Opfer? Wenn ein Mann, der durch seine rücksichtslose Fahrweise einen tödlichen Unfall verursacht hat, sich selber als jemanden darstellt, der ein bedauernswertes Schicksal erlitten hat, dann liegt diese Interpretation nahe.

Und so empfindet es auch die Witwe jenes Mannes, der auf der Rückbank des Opels saß und starb. Als die Frau, die als Zuhörerin den Prozess gegen Martin B. miterlebt, seine Erzählungen hört, ergreift sie empört das Wort. Der Tenor ihrer Worte, die sie an den Angeklagten richtet: Hören Sie auf, sich zu bemitleiden. Seien Sie doch froh, dass Sie überlebt haben. Mein Mann ist tot!

Vielleicht ist diese Aussage der Auslöser dafür, dass Martin B. nun sein Bedauern über das Unglück ausdrückt. Vielleicht aber hat er sich unabhängig von dem Kommentar der Witwe schon vorher vorgenommen, sich an die Angehörigen der Unfallopfer zu wenden. Martin B. nennt seine Fahrweise „ein bodenlos rücksichtsloses Verhalten, das nicht entschuldbar ist. Ich kann nur mein aufrichtiges Mitleid den Angehörigen für ihr ungeheures Leid aussprechen", sagt der 46-Jährige. „Mich hat der Teufel geritten, dass ich mich, obwohl ich getrunken hatte, noch ans Steuer gesetzt habe", fügt der Angeklagte hinzu und beteuert: „Es wäre mir lieber gewesen, wenn ich allein bei dem Unfall ums Leben gekommen wäre, als dass unschuldige Menschen den Preis für meine Raserei zahlen."

Allerdings ist die folgenschwere Fahrt Ende November 2004 nicht das erste Mal gewesen, dass der Elektromonteur zu schnell fuhr. Sieben frühere Delikte sind von ihm im Verkehrszentralregister bereits verzeichnet. Hat er daraus nichts gelernt?

Für die Witwe und die beiden erwachsenen Söhne des getöteten Jaguar-Fahrers kommt es unter anderem genau darauf an: dass aus dem verkehrswidrigen Verhalten Konsequenzen gezogen werden. „Sie hoffen auf eine gerechte Strafe, darauf, dass solche Delikte im Straßenverkehr schärfer als bisher sanktioniert werden", erklärt ein Anwalt, der die Familie im Prozess vertritt. Die Frau und ihre Söhne haben sich einer Bürgerinitiative angeschlossen, die sich nach dem Prozess gegen einen 24 Jahre alten

Raser gebildet hatte, der im Juni 2004 betrunken und unter Kokaineinfluss vier Jugendliche bei einem Unfall getötet hatte. Er bekam eine Strafe von drei Jahren und drei Monaten. Ziel der Initiative sollte eine generelle Null-Promille-Grenze für Autofahrer sein.

Eine solche Null-Promille-Grenze gibt es bis heute nicht in Deutschland. Andere Länder wie beispielsweise Schweden sind in dieser Hinsicht entschiedener und rigoroser. Die in Deutschland noch erlaubten 0,5 Promille können schon zu erheblichen Beeinträchtigungen der Fahrsicherheit führen. Es resultiert eine risikoreiche, leichtsinnige Fahrweise, typischerweise mit überhöhter Geschwindigkeit, unangepasstem Abstand und Rotlichtvergehen. Die Unfallgefahr steigt damit rapide an.

Dass solche Gefahren bestehen, sollte man sich als Autofahrer immer wieder vergegenwärtigen, wenn man überlegt, ob man sich beispielsweise ein zweites Glas Wein gönnt – oder doch lieber Wasser trinkt. Die Wahrscheinlichkeit, dass man seine eigenen Fähigkeiten als Fahrerin oder Fahrer überschätzt, zu schnell fährt, Risiken eingeht und damit sich und andere in Gefahr bringt, ist mit zunehmender Alkoholisierung einfach zu hoch.

Und dann kommt es unter Umständen zu so folgenschweren Kollisionen wie an jenem Novemberabend. Die massiven Verletzungen, die die beiden getöteten Männer erlitten haben, sind erfahrungsgemäß typisch bei vergleichbaren Unfällen. In erster Linie sind der Kopf und der Oberkörper betroffen, wenn es zu Kollisionen bei hoher Geschwindigkeit kommt. Massive Beinverletzungen werden ebenfalls häufiger davongetragen.

Allerdings ergeben sich bei dem Mann, der auf der Rückbank des Opel Vectra gesessen hatte, bei der Obduktion darüber hinaus Befunde, die ungewöhnlich sind. Constantin R. ist bei dem Unfall durch die Wucht des Aufpralls nach vorn geschleudert worden. Deshalb lag zunächst die Schlussfolgerung nahe, dass der 46-Jährige wahrscheinlich nicht angeschnallt war. Allerdings wies er am Oberkörper typische Spuren wie streifenförmige Abschürfungen und darunter gelegene Unterblutungen im Unterhautfettgewebe auf, die von einem angelegten Sicherheitsgurt stammen mussten.

Wie passt das zusammen?

Wir haben das schließlich so gewertet, dass der Mann sich auf dem Rücksitz weit nach vorn gelehnt haben muss, sehr wahrscheinlich, um zwischen den beiden Vordersitzen hindurch besser nach vorn durch die Windschutzscheibe sehen zu können. Dadurch wurde der angelegte Sicherheitsgurt so weit gedehnt, dass er nahezu keine Schutzfunktion mehr hatte und der Mitfahrer nach vorn geschleudert wurde. Bei dem Tempo, mit dem der Wagen unterwegs war und durch die Kollision, die das Fahrzeug abrupt zum Stehen brachte, entstehen enorme Kräfte. Das weiß wahrscheinlich jeder noch aus dem Physikunterricht. Welche Folgen das für die im Auto sitzenden Menschen hat, wird immer wieder in Versuchen mit Dummys bestätigt. Und davon zeugen leider auch die vielen Todesopfer und Verletzte, die jedes Jahr im Straßenverkehr zu beklagen sind.

Sehr viele davon werden durch unangepasste, zum Teil deutlich zu hohe Geschwindigkeit ausgelöst. So wie auch Martin B. an jenem Novemberabend viel zu schnell unterwegs war. Im Prozess vor dem Schöffengericht nennt der Staatsanwalt in seinem Plädoyer die Fahrweise des angeklagten Unfallverursachers eine „bedenkenlose Raserei“. Er bezeichnet den Angeklagten zudem als eine „Art ferngesteuerte Bombe“.

Letztlich verhängt das Schöffengericht eine Freiheitsstrafe von zwei Jahren und neun Monaten. Damit erkennt das Gericht auf ein Strafmaß, das nicht mehr zur Bewährung ausgesetzt werden kann. Dies ist nur bei maximal zwei Jahren Haft möglich. Außerdem entscheidet das Gericht, dass der Führerschein von Martin B. für fünf Jahre einbehalten werden soll.

Gegen dieses Urteil gehen beide Seiten, also der Angeklagte und die Staatsanwaltschaft, in Berufung. Dass auch die Staatsanwaltschaft das Urteil anficht, hat für Manfred B. weitreichende Folgen. Die deutschen Gesetze besagen nämlich, dass das Urteil in der nächsten Instanz nicht härter ausfallen darf als das bisherige Urteil, wenn allein der Angeklagte in Berufung geht. Man nennt das juristisch das sogenannte Verschlechterungsverbot. Das ist in der Strafprozessordnung explizit geregelt.

Aber wenn beide Seiten, also Angeklagter und Staatsanwaltschaft, Rechtsmittel einlegen, ist der Ausgang in der nächsthöheren Instanz offen. Das Urteil kann also bestätigt werden, milder ausfallen – oder eben härter.

Und mit einer entsprechenden Ansage geht die Staatsanwaltschaft dann in den Berufungsprozess, der im März 2006 beginnt: Das Strafmaß sei „nicht tat – und schuldangemessen", sagt die Anklagevertreterin vor dem Landgericht zur Begründung. Das Urteil müsse „deutlich im oberen Bereich des Strafrahmens liegen". Und der Strafrahmen bei fahrlässiger Tötung lautet: Geldstrafe oder bis zu fünf Jahren Freiheitsstrafe.

Neben den Erkenntnissen, die für eine strafrechtliche Aufarbeitung des Falls wichtig sind, kommt in dieser zweiten Verhandlung ein weiteres interessantes Detail zur Fahrweise von Martin B. zur Sprache. Nicht nur, dass der 46-Jährige mit Tempo 103 viel zu schnell war und schon vor dem Unfall zwei rote Ampeln überfahren hat: Im Berufungsverfahren wird durch einen Sachverständigen erörtert, dass die Ampel an der Kreuzung, an der es zum Unfall kam, schon drei bis fünf Sekunden rot gewesen sein muss.

Wenn die Ampel schon drei bis fünf Sekunden rotes Licht anzeigt und man trotzdem auf die Kreuzung fährt und nicht etwa auf die Bremse tritt, kann man wohl kaum noch von einem Augenblicksversagen sprechen. Man muss außerdem bedenken: Vor der Rotphase ist die Ampel ja schon eine ganze Weile auf Gelb. Martin B. hätte also etliche Sekunden Zeit gehabt, zu bremsen und das Tempo seines Autos erheblich zu verringern, den Wagen vielleicht sogar zum Halten zu bringen. Aber er ist trotz roter Ampel einfach mit hohem Tempo weitergefahren.

Wie er jetzt, knapp anderthalb Jahre nach dem Verkehrsunfall, zu diesem Verhalten steht, erzählt Martin B. in diesem Berufungsprozess nicht. Er schweigt zu den Vorwürfen. Aber sein Verteidiger sagt in seinem Namen, dass Martin B. an jenem Abend „der Teufel geritten" habe. Er habe „bestimmt niemanden töten oder verletzen wollen".

Wie diese Aussage auf die Hinterbliebenen der Todesopfer wirkt, die den Prozess verfolgen, dazu nehmen die Angehörigen keine Stellung. Vielmehr schildern sie, was der Verlust ihrer Liebsten für sie bedeutet. „Es tut einfach weh", sagt die Witwe des 46-Jährigen, der im Fond von Martin B.s Wagen starb. „Für uns ist eine Welt zusammengebrochen", erzählt sie weiter und kämpft dabei mit den Tränen. „Und mein Mann hatte noch so viel vor. Wir vermissen ihn sehr. Es vergeht kein Tag, an dem man nicht daran denkt." Nie werde sie „den Schrei meines Sohnes vergessen, als er erfuhr, dass sein Vater tot ist".

Die Witwe des Jaguar-Fahrers spricht nicht selber über die Geschehnisse am Unfallort. Aber einer ihrer beiden erwachsenen Söhne, 30 Jahre alt, erzählt, was seine Mutter durchgemacht hat. „Meine Mutter ist zu dem Auto gegangen, hat meinem Vater die Hand gehalten. Sie erlitt einen schweren Schock."

Die ganze Familie, schildert der Zeuge weiter, leide unter dem Tod des 64-Jährigen. Auch dessen sieben Jahre alter Enkel. „Er bricht immer wieder unvermittelt in Tränen aus." Und dann sage der Junge: „Ich bin so traurig wegen Opa."

Während des Prozesses werden die Hinterbliebenen immer aufs Neue mit den damaligen Geschehnissen konfrontiert. Mehr, als es der Verfahrensstoff erfordert? Jedenfalls entsteht bei ihnen der Eindruck, dass die Verteidigung von Martin B. die Hauptverhandlung mit zahlreichen Anträgen unnötig in die Länge zieht.

Dass es zu vielen Anträgen der Anwälte kommt, ist in Prozessen durchaus nicht unüblich. Da geht es beispielsweise darum, dass weitere Zeugen gehört werden sollen, Gutachten sollen eingeholt, weitere Akten beigezogen werden. Befangenheitsanträge etwa gegen den Vorsitzenden Richter kommen ebenfalls nicht selten vor.

Auch der Verteidiger von Martin B. stellt im Berufungsprozess einige Anträge. Unter anderem soll ein psychiatrisches Gutachten über den Todesfahrer erstellt werden. Dieser sei wegen einer „extrem schwachen Persönlichkeitsstruktur" nur vermindert schuldfähig. Das Gericht kommt dem Antrag nach.

Einen anderen Antrag der Verteidigung lehnt es indes ab. Hier geht es dem Anwalt darum, dass der bei dem Unfall getötete Jaguar-Fahrer exhumiert und obduziert werden solle. Die Argumentation des Verteidigers: Bei dem

64-Jährigen sei 0,52 Promille gemessen worden. Damit habe der Mann eine Mitschuld an dem Unfall, argumentiert der Anwalt. Außerdem sei es möglich, dass der Jaguar-Fahrer nicht durch das Rammen des Fahrzeuges seine tödlichen Verletzungen erlitten habe.

Grundsätzlich kann man sagen, dass Exhumierungen in manchen Fällen sehr wertvolle Erkenntnisse liefern können. Man denke nur an den Verdacht, dass Menschen vergiftet worden sein könnten. Dies lässt sich unter Umständen noch lange nach dem Begräbnis an dem Leichnam nachweisen, und ein Mord könnte entlarvt, aufgeklärt und ein Mörder später verurteilt werden.

So war es beispielsweise in dem Strafverfahren gegen den Krankenpfleger Niels H. aus Oldenburg, der schließlich wegen Mordes in 85 Fällen schuldig gesprochen wurde. Dieser hatte Patienten nicht indizierte oder überdosierte Medikamente gespritzt und sie dadurch getötet. Die Exhumierungen der Verstorbenen und die nun möglichen toxikologischen Untersuchungen der Leichname hatten beweisen können, dass die Patienten ermordet worden waren. Also: In solchen Fällen ist eine Exhumierung durchaus angebracht.

Aber im Fall des getöteten Jaguar-Fahrers kann ich sagen, dass unter Berücksichtigung des Unfallablaufs und der Befunde der äußeren Leichenschau eindeutig festzustellen war, dass der auf der Fahrerseite mit hoher Geschwindigkeit gerammte Jaguar-Fahrer seinen sehr schweren Verletzungen erlegen war.

Die Angehörigen des bei dem Unfall Verstorbenen sind über den Antrag auf Exhumierung erschüttert. Der plötzliche Tod nach dem Unglück „bewegt uns jeden Tag“, sagen die Söhne. „Doch mittlerweile ist alles noch unerträglicher geworden als direkt nach dem Unfall. Wir müssen den Unfall immer und immer wieder durchleben. Die Ereignisse erscheinen uns und unserer Mutter wie ein nicht endender Alptraum."

Schuld daran, so sagt es einer der Söhne, sei die Dauer des Berufungsprozesses um den Unfall. Der Antrag, den Leichnam des Getöteten exhumieren zu lassen, habe bei der Familie des Mannes Entsetzen und Empörung ausgelöst. Die Söhne bezeichnen den Antrag als „überflüssig und unqualifiziert. Er verhindert, dass wir den Tod unseres Vaters auch nur ansatzweise verarbeiten können." Tatsächlich lehnt das Gericht den Antrag ab, mit der Begründung, er sei „nicht sachgerecht".

Am Ende der Beweisaufnahme kommt das Gericht zu einer deutlich höheren Strafe als in der ersten Instanz. Es erkennt auf eine Freiheitsstrafe von dreieinhalb Jahren wegen fahrlässiger Tötung und fahrlässiger Körperverletzung. Zudem erteilt das Gericht ein lebenslanges Fahrverbot. Martin B. dürfe nie mehr ein Führerschein ausgestellt werden, weil er sich „in allerhöchstem Maße als charakterlich ungeeignet gezeigt hat, ein Fahrzeug zu führen", begründet der Vorsitzende Richter die Entscheidung. Der Angeklagte hatte im Prozess erklärt, er fahre immer „hemmungslos", wenn er private Probleme habe.

Während der Richter das Urteil verkündet und begründet, hält Martin B. den Kopf gesenkt, die Schultern hat er hochgezogen. Doch in seinem Gesicht ist keine Regung zu erkennen. Ganz so, wie die Miene des Angeklagten während des ganzen Prozesses um seine Todesfahrt ausdruckslos geblieben ist.

Martin B. habe „zwei Leben ausgelöscht und zwei Familien in emotionale und zum Teil auch existenzielle Not gebracht", sagt der Vorsitzende Richter in der Urteilsbegründung. Die dreieinhalbjährige Haftstrafe sei angesichts der schweren Unfallfolgen mit zwei Todesopfern und zwei Verletzten sowie „dem im Angeklagten innewohnenden Risikopotenzial angemessen". Zudem sei das Strafmaß „unvermeidlich, um der Allgemeinheit zu zeigen, zu welchen Konsequenzen so ein rücksichtsloses Fahrverhalten führt".

Kritik übt der Vorsitzende Richter am Verhalten des Verteidigers, weil dieser dem Unfallopfer aus dem Jaguar eine Mitschuld an der Kollision gegeben und dessen Exhumierung beantragt hatte. „In 28 Jahren Strafjustiz", so der Kammervorsitzende, „ist mir noch nie so sehr die Nähe zwischen dem hohen Gut des Rechts auf Verteidigung und einem buchstäblichen Über-Leichen-Gehen untergekommen." Es bestehe ein „denkwürdiges Spannungsverhältnis" zwischen der Tatsache, dass die Exhumierung des Todesopfers beantragt wurde, und dem Geständnis des Angeklagten, in dem dieser von „aufrichtiger Reue" gesprochen hatte.

Nach der Urteilsverkündung wird der Angeklagte noch im Saal verhaftet und ins Untersuchungsgefängnis abgeführt. Martin B., der bis zu diesem Moment ein freier Mann gewesen war, wirkt in diesem Moment erschüttert. Hat er nicht mit seiner Saalverhaftung gerechnet? Immerhin hatte die Staatsanwaltschaft eine solche in ihrem Plädoyer beantragt.

Eine Verhaftung im Verhandlungssaal kommt eher selten vor. Sie geschieht zumeist in Fällen, in denen das Urteil so hoch ausfällt, dass man annehmen kann, dass bei dem Angeklagten eine Fluchtgefahr besteht – dass er versucht, unterzutauchen oder das Land zu verlassen, um nicht im Gefängnis zu landen.

Bei der Frage, ob diese Maßnahme geboten ist, wird immer im Einzelfall abgewogen: Ist die Strafe, die verhängt wurde, so hoch, dass man befürchten muss, der Angeklagte lässt alles stehen und liegen und entzieht sich der Strafe? Dabei spielt mit eine Rolle, wie eng die Bindungen sind, die der jeweilige Angeklagte hat. Hat er einen intensiven Kontakt zu seiner Familie, hat er einen festen Job? Hat er kleine Kinder? All dies trifft auf Martin B. nicht zu. Deshalb, so die Einschätzung des Gerichts, bestehe bei ihm Fluchtgefahr.

Aus Sicht der Hinterbliebenen der Opfer ist die Entscheidung angemessen. „Meine Mandanten empfinden eine begrenzte Genugtuung", sagt deren Anwalt. Die Verteidigung kündigt indes Revision an.

Daraufhin entscheidet das zuständige Oberlandesgericht in Hamburg, dass eine andere Kammer erneut über den Fall verhandeln solle. Dabei geht es allerdings nicht um die Frage, ob Martin B. schuldig oder nicht schuldig ist. Denn dass er den Unfall und seine Folgen zu verantworten hat, darüber waren sich alle einig. Es geht in einer weiteren Verhandlung allein um das Strafmaß.

Am Ende kommt es zu einer Strafe von drei Jahren, also weniger, als die Berufungskammer verhängt hatte. Und die Sperre für die Fahrerlaubnis wird auf zweieinhalb Jahre festgesetzt. Daher könnte es sein, dass Martin B. längst wieder seinen Führerschein hat. Man kann nur hoffen, dass er jetzt vernünftiger Auto fährt.

Alkohol/Toxikologie

Die Bedeutung von Alkohol in der klinisch-forensischen Medizin betrifft verschiedene Aspekte: Feststellungen zur Fahrtüchtigkeit, z.B. bei alkoholisierten Autofahrern; Unfalleinfluss ganz allgemein (im Straßenverkehr, bei Stürzen, bei verletzten Personen); Intoxikation (z.B. „Koma-Saufen" Jugendlicher, Methanol-Vergiftungen, tödliche Alkoholvergiftung); Alkoholentzug und Delir; Mitwirkung bei Todesfällen jeder Art (natürlicher Tod, Unfall, Suizid, Tötungsverbrechen); Sexual-, Gewalt- und Rohheitsdelikte; gutachterliche Stellungnahmen zum Alkoholmissbrauch (auch über Alkoholkonsummarker); Geschäftsfähigkeit und Verwertbarkeit von Angaben; Schuld- und Steuerungsfähigkeit.

Alkohol ist in unserer Gesellschaft nach wie vor die am häufigsten konsumierte Droge.

Alkohol am Steuer ist eine häufige Unfallursache und führt wegen der risikoreichen, leichtsinnigen Fahrweise und hoher Geschwindigkeit zu besonders schweren Unfällen.

Im Hinblick auf forensische Aspekte zum Ausmaß der Alkoholisierung gelten folgende Grenzwerte:

0,3 Promille

Ab 0,3 ‰ wird juristisch von einer „relativen Fahruntüchtigkeit" ausgegangen. Bei auffälliger Fahrweise wie Schlangenlinien oder für Alkoholeinwirkung typischem Unfallgeschehen muss der alkoholisierte Fahrer mit einer Verurteilung wegen Gefährdung des Straßenverkehrs rechnen (Geldstrafe, Führerscheinentzug für 12 Monate, 3 Punkte im Flensburger Zentralregister).

Die Grenze von 0,3 ‰ ist aus rechtsmedizinischer

Sicht die absolute Grenze für Alkohol. Man sollte immer sicher unter diesem Wert liegen. Hierfür sprechen auch medizinisch-gesundheitliche Argumente. Die Trinkmenge (gleichgültig ob Wein, Bier oder Schnaps) wirkt eindeutig gesundheitsschädlich.

0,5 Promille

Geraten Sie (ohne Fahrfehler) in eine Polizeikontrolle und haben 0,25 ‰ Atemalkoholkonzentration (AAK) oder 0,5 ‰ Blutalkoholkonzentration (BAK), dann gilt dies zumindest als Ordnungswidrigkeit. – An dieser Stelle der Hinweis: Die AAK muss von der Polizei mit einem beweissicheren Atemalkoholtestgerät gemessen werden. Diese nicht ganz billigen Messapparaturen (im Kofferformat) müssen regelmäßig gewartet und geeicht werden. Die handlichen Vortestgeräte, die manchmal privat in Gebrauch sind oder in Kneipen angeboten werden, sind viel zu ungenau.

Beim Erstverstoß werden 500 Euro Ordnungsgeld fällig und 2 Punkte in Flensburg. Beim zweiten Mal droht die medizinisch-psychologische Untersuchung (MPU). Die Grenze von 0,5 ‰ BAK gilt ab 21 Jahre. Für jüngere Fahrer und Fahranfänger in der Probezeit gilt ein absolutes Alkoholverbot im Straßenverkehr – also 0 ‰.

1,1 Promille

Ab 1,1 ‰ ist die Grenze der absoluten Fahruntüchtigkeit erreicht. Die Wahrscheinlichkeit, einen Verkehrsunfall zu verursachen, ist mindestens zehnfach erhöht, in jedem Fall erfolgt eine strafrechtliche Verfolgung (gem. § 316 oder § 315c StGB). Es droht eine Geldstrafe oder bei schwerwiegenden Folgen, beispielsweise mit Toten, eine Freiheitsstrafe von bis zu fünf Jahren. Der Führerschein wird regelhaft für ein Jahr entzogen. In Flensburg werden 3 Punkte registriert.

1,6 Promille

Erst ab 1,6 ‰ erfolgt regelhaft zusätzlich die Anordnung einer MPU, da mit großer Wahrscheinlichkeit ein chronischer Alkoholmissbrauch vorliegt.

Für E-Scooter gelten die gleichen Grenzwerte wie bei Autofahrern. Auch wer mit dem Fahrrad unterwegs ist, muss mit einer Strafe bei stärkergradiger Alkoholisierung rechnen. Für Fahrradfahrer gilt die 1,6 ‰-Grenze.

2,0 Promille – 3,0 Promille

Blutalkoholkonzentrationen in dieser Größenordnung können strafrechtlich zu einer Einschränkung oder Aufhebung der Schuld- und Steuerungsfähigkeit führen (gem. § 20 und § 21 StGB). Die Rechtsprechung geht zumeist davon aus, dass eine BAK von 2,0 ‰ und mehr zur Tatzeit ein praktisch unwiderlegbares Indiz für eine erhebliche Verminderung des Hemmungsvermögens ist. Ab einer BAK von 3,0 ‰ kommt Schuldunfähigkeit in Betracht. Zur Prüfung von Art und Ausmaß der Beeinträchtigung der Steuerungsfähigkeit ist das psychopathologische Gesamtbild zu bewerten, das sich aufgrund der Tatumstände, des Leistungsverhaltens des Täters, seiner Persönlichkeit und aktuellen Befindlichkeit ergibt.

Über 3 Promille

Bei derartig hohen Blutalkoholkonzentrationen muss man mit alkoholassoziierten Todesfällen rechnen. Von sehr stark trinkgewohnten Personen werden allerdings auch Blutalkoholkonzentrationen über 4 und über 5 ‰ überlebt. Die höchste Blutalkoholkonzentration, die im

Hamburger Institut für Rechtsmedizin bei einem sehr stark intoxikierten Mann gemessen wurde, betrug 6,4 ‰. Bei einem Todesfall wurden immerhin 9,0 ‰ gemessen.

Der „Gutmensch“, der nur Böses tut

Am Ende lag die alte Dame in ihrem Bett, anscheinend friedlich entschlafen. Wie aufgebahrt wirkte die Hamburgerin, und um den Leichnam herum waren etliche Kerzen drapiert. Die 91-Jährige sollte wohl geehrt werden. Ein letzter wohlmeinender, inniger Gruß an einen hochbetagten Menschen.

Doch eine aufwendige Inszenierung kann täuschen, ebenso wie der Eindruck eines gnädigen, friedlichen Todes. Die Wahrheit ist unter Umständen brutal. Die letzte Zeit des Lebens war womöglich freudlos, das Sterben qualvoll. Und die, die scheinbar trauern, haben vielleicht sogar nachgeholfen, den Menschen ins Jenseits zu befördern.

Der angebliche Herzinfarkt: War es in Wahrheit Mord?

Es kommt immer wieder vor, dass bei Menschen, die ein hohes Alter erreicht haben, gedacht wird: Ja, es war an der Zeit. Sie oder er hatte ein erfülltes Leben. Jetzt hat vermutlich das Herz schlappgemacht. In solchen Fällen spricht man unter Hausärzten und im Rahmen der Leichenschau durchaus einmal von einem akuten Herzversagen, einem sogenannten Alterstod oder von einem Multiorganversa-

gen. Und dann wird vielleicht gar nicht so genau hingeschaut, ob dieser Mensch wirklich eines natürlichen Todes gestorben ist.

Doch als Rechtsmediziner weiß ich: Es gibt leider immer wieder Fälle, bei denen gerade alte Menschen absichtlich getötet werden. Senioren werden beispielsweise vergiftet oder erstickt. Oder es werden ihnen wichtige Medikamente vorenthalten oder andere Medikamente überdosiert. In meinem Metier predigen wir immer wieder, dass man auch bei Todesfällen, die vermeintlich unverdächtig aussehen, sehr, sehr, sehr genau hinschauen muss. Vielleicht steckt ja doch ein Tötungsverbrechen dahinter? Alte und Schwache werden besonders leicht und nach außen unauffällig getötet, sozusagen spurenlos und spurenarm.

Die Hamburger Seniorin Annegret M., die schließlich tot in ihrem Bett lag, von Kerzenschein umgeben, war so eine Person, die leicht zu einem Opfer werden kann. Hochbetagt, wehrlos, allein. Und tatsächlich gab es jemanden, der genau dies ausnutzen wollte, um sich an der alten Dame zu bereichern. Karsten H. hatte eine perfide Tat geplant und womöglich monatelang darauf hingearbeitet, dass er mit seinem Verbrechen ungeschoren davonkommt. Er gerierte sich als Gutmensch. Doch seine Motive waren böse und seine Taten abgründig.

Annegret M. und Karsten H. begegnen sich, als die Seniorin in der Nähe ihrer Wohnung im Hamburger Stadtteil Blankenese spazieren geht. Sie kommen ins Gespräch, und der rund zwanzig Jahre jüngere Mann, selbst aber ebenfalls längst im Rentenalter, begleitet die betagte Dame ein Stück. Er ist aufmerksam, freundlich, ein sympathischer Mensch, so scheint es. Einer, der verheiratet ist, der sich aber trotzdem für die Seniorin viel Zeit nimmt und dem es in den kommenden Monaten Freude zu machen scheint, die alte Dame in ihrer Wohnung zu besuchen.

In den vorangegangenen Jahren war da kaum jemand, zu dem Annegret M. intensiven Kontakt hatte. Und nun gibt es endlich wieder einen Menschen, der sich kümmert! Der Seniorin kommt der Umgang mit Karsten H. wie ein Segen vor. Seine Besuche werden häufiger, außerdem erledigt er für die 91-Jährige Besorgungen. Bald organisiert er ihren Haushalt. Er begleitet sie zur Bank und schließlich zum Notar, als sie ihre rechtlichen Angelegenheiten klären möchte.

Irgendwann scheint Karsten H. im Leben der Seniorin geradezu unentbehrlich geworden zu sein. Sie glaubt, er sei dieser eine Mensch in ihrem Leben, der das Beste für sie will. Der sich umfassend und intensiv um sie kümmert, bis zum Schluss. Es gibt tatsächlich immer mehr zu regeln, denn die Seniorin entwickelt eine Demenz, und ihr Sehvermögen lässt immer weiter nach. Sie ist zunehmend auf Hilfe angewiesen. Zuletzt war ihr Pflegestufe vier zugesprochen worden.

Schließlich wird Karsten H. als ihr Betreuer eingesetzt. Damit hat er wichtige Vollmachten, übernimmt aber auch eine große Verantwortung. Das bedeutet, dass er sich unter anderem um ihre Gesundheitsangelegenheiten kümmern soll. Wie oft kommt der Pflegedienst? Wann ist ein Arztbesuch fällig? Ist im Haushalt alles vorhanden, was für das Wohlergehen des alten Menschen erforderlich ist? Dafür soll jetzt der Rentner Sorge tragen. Er hält engen Kontakt zu der Seniorin.

Weil er so oft bei ihr ist, ist es zunächst unverdächtig, als ausgerechnet dieser Mann sich am 7. September 2017 an den Hausarzt von Annegret M. wendet. Er teilt dem Mediziner mit, die 91-Jährige sei in ihrer Wohnung verstorben. Er habe sie am Tisch vorgefunden, wo sie zusammengesackt in ihrem Rollstuhl gesessen habe.

Der Hausarzt kommt wenig später hinzu, er untersucht die Verstorbene, die mittlerweile im Bett liegt. Karsten H. erzählt dem Mediziner, er habe die Tote aus Pietätsgründen ins Bett gelegt und um sie herum einige Kerzen angezündet. Der Arzt untersucht die Tote nur sehr oberflächlich. Er vermerkt im Totenschein, dass sie eines natürlichen Todes verstorben sei. Es handele sich um Herzversagen.

Herzversagen – da läuft es mir immer ein bisschen kalt den Rücken runter, und die Nackenhaare sträuben sich. Der Ausdruck „Herzversagen“ gehört nicht in die Todesbescheinigung. Das ist keine ärztliche Diagnose für eine Krankheit, sondern ein Endzustand. Eigentlich bedeutet dies nur, dass der Mensch tot ist. Und der Ausdruck besagt, dass der Leichenschauarzt nicht genau weiß, welche Krankheit den Tod verursacht hat.

Die Ermittlungen, die später aufgenommen wurden, ergeben, dass Pietät, echtes Mitgefühl und Selbstlosigkeit nun gerade nicht die dominierenden Beweggründe für den 74-Jährigen waren.

Der Mann, der hätte sicherstellen sollen, dass es Annegret M. gut geht, hat ganz augenscheinlich nicht ihr Wohlergehen im Blick – sondern ausschließlich sein eigenes. Der Hamburger braucht Geld, und die auf Hilfe angewiesene 91-Jährige ist nun sein Goldesel. Immer wieder gelingt es Karsten H., sie Überweisungen zu seinen Gunsten ausstellen zu lassen und sich so an der Seniorin zu bereichern. So lange, bis ihre Konten fast vollständig geplündert sind.

Doch es gibt da noch ihre Eigentumswohnung im gefragten Hamburger Stadtteil Blankenese und damit ein nicht unerhebliches Vermögen. Offenbar gelingt es dem 74-Jährigen, sich so weit das Vertrauen von Annegret M. zu erschleichen, dass sie ihn sogar als ihren Erben einsetzt. Als die Frau, die ihn so tief in ihr Leben gelassen hat, schließlich tot ist, kann es dem vermeintlich selbstlosen Betreuer gar nicht schnell genug gehen, an ihr Erbe zu gelangen.

Und wegen vieler Ungereimtheiten keimt wenig später bei anderen im Umfeld der alten Dame der Verdacht auf: Hat der Hamburger bei dem Tod seiner Bekannten sogar nachgeholfen? Die Ermittlungsbehörden werden eingeschaltet.

Die Staatsanwaltschaft geht nach umfangreichen Ermittlungen schließlich davon aus, dass der Betreuer die Seniorin ermordet hat, und zwar heimtückisch und aus Habgier. Laut Anklage hat er ihre Wohnung möglichst schnell zu Geld machen wollen – ohne zu warten, bis die 91-Jährige eines Tages eines natürlichen Todes stirbt. Der 74-Jährige muss sich nun vor dem Hamburger Schwurgericht verantworten.

Die Staatsanwaltschaft stützt ihr Ermittlungsergebnis auf mehrere Zeugen, die von unterschiedlichen Verdachtsmomenten erzählt haben. Zunächst hatte der Pflegedienst der betagten Dame die Polizei alarmiert. Einer Mitarbeiterin war die Situation in der Wohnung merkwürdig vorgekommen, und deshalb hatte sie sich an die Polizei gewandt. Zudem gab ein Nachbar Hinweise, dass es bei einem Besuch von Karsten H. offenbar nicht mit rechten Dingen zuging.

Darüber hinaus ergaben sich Ungereimtheiten bezüglich der Frage, wie der Betreuer die Verstorbene vorgefunden habe. Am Ende gab es dazu gleich mehrere, zum Teil stark voneinander abweichende Versionen. Auffällig war vor allem ein gravierender Unterschied zwischen der Darstellung, die Betreuer Karsten H. dem Hausarzt und dem Pflegedienst erzählt hatte. Noch eine andere Version schilderte der Mann gegenüber den Polizeibeamten, die als Erstes vor Ort eingetroffen waren.

Zuerst erzählt der Betreuer, dass Annegret M. in ihrem Rollstuhl am Tisch gesessen habe, als er die Verstorbene fand. Später behauptet er, dass er die Seniorin zwar in der Nähe des Esstisches gefunden habe, sie habe dort aber nicht gesessen, sondern sei mit dem Rollstuhl nach hinten umgekippt gewesen. Auf dem Boden habe sie in leicht seitlich verdrehter Position in dem Rollstuhl gelegen. Sie habe sich kalt und leblos angefühlt, weshalb er davon ausgegangen sei, sie sei bereits tot. Daraufhin habe er die 91-Jährige mit dem Rollstuhl in das Schlafzimmer gebracht und ins Bett gelegt.

Bei so unterschiedlichen Darstellungen liegt es auf der Hand, dass die Polizei hellhörig wird. Zwar sollte man jemandem, der vermeintlich unerwartet einen Toten findet, sehr wohl zugestehen, dass er sich in diesem Moment in einer Ausnahmesituation befindet. Dass er vielleicht sogar unter Schock steht und später keine ganz präzisen Erinnerungen mehr an die Situation hat. Andererseits prägt sich eine so außergewöhnliche Erfahrung, eine Tote zu finden, tief ins Gedächtnis ein. Da ist es eher unwahrscheinlich, dass man das später derart unterschiedlich erzählen würde – jedenfalls wenn das eine echte Erinnerung ist und nicht nur eine falsche Erklärung oder eine Schutzbehauptung.

Bei einer späteren Vernehmung bei der Kriminalpolizei gibt Karsten H. noch zwei weitere Varianten der angeblichen Geschehnisse zum Besten. Was bei diesen Darstellungen identisch ist: Wieder heißt es, Annegret

M. sei mit ihrem Rollstuhl umgefallen. Ergänzend fügt der Verdächtige diesmal hinzu, es habe um sie herum ein Chaos aus Tellern mit Essensresten und Gläsern gegeben. Zudem erzählt er in diesen neuen Darstellungen, neben ihr habe auf dem Boden ein schwarzes Kissen gelegen.

In Variante vier seiner Darstellungen sagt Karsten H. nun außerdem aus, dass die Seniorin in dem nach hinten umgekippten Rollstuhl gekrümmt gelegen habe. Die Position ihres Kopfes sei so dicht an einem Schrank gewesen, dass er vermutet habe, die Verstorbene sei beim Umfallen des Rollstuhls mit ihrem Kopf gegen den Schrank geschlagen. Denkbar ist, das Karsten H. diese Version ins Spiel bringt, weil dadurch etwaige Verletzungen im Kopfbereich der Toten zu erklären wären.

Allerdings haben wir bei der Obduktion der Verstorbenen festgestellt, dass es solche Kopfverletzungen gerade nicht gibt. Dies wäre aber eigentlich zu erwarten gewesen, wenn es tatsächlich, wie von Karsten H. dargestellt, zu einem Umfallen des Rollstuhls nach hinten und dem Anschlagen von Kopf und Nacken gekommen wäre.

Dies wissen wir deshalb so genau, weil in der Rechtsmedizin und in Zusammenarbeit mit Biomechanikern gezielte Experimente durchgeführt wurden, in denen der von Karsten H. behauptete Geschehensablauf nachgestellt wurde. Dabei wurde ein identisches Rollstuhlmodell, wie die verstorbene Seniorin es besaß, besorgt. Als Vergleichsperson diente eine Person, deren Statur und Gewicht dem von Annegret M. ähnelte. Diese hatte eine Größe von 1,53 Meter und war außerdem sehr zierlich. Als Ergebnis der Experimente sind wir zu der Überzeugung gelangt, dass die Verstorbene sich schwere Verletzungen an Kopf und Wirbelsäule zugezogen hätte, wenn sie in der von Karsten H.

beschriebenen Weise gestürzt wäre. So, wie der Betreuer es geschildert hatte, konnte es jedenfalls nicht gewesen sein.

Ebenso wenig gab es Hinweise darauf, dass die 91-Jährige durch eine innere krankheitsbedingte Ursache verstorben war. Auch nach gezielten mikroskopischen Untersuchungen der wichtigen Organe sprach nichts für ein akutes Geschehen im Gehirn, in Herz oder an der Lunge, das einen plötzlichen Tod aus innerer Ursache erklären würde.

Wir haben dann gezielt vor allen Dingen den Herzschrittmacher der Frau überprüft, um festzustellen, ob es in den Tagen und Wochen vor dem Tod der Seniorin Ausfallerscheinungen oder sonstige Rhythmusstörungen gegeben hat. Davon war überhaupt nichts aufgezeichnet. Und einen frischen Herzinfarkt haben wir ebenfalls nicht festgestellt. Damit konnte widerlegt werden, was der Hausarzt als Todesursache vermutet hatte, nämlich ein Herzversagen.

Leider kommt es nicht selten vor, dass die Hausärzte bei der Leichenschau nicht gezielt den gesamten Körper und alle Körperöffnungen untersuchen oder nicht genug Informationen zur Verfügung haben. Bevor man sich allerdings in der Todesbescheinigung auf eine Ursache festlegt, muss der Leichnam dafür an allen Körperöffnungen genauestens angeschaut und abgetastet werden. Dazu gehört, dass der oder die Tote entkleidet wird, um sich ein vollständiges Bild verschaffen zu können. Viele weitere Dinge gilt es ebenfalls zu beachten und in eine Einschätzung einzubeziehen.

Die gerichtliche Sektion bei Annegret M. ergab dann weitere entscheidende Befunde. Es wurden bei der Verstorbenen ausgedehnte punktförmige Stauungsblutungen außen an den Augenlidern sowie in den Bindehäuten der Augen festgestellt. Rechtsmediziner nennen einen solchen

Befund Erstickungsblutungen. Ein weiteres Ergebnis der Obduktion: Am Zungenbändchen der Toten gab es einen großen frischen Einriss und am Zungengrund eine Blutung in der Muskulatur. Beides sind deutliche Hinweise auf eine komprimierende äußere Gewalteinwirkung gegen die Hals – und vor allem die Mundregion der Frau. Im Ergebnis kommt daher als Todesursache ein Ersticken durch eine weiche Bedeckung beziehungsweise ein Zuhalten der Atemöffnung infrage. Allerdings handelt es sich um eine sogenannte rechtsmedizinische Ausschlussdiagnose. Hundertprozentig festlegen kann man sich bei so einem Befund nicht.

Neben den rechtsmedizinischen Befunden, die verdächtig erscheinen, gibt es weitere Ermittlungen zu dem Umfeld der Verstorbenen. Die Polizei wertet unter anderem die Patientenakte und die Betreuungsakte der Frau aus, widmet sich deren Vorsorgevollmacht sowie dem Testament. In diesem war festgelegt, dass ihr Betreuer Karsten H. ihre Wohnung in Blankenese erhalten soll.

Und dieser hatte es, kaum dass die Dame verstorben und die Testamentseröffnung erledigt war, sehr eilig, die Wohnung zu verkaufen. Dabei kam es zu einem Erlös von 210.000 Euro. Weitere Ermittlungen bezüglich der Konten der betagten Dame und ihres Betreuers ergaben, dass Annegret M. in geordneten finanziellen Verhältnissen gelebt hatte. Karsten H. indes war schon länger in finanziellen Schwierigkeiten, hatte sogar häufiger Besuch vom Gerichtsvollzieher gehabt. Darüber hinaus lässt sich aus Bankunterlagen feststellen, dass die Seniorin etliche Überweisungsträger zugunsten ihres Betreuers ausgestellt hatte. Dabei ging es meist um Beträge zwischen 500 und 2.000 Euro. Diese Ermittlungsergebnisse sind zusammengenommen so verdächtig, dass Karsten H. am

19. Dezember 2018, mehr als ein Jahr nach dem Tod der 91-Jährigen, schließlich verhaftet wird.

Ein halbes Jahr später beginnt vor dem Schwurgericht der Prozess gegen den 74-Jährigen. Die Staatsanwaltschaft geht in der Anklage davon aus, dass Karsten H. die Seniorin am 7. September 2017 aus Habgier und heimtückisch ermordet hat. Laut Anklage hat er Annegret M., die ihm gegenüber arg – und wehrlos gewesen sei, mit einem weichen Gegenstand erstickt, sehr wahrscheinlich mit einem Kissen. Sein Motiv sei gewesen, „in den Genuss der Erbschaft zu gelangen und sein Geldvermögen zu vermehren“.

Zudem hat Karsten H. der Staatsanwaltschaft zufolge etliche weitere Taten begangen, unter anderem mehrere Betrügereien. Im Einzelnen wird dem Angeklagten vorgeworfen, er habe in 37 Fällen der bereits seit 2012 dementen sowie stark sehbehinderten Frau Überweisungsträger untergeschoben. Dies habe er getan, wohlwissend, dass sie wegen ihrer geistigen Hinfälligkeit nicht mehr wirklich realisierte, was sie da unterzeichnete.

Laut Ermittlungen konnte Karsten H. so insgesamt fast 40.000 Euro auf das Konto seiner Ehefrau überweisen, auf das er Zugriff hatte. So habe er seine finanziellen Engpässe überwinden wollen, heißt es in der Anklage. Darüber hinaus wird er unter anderem beschuldigt, ohne Fahrerlaubnis und in einem Wagen mit gestohlenen Kennzeichen unterwegs gewesen zu sein. Wegen Betrugs war der Mann bereits vorbestraft. Er hatte sich durch gefälschte Unterschriften Geld erschlichen und dafür eine Bewährungsstrafe erhalten.

Der Angeklagte ist ein schlanker Mann, dessen fast schulterlangen weißen Haare auf seinen gestärkten weißen Hemdkragen fallen. Flankiert von seinen beiden

Verteidigern liest er mit, was ihm vorgeworfen wird. Er selber nimmt zu der Anklage keine Stellung. In seinem Namen weisen seine Verteidiger die Mordvorwürfe entschieden zurück. Die Anklage basiere auf Mutmaßungen, ihr Mandant werde „als geldgieriger Mörder und Erbschleicher dargestellt“, was er aber nicht sei.

Über die Vita des Angeklagten wird bekannt, dass er längere Zeit verheiratet war, keine eigenen Kinder hat, aber einen Adoptivsohn. Der 74-Jährige hatte überwiegend als selbstständiger Kaufmann gearbeitet. Seit 2009 bezog er als Rentner monatlich rund 670 Euro, Rücklagen besaß er keine. Finanziell war es bei ihm offenbar so eng, dass der Vermieter seiner Wohnung teilweise sogar auf die Miete verzichtet hatte. Zuletzt hatte er kein eigenes Konto, sondern sein Geldverkehr lief auf den Namen seiner Noch-Ehefrau.

Ein Kriminalbeamter schildert als Zeuge, Karsten H. habe „lapidar und gelassen“ reagiert, als die Polizei ihm einen Durchsuchungsbeschluss für die Wohnung sowie den Haftbefehl präsentierte. Der Beamte erzählt weiter, die Wohnung sei schmutzig, verwohnt und verwahrlost gewesen. „Spinnweben und Staubflocken waren in jeder Ecke.“

Von besonderem Interesse ist die Aussage einer Notarin, die sich mit dem Testament von Annegret M. befasst hatte. Die Zeugin erzählt, sie sei schon vor dem Termin mit der Seniorin und Karsten H. von einer Mitarbeiterin gewarnt worden, Tenor: „Da passen Sie mal auf. Der Betreuer ist dabei, der drängelt. Der will als Alleinerbe eingesetzt werden.“

Weiter schildert die Notarin, Annegret M. habe bei dem Termin im Jahr 2013 immer wieder betont, dass sie es eilig habe. Die alte Dame habe Karsten H. als Alleinerben einsetzen wollen. Er sei ihr langjähriger Freund und Betreuer, und sie habe sonst niemanden. Die Notarin habe der Seniorin geraten, über ihre Entscheidung doch noch ein paar Tage zu schlafen. Annegret M. habe jedoch nicht warten wollen. Zudem, so die Zeugin weiter, habe sie den Eindruck gehabt, dass die Seniorin geistig noch orientiert gewesen sei. Also habe sie das Testament noch am selben Tag beurkundet. Darin hieß es: „Ich setze meinen langjährigen Freund Karsten H. zu meinem Alleinerben ein. Der Wert meines gesamten Vermögens beträgt 220.000 Euro.“ „Es war ihr Wille“, erklärt die Notarin. Sie fügt allerdings hinzu: „Mein Bauchgefühl war nicht gut.“ Dies begründet die Zeugin damit, dass alles so schnell abgewickelt werden sollte.

Dass Karsten H. die Vollmacht bekommen sollte, Annegret M. in allen ihren persönlichen Angelegenheiten zu vertreten, unter anderem für den Fall einer Unterbringung im Heim und bei Krankenhausaufenthalten, hatte die Seniorin bereits zwei Jahre zuvor bei einem anderen Notar geregelt.

Sie hatte zudem Vorsorge getroffen, was geschehen solle, wenn sie sehr schwer erkranken würde. Sie bestimmte, dass sie im Endstadium einer tödlichen Krankheit keine weiteren intensivmedizinischen Maßnahmen wolle. In der Verfügung hieß es: „Ich wünsche einen menschenwürdigen Tod.“ Doch dieser war nun laut Anklage gerade nicht eingetreten.

Einen konkreten Überblick über die wirtschaftlichen Verhältnisse des Angeklagten sowie von Annegret M. vermittelt die Leiterin der kriminalpolizeilichen Ermittlungen im Prozess. Demnach war die Seniorin über viele Jahre in der Lage, ihre finanziellen Angelegenheiten selbstständig zu regeln. Laufende Kosten gingen von den

Konten ab, unter anderem Gebühren für Telefon und Strom.

Seit dem Jahr 2013 sei es plötzlich zu sehr viel höheren Bargeldabhebungen gekommen, erzählt die Kriminalbeamtin weiter. In manchen Monaten seien das rund 10.000 Euro gewesen. Zuletzt gab es ausschließlich Überweisungen, durch die Geld auf das Konto der Ehefrau des Angeklagten floss. Dies ging so lange, bis das Konto von Annegret M. nicht mehr ausreichend gedeckt war und über das Sparkonto ausgeglichen werden musste – bis auch dieses restlos geplündert war.

Die Überweisungen seien stets mit der Seniorin abgesprochen gewesen, hatte Karsten H. bei einer Vernehmung angegeben. Sie habe ihm das erlaubt, weil Annegret M. nicht mehr habe sparen wollen. Er habe darüber hinaus Anschaffungen für sie tätigen müssen, zum Beispiel den Rollstuhl, das Krankenbett, den Fernseher. Allerdings konnte er zu keinem der genannten Dinge eine Rechnung vorlegen.

Dazu passt, dass die Mitarbeiter des Pflegedienstes, der über längere Zeit zweimal täglich zu Annegret M. gekommen war, deutliche Mängel bei der Betreuung der alten Dame festgestellt hatten. Eine Zeugin berichtete, unter anderem hätte die Seniorin unbedingt eine medizinische Fußpflege bekommen müssen, weil sie Schmerzen hatte. Doch Karsten H. habe sich nicht darum gekümmert.

Wollte er die 30 Euro, die das gekostet hätte, nicht investieren? Also sammelten die Pflegekräfte Geld und bestellten dann die Pediküre, damit die alte Dame von ihren Fußschmerzen erlöst werden konnte. Außerdem hieß es, manchmal sei der Kühlschrank so leer gewesen, dass die Damen vom Pflegedienst selber Lebensmittel mitbrachten. Es fehlte der Seniorin also offenbar am Nötigsten. Dabei hätte Karsten H. als ihr Betreuer dafür Sorge tragen müssen, dass es ihr gut geht.

Es ist wirklich ein erschütterndes Bild, wie unzureichend die betagte Hamburgerin von ihrem Betreuer versorgt wurde. Insgesamt hat sich aus den Zeugenaussagen, den Gutachten, den Auswertungen der Konten sowie weiteren Indizien für das Gericht am Ende des Prozesses ein eindeutiges Bild ergeben. Die Kammer verurteilt den Angeklagten wegen Mordes zu lebenslanger Freiheitsstrafe. Der 74-Jährige habe die Seniorin aus Habgier und heimtückisch getötet, sagt der Vorsitzende Richter.

In der Urteilsbegründung heißt es, Karsten H. habe die betagte Blankeneserin umgebracht, „als sie ihre Existenzberechtigung, nämlich als Geldquelle, verloren hatte. Ihr Weiterleben machte aus Sicht des Angeklagten keinen Sinn mehr." Mit dem Urteil der lebenslangen Haft folgt das Gericht dem Antrag der Staatsanwaltschaft. Die Verteidigung hatte Freispruch beantragt.

Zusätzlich zu dem Mord ist der Angeklagte nach Überzeugung der Kammer wegen gewerbsmäßigem Betrug in 37 Fällen überführt. Insgesamt waren durch seine Handlungen rund 94.000 Euro von den Konten der alten Dame verschwunden. Mit dem Geld habe Karsten H. „sein Leben finanziert auf Kosten der erblindeten und dementen Frau", sagt der Vorsitzende Richter. „Es war jahrelanger Lug und Trug."

Die Abhebungen seien überwiegend an Geldautomaten vorgenommen worden, führt der Richter aus. „Wer blind ist, kann das nicht." Es sei ausschließlich der Angeklagte gewesen, der das Geld geholt habe. Dabei habe er verschleiert, dass er es selber an sich genommen habe. So habe Karsten H. beispielsweise im Jahr 2012, als es um 2.000 Euro ging, die er sich überwiesen hatte, im Verwendungszweck „Badumbau“ eingetragen. Doch Annegret M. habe bis zum Schluss kein fließendes Wasser im Bad gehabt.

Überhaupt habe der Betreuer ganz offensichtlich nicht zum Besten der Seniorin gehandelt, betont der Richter weiter. Zum Beispiel besaß die alte Dame bis zum Schluss ein Zeitungsabonnement, obwohl sie beinahe blind war. Bis zuletzt hatte sie außerdem ein Abonnement für die öffentlichen Verkehrsmittel in Hamburg, obwohl sie seit Jahren ihre Wohnung nicht mehr verließ. Was das Gericht darüber hinaus kritisiert: Allein Karsten H. sei die Gebrechlichkeit der Seniorin bekannt gewesen. „Aber er gerierte sich stattdessen als jemand, der ihr das Verbleiben in der Wohnung ermöglicht, der ihr also angeblich viel Gutes tut.“

Tatsächlich war das Gegenteil der Fall. Eigentlich hätte Annegret M., so der Richter weiter, längst in ein Pflegeheim gehört, „um Leben und Sterben in Würde zu ermöglichen. Doch genau das hat der Angeklagte aus Eigennutz verhindert. Es ging ihm nur um Geld.“

Der Auftragskiller aus dem Darknet

Begehrtes und Ersehntes ist von uns oft nur ein paar Klicks mit der Computermaus entfernt. Die Traumreise in ferne Länder, ein Paar neue Schuhe oder Zubehör für Haus und Garten: Das Internet lässt kaum einen Wunsch offen. Doch sogar in diesem Kosmos der unendlichen Möglichkeiten ist das Anliegen von Lena V. ungewöhnlich: Die Medizinerin will ihren Ex-Partner zur Strecke bringen lassen und sucht deshalb einen „Killerservice".

Der Mord soll heimlich geschehen, ausgeführt durch einen Auftragskiller, professionell, kalt – und gegen Bezahlung. Solche ganz speziellen Dienste hält das Internet, wenn überhaupt, nur in einer besonderen Nische bereit: in den Tiefen des Darknet.

Und hier wird die 48-Jährige mit ihrem Anliegen fündig. Sie stößt auf den Anbieter „Nr. One hitman service". Das klingt nach Erfahrung. Das klingt nach einem Job, der professionell erledigt wird, ohne Spuren zu hinterlassen, ohne dass man Motive hinterfragt, ohne Komplikationen. Also nach dem Motto: Ein Auftragsmord? Kein Problem. Wie hätten Sie es denn gern?

Die ganze Geschichte, die Ende 2021 begann, mutet bizarr an. Neben den Hauptpersonen, die tatsächlich einen Mord in Auftrag gegeben haben, spielen in diesem verbrecherischen Potpourri auch noch ein paar Gestalten aus dem Darknet eine Rolle, die rätselhaft bleiben. Darüber hinaus schaltet sich der US-amerikanische Inlandsgeheimdienst FBI ein. Und es gibt noch einen unfreiwilligen Darsteller in diesem Drama, nämlich jenen Mann, der das Opfer des Mordanschlags werden soll. Es ist der Ex-Freund der Ärztin, mit dem sie ein gemeinsames Kind hat. Die Geschichte gleicht einem spektakulären Krimi und hält jede Menge überraschende Entwicklungen bereit.

Auslöser für den Mordauftrag ist der Sorgerechtsstreit um die sechsjährige Tochter, den eine Hamburger Schönheitschirurgin und ihr früherer Partner austragen. Lena V. schmiedet gemeinsam mit ihrem neuen Ehemann den Plan, wie sie das alleinige Sorgerecht erhalten könne: Professionelle Killer sollen ihren Ex-Freund töten.

Gemeinhin denkt man bei Auftragsmördern am ehesten an Leute, die ihren Job schnell und effizient erledigen, also wahrscheinlich mit einem oder mehreren Schüssen. Das Problem dabei: Eine solche Tat wäre sofort als Gewaltverbrechen zu erkennen. Deshalb hat Lena V. andere Vorstellungen, wie das Verbrechen umgesetzt werden soll. Es soll so aussehen, als sei der 56-Jährige durch einen Unfall oder einen Raubüberfall ums Leben gekommen – also ohne dass man die Spur zu ihr zurückverfolgen kann. Ihr ist es wichtig, dass ihre Weste „so weiß wie eine Schneewolke“ bleibt, sagt die Hamburgerin.

Also ein Job für Profis. Und um solche zu finden, sucht Lena V. nach einem „Killerservice“. Je nachdem, wie weit so ein Plan voranschreitet, macht sich auch der Auftraggeber strafbar. Im Extremfall, also wenn wirklich jemand getötet wird, wegen Anstiftung zum Mord. Und da laut deutschem Gesetz ein Anstifter genauso bestraft werden muss wie der eigentliche Täter, würde dem Anstifter – im für ihn denkbar ungünstigsten Fall – eine lebenslange Freiheitsstrafe drohen.

Selbst wenn die Auftragskiller ihren Job nicht zu Ende bringen, wenn das avisierte Opfer nicht attackiert wird oder wenn es den Anschlag überlebt, handelte es sich immer noch um eine versuchte Anstiftung zum Mord. In diesem Fall droht den Tätern eine Freiheitsstrafe von mindestens drei Jahren.

Solche Konsequenzen will Lena V. unbedingt vermeiden. Das Ziel der Mutter und ihres neuen Ehemanns ist es, sich ein Leben mit der Tochter zu ermöglichen – und gerade nicht ins Gefängnis zu wandern. Auf dem Spiel steht: alles oder nichts. Entweder der Plan geht auf und der leibliche Vater des Kindes wird umgebracht. Gleichzeitig bleibt unentdeckt, dass die Frau in die Tat involviert ist. Sie erhält nun als einzig verbliebenes Elternteil das alleinige Sorgerecht und hat ihr Ziel erreicht.

Das wäre die eine Variante.

Möglichkeit zwei: Die Tat geht aus Sicht der Auftraggeber schief, und der düstere und perfide Plan fliegt auf. Die Auftraggeber für den Mord, also Dr. Lena V. und ihr neuer Partner und Ehemann Nils V., werden ermittelt. In diesem Fall wäre für die Eheleute die Wahrscheinlichkeit groß, dass sie alles verlieren: ihr hohes gesellschaftliches Renommee und was noch viel einschneidender ist: die Freiheit. Wenn die Mutter verurteilt würde und hinter Gitter käme, hätte sie es außerordentlich schwer, weiterhin Kontakt zu ihrer kleinen Tochter zu halten.

Wenn man zu solchen extremen Mitteln greift, also tatsächlich ein Mordkomplott schmiedet, muss vorher eine ganze Menge schiefgelaufen sein. Man muss bedenken: Lena V. und ihr Ex-Partner Tom B. waren mal ein Paar, haben eine gemeinsame, mittlerweile sechs Jahre alte Tochter. Und wenn die inzwischen 48-Jährige sich wirklich entschließt, einen Mordauftrag zu erteilen, dann bedeutet das, dass sie bereit ist, den leiblichen Vater ihrer Tochter töten zu lassen. Da muss sich viel Hass aufgestaut haben.

Dabei hatten Dr. Lena V. und ihr früherer Partner Tom B. zunächst eine gute Beziehung. Sie lernen sich 2014 kennen, ziehen ein Jahr später zusammen, ihre Tochter kommt 2016 zur Welt. Doch dann beginnt es in der Beziehung des Hamburger Paars zu kriseln, immer häufiger streiten sie sich. Später beschuldigen sie sich gegenseitig, gegen den anderen gewalttätig geworden zu sein.

Konkret sind dabei vor allem zunächst Schubsereien gemeint. Ob und inwieweit diese Beschuldigungen zutreffend sind, bleibt offen. Jedenfalls trennt sich das Paar Ende Dezember 2019. Lena V. zieht mit der kleinen Tochter aus der gemeinsamen Wohnung aus. Nun beginnt der Sorgerechtsstreit. Dieser wird zunächst – halbwegs gütlich – vor Gericht geregelt.

Beide Eltern erhalten, jeweils abwechselnd für mehrere Tage in der Woche, das Umgangsrecht für die gemeinsame Tochter. Das funktioniert leidlich gut. Doch dann ändert sich das Leben von Dr. Lena V. in mehrerer Hinsicht schlagartig. Sie lernt über eine Partnerschaftsvermittlung im Internet einen anderen Mann kennen, den Unternehmer Nils V. Zwei Monate, nachdem sie ihn im Oktober 2020 erstmals kontaktiert hat, zieht sie mit ihrer Tochter bei ihm ein. Sie nennt ihn „meinen Seelenverwandten“.

Neben der neuen Beziehung gibt es weitere Veränderungen, diese sind allerdings für die Hamburgerin alles andere als positiv. Lena V. bekommt schwere gesundheitliche und berufliche Probleme. Mit einem Bandscheibenvorfall, den sie sich Anfang 2021 nach einem Sturz zuzieht, fängt es an. Ein solcher Vorfall ist eine Einschränkung, die nicht wenige Menschen im Verlauf ihres Lebens erleiden, mit unterschiedlichen Folgen. In der Regel kommt es zu Rückenschmerzen, die in die Beine ausstrahlen können. Im Ergebnis können sogar dauerhafte Lähmungen die Folge sein.

Für Lena V. hat der Bandscheibenvorfall die Konsequenz, dass sie ihre rechte Hand nur noch eingeschränkt bewegen kann. Und das wiederum bedeutet, dass sie nicht mehr wie bisher als Chirurgin arbeiten kann. Ihr Leben verändert sich dramatisch. Sie gibt ihre Praxis auf, ist nun Hausfrau. Und als ihr neuer Ehemann ein attraktives berufliches Angebot in Süddeutschland bekommt, will Lena V. mit ihm dorthin umziehen.

Auch die Tochter, so stellte sie sich das jedenfalls vor, soll mit ihr kommen und gemeinsam mit dem neuen Partner in Süddeutschland leben. Doch mit ihrem Antrag beim Familiengericht, dass sie nun allein das Aufenthaltsbestimmungsrecht ausüben wolle, scheitert Lena V. Das Gericht spricht vielmehr dem leiblichen Vater das vorläufige Aufenthaltsbestimmungsrecht zu.

Jetzt eskaliert die Situation. Was danach geschieht, bringt Lena V. und ihren zweiten Ehemann als Angeklagte vor das Schwurgericht.

Laut Staatsanwaltschaft haben der Unternehmer und die Ärztin versucht, über das Darknet einen Auftragsmörder zu akquirieren. Dieser sollte Tom B. töten. Den Ermittlungen zufolge haben die Eheleute unter einem Pseudonym einen entsprechenden Auftrag gepostet. Wörtlich heißt es laut Anklage in einer Nachricht, die

Lena V. schrieb: „Sie töten die Zielperson und lassen es wie einen Unfall aussehen." Dabei sollen die Eheleute außerdem ein Foto des früheren Freundes von Lena V. und dessen Hamburger Anschrift mitgeteilt haben.

Darüber hinaus wirft die Anklage dem Ehepaar vor, bereits das Honorar für den Auftragsmord gezahlt zu haben. Dabei soll es sich um rund 15.000 Dollar handeln, allerdings wurde der Betrag offenbar in der Kryptowährung Bitcoin gezahlt.

Also hätten die Auftraggeber alles in die Wege geleitet, damit der Auftragsmord auch ausgeführt wird. Dennoch wurde Tom B. glücklicherweise kein Haar gekrümmt. Das ist allerdings nicht das Verdienst der Auftraggeber. Tatsächlich wurde die Website von Betrügern betrieben. Hinter dem vermeintlichen Dienst „Nr. One Hitman Service" verbargen sich Gestalten, die nicht ernsthaft Auftragsmörder unter Vertrag hatten. Die Website war vielmehr von „waschechten" Betrügern eingerichtet worden, denen es darauf ankam, Leute in die Falle zu locken und so Geld von Kunden abzuzocken. Das Kalkül war vermutlich: Erstens kann im Darknet ein „unseriöser" Anbieter kaum oder gar nicht identifiziert werden. Und zweitens: Wer Opfer eines solchen Betruges wird, wird wohl kaum zur Polizei gehen und sagen: Ich wollte einen Auftragskiller buchen, aber der Anbieter hat nicht geliefert. Ich stelle hiermit Strafanzeige.

In so einem Fall hätte die Polizei viele Fragen, die für den Auftraggeber höchst unangenehm würden. Er hätte sich ja selber strafbar gemacht. Entsprechend sollen die Eheleute Lena und Nils V. einen anderen Weg eingeschlagen haben. Laut Anklage suchten sie im März 2022, nachdem ihr erster Versuch offenbar gescheitert war, ebenfalls im Darknet Rat bei einem anderen Nutzer der

Website. Auch dabei sollen die Angeklagten den Namen und die Anschrift von Tom B. mitgeteilt haben. Diesmal machten sie offenbar deutlich, dass der Mordauftrag besonders dringend ausgeführt werden müsse.

Laut Anklage wiesen Lena und Nils V. in diesem zweiten Auftrag darauf hin, dass Tom B. angeblich für Kindesmissbrauch verantwortlich sei. Konkret hieß es demnach, er sei ein Pädophiler, der gestoppt werden müsse. Dieser Auftrag wurde jedoch ebenfalls nicht ausgeführt, da der Nutzer Teil des Betrugskonstrukts der Webseitenbetreiber war.

Dass sie keinen Auftragskiller gefunden hatten und sie tatsächlich einem Betrug aufgesessen waren, wurde dem Ehepaar den Ermittlungen zufolge Anfang April 2022 mitgeteilt. Und gleichzeitig erfuhren sie, dass das von ihnen gezahlte Geld nicht zurückerstattet werde. Die Betrüger waren mit dem Honorar auf den undurchsichtigen Pfaden des Darknets verschwunden.

Und nicht nur das: Das FBI wurde auf den Mordauftrag aufmerksam und setzte sich mit den deutschen Ermittlungsbehörden in Verbindung. Lena V. und ihr Mann wurden daraufhin im Juni 2022 festgenommen und kamen in Untersuchungshaft.

Als der Prozess beginnt, haben beide bereits seit rund sechs Monaten hinter Gitter gesessen.

Die Angeklagte Dr. Lena V. ist eine zerbrechlich wirkende Frau mit schmalen Schultern und langen blonden Haaren. Sie wirkt, als wenn sie neben sich stehen würde. Die 48-Jährige wiegt ihren Oberkörper immer wieder vor und zurück und hält sich, als die Anklage verlesen wird, die Ohren zu. Ihre Verteidigerin weist ausdrücklich darauf hin, dass ihre Mandantin nicht in der Lage sei „zuzuhören und wahrzunehmen“. Zu ihrer Unterstützung ist im Gerichtssaal ständig ein Arzt oder eine Ärztin anwesend, die sich im Bedarfsfall um die Angeklagte kümmern können.

Einen stabileren Eindruck als die Angeklagte vermittelt ihr Ehemann Nils V. Er wirkt konzentriert und fokussiert. Den Vorwurf der Staatsanwaltschaft, einen Mord in Auftrag gegeben und mit einer Kryptowährung bezahlt zu haben, weist der Angeklagte weit von sich. „Ich habe weder eine Tötung noch die Anstiftung zu einer Tötung geplant", betont der 56-Jährige. Allein den Verdacht empfinde er als „absurd". Und er teilt mit, dass er, als er verhaftet wurde, zunächst gedacht habe, es handele sich „um einen schlechten Scherz". Zwar habe er wirklich mal mit Bitcoin zu tun gehabt, aber es sei ihm allein um eine interessante Geldanlage gegangen, also nichts Illegales.

Weiter erzählt Nils V., dass er sich auch nicht vorstellen könne, dass seine Frau an einer solchen Tat beteiligt gewesen war. Er sei von Beginn an von ihr fasziniert gewesen, sie seien „Seelenverwandte" gewesen. Doch zwischenzeitlich habe sich das Verhältnis, das überwiegend „fantastisch" gewesen sei, getrübt. Nils V. sprach auch von „schwarzen Stunden", die seine Frau durchlebt habe – Phasen, in denen die 48-Jährige „ausgerastet" sei und sich „aggressiv sowie extrem irrational gezeigt" habe.

Und irgendwann, so sagt es der Angeklagte weiter, habe er es sogar für möglich gehalten, dass sie etwas Ungesetzliches getan haben könne. Dann aber eher im Rahmen eines „Ausrasters", also gewissermaßen als Kurzschlusshandlung.

Für Lena V. nimmt deren Verteidigerin zu der Anklage Stellung, aber Lena V. ergänzt diese Ausführungen. Die Quintessenz der Aussage: Die Angeklagte gibt zu, dass sie auf einer Darknet-Plattform den Auftrag erteilt hat, ihren früheren Partner umbringen zu lassen. Ihr Ehemann habe mit der ganzen Sache nichts zu tun, habe auch nichts davon gewusst. Heute empfinde sie ihre Tat als „furchtbar“ und möchte sich bei dem Vater ihrer Tochter entschuldigen.

Ferner erklärt die Verteidigerin, ihre Mandantin leide unter einer ernsthaften psychischen Erkrankung, die der Hintergrund des Verfahrens sei. Sie sei nicht mehr die Frau, die in Hamburg erfolgreich eine Praxis für ästhetische Chirurgie geführt habe.

Wie sehr sich die Hamburgerin über die Jahre verändert haben muss, geht darüber hinaus aus der Aussage von Tom B. hervor. Der frühere Partner der 48-Jährigen sagt als Zeuge, er sei im ersten Moment vor allem fassungslos gewesen, als er erfuhr, dass ein Mordanschlag auf ihn geplant sei. Seine frühere Partnerin soll versucht haben, einen Killer anzuheuern, weil sie ihn umbringen lassen wollte? „Ich konnte das nicht begreifen“, sagt der 56-Jährige. „Ich habe geweint. Ich hatte auch Ängste.“ Unter anderem habe er sich gefürchtet, „ins Auto zu steigen und den Schlüssel umzudrehen. Ich hatte auch Ängste um unser Kind, was dem jetzt passieren könnte.“

Doch Tom B. betont, dass es durchaus schöne Zeiten in seiner Beziehung zu Lena V. gegeben habe. „Es fing sehr schön an.“ Tom B. sagt diesen Satz gleich zweimal, als er erzählt, wie er seine Ex-Partnerin kennenlernte. Und die gemeinsame Tochter sei ein absolutes Wunschkind gewesen. Nach Schilderung des Hamburgers war es aber insgesamt eine Beziehung mit Höhen und später vor allem Tiefen – eine Partnerschaft, in der Lena V. zuletzt vor allem feindselig gewesen sei. „Es wurde immer schlimmer.“

Tom B. schildert seine frühere Partnerin als eine Frau, die versucht habe, das gemeinsame Kind zu instrumentalisieren und zu manipulieren. Das Mädchen habe auf Geheiß von Lena V. unter anderem zu ihm sagen sollen, er sei ein „böser Papa". Außerdem habe die 48-Jährige behauptet, dass er sie und die Tochter geschlagen habe.

Diese Vorwürfe weist der Zeuge aber klar von sich und betont, dass es zu keinem Zeitpunkt von seiner Seite Gewalt gegen Kind oder Mutter gegeben habe.

Er erzählt allerdings ebenfalls, dass sie sich oft gestritten hätten. „Wenn man nicht ihrer Meinung war, war es unglaublich anstrengend. Dann sagte sie, ich sei aggressiv und hielt sich die Ohren zu." Manchmal sei Lena V. im Streit sogar „ausgeflippt und laut geworden". In solchen Situationen sei es vorgekommen, dass die Tochter den Streit der Eltern mitbekommen habe.

„Ihre Wutausbrüche kamen aus dem Nichts", sagt Tom B. über seine frühere Partnerin. Manchmal könne sie „impulsiv sein, aggressiv, unberechenbar, eiskalt". Nachdem er und Lena V. sich schließlich getrennt hatten, habe ein Gericht entschieden, dass das Aufenthaltsbestimmungsrecht bei ihm, dem leiblichen Vater, liegen solle. Damit sei seine Ex-Partnerin überhaupt nicht zurechtgekommen.

Weitere Zeugen haben dazu beigetragen, dass sich das Gericht ein detailliertes Bild von der Angeklagten machen konnte. So schilderte ein Mann, der Lena V. seit ihrer Schulzeit kannte, dass sie noch andere Möglichkeiten durchgespielt hat, wie man ihren Ex-Freund töten könne. Ihr Versuch, ihn durch Profikiller umbringen zu lassen, war ja gescheitert. Aber aufgeben wollte sie ihre Idee offenbar nicht. Laut der Aussage ihres Jugendfreunds hat sie noch weitere Tötungsmethoden gedanklich durchgespielt.

Die Frage ist, inwieweit die Überlegungen ernst gemeint waren. Aber man war jedenfalls durchaus kreativ. Es ging in Telefonaten, die Lena V. und ihr Jugendfreund führten und bei denen die Polizei im Rahmen einer Telefonüberwachung mithörte, unter anderem darum, dass mit einem großen Hammer ein Schlag gegen den Kopf versetzt werden könne. Erörtert wurde die Möglichkeit, ein Gift anzuwenden, das nur ins Gesicht geschüttet werden müsse. Ein weiteres Thema war das Erschießen mit einer Armbrust sowie das Überbordwerfen des Ex-Freundes von einem Kreuzfahrtschiff, wobei dieser Hanteln an den Füßen haben sollte. Lena V. überlegte zudem, ob es ein Gift gebe, das einen Schlaganfall verursachen könne.

Über die Möglichkeit, Tom B. zu erschießen, wurde offenbar ebenfalls diskutiert. Allerdings hat Lena V. dies eher verklausuliert angesprochen. Sie erkundigte sich „nach Dingern, wo solche Teilchen rauskommen".

Der Zeuge ist im Prozess gefragt worden, ob damit eine Schusswaffe gemeint war? „Es war immer so ein: Was passieren würde, wenn …", sagt er daraufhin. „Ich traue jedem zu, der eine Waffe bei sich trägt, den Finger krumm zu machen. Aber ich hätte nie gedacht, dass sie so was plant und wirklich macht." Dass Lena V. tatsächlich ein entsprechendes Verbrechen in Auftrag gegeben haben soll, habe er aus der Zeitung erfahren.

Doch offenbar hatte sich Lena V. zuvor schon bei ihrem Jugendfreund erkundigt, ob er eine Waffe beschaffen könne. „Sie hatte mal angedeutet, ob es möglich wäre, eine Schusswaffe zu besorgen. Sie wusste, dass ich einen Jagdschein habe", meint der Zeuge. Bei den anderen Mordmethoden, über die sie gesprochen hätten, habe es sich bei Lena V. „um Fantasien gehandelt, die ich so nicht ganz ernst genommen habe“, schildert der Jugendfreund der Angeklagten. Und in Bezug auf Aktivitäten im Darknet hätte er ihr „das beim besten Willen nicht zugetraut, dass sie das Know-how hat“.

Er erzählt zudem, es habe Telefonate gegeben, in denen die 48-Jährige erst mal gar nichts gesagt, sondern 30 Sekunden oder länger „nur geschrien hat. Sie hat so geplärrt.“ Bis der Sorgerechtsstreit begonnen habe, habe er sie „immer nur lächelnd“ gekannt. Nun aber sei sie häufig hilflos gewesen. „Und dann ist sie wie so ein Huhn, das durch die Gegend flattert und den Ausgang sucht.“ Er hege immer noch große Sympathien für seine langjährige gute Freundin, sagt der Zeuge. „Die Frau, die sie damals war, mag ich immer noch sehr. Die, die sie heute ist, kenne ich eigentlich gar nicht.“

Die Telefonüberwachung hat darüber hinaus ergeben, dass nicht nur Lena V., sondern ebenso ihr Ehemann Nils V. über Mordpläne gesprochen hat. Dieser habe sich aber „subtiler geäußert“, sagt ein Kriminalbeamter im Prozess aus. Der Unternehmer habe die Beziehungsprobleme angesprochen, die seine Frau mit ihrem früheren Partner habe. Dazu habe der Ehemann dann gesagt, „dass das Problem dadurch behoben werden“ könne, dass dem Ex von Lena V. „was passiert – was man natürlich nicht hoffe“. Die Konsequenzen, die Nils V. daraus ziehen wollte, blieben in dem Gespräch weiter nebulös. Er sagte nur noch: „Aber wie soll man ...“ Den Rest ließ er offen.

Später allerdings, so legen es die weiteren Ermittlungen nahe, hat das Paar konkretere Pläne für einen Verbrechensauftrag entwickelt. Das LKA sicherte Daten, die darauf hindeuten, dass Schritte unternommen wurden, um diskrete Transfers von Bitcoins vornehmen zu können – und womöglich Verbindungen ins Darknet zu bekommen. In einer aufwendigen Beweisaufnahme mit mehreren Zeugen wird während des rund vier Monate dauernden Prozesses zusammengetragen, welche Verdachtsmomente und Indizien es gibt, die für eine Schuld der Angeklagten sprechen.

Das Urteil, das am 4. April 2023 verkündet wird, ist eindeutig. Das Gericht ist davon überzeugt, dass beide Angeklagten sich der versuchten Anstiftung zum Mord schuldig gemacht haben. Für Lena V. verhängt die Kammer fünfeinhalb Jahre Freiheitsstrafe. Ihr Ehemann wird zu fünf Jahren und drei Monaten Haft verurteilt. Damit bleibt das Gericht unter den Anträgen der Staatsanwaltschaft. Sie hatte für Lena V. sieben Jahre und zehn Monate beantragt, für Nils V. sechs Jahre und acht Monate.

Beim Strafmaß berücksichtigt das Gericht, dass Lena V. die Tat gestanden hat. Die Beteuerung ihres Mannes, dass er nichts mit der Planung eines Auftragsmordes zu tun gehabt habe, wertet das Gericht indes als Schutzbehauptung. Die Kammer ist überzeugt, dass Dr. Lena V. nicht allein für den Auftragsmord im Internet verantwortlich ist, sondern die Eheleute gemeinsame Sache machten. Daran, dass beide Angeklagten an der Tat beteiligt gewesen sind, habe das Gericht „keine Zweifel", betont die Vorsitzende Richterin. Lena V. habe die Tochter „allein aufziehen wollen". Beide Angeklagte hätten beschlossen, die Ursache ihrer Probleme in Gestalt des früheren Partners von Lena V. beseitigen zu lassen, so die Richterin.

Während der Urteilsbegründung wirkt Lena V. wie erstarrt – so ganz anders als an den meisten anderen Verhandlungstagen, die geprägt waren von trotzigem Ohrenzuhalten und angedeuteten Schwächeanfällen. Diese

Verhaltensweisen passten zu der Darstellung mehrerer Zeugen, die Lena V. als hoch emotionale, zwischen extremen Gefühlen schwankende Frau beschrieben hatten. Mehrfach fiel der Ausdruck „Dramaqueen". Das Gericht glaubte der Angeklagten den schlechten Zustand, den sie von sich gezeichnet hat, jedoch nicht. „Uns wurde hier viel Theater geboten – und meistens war es schlechtes", so die Richterin.

Nils V. indes wirkt bei der Urteilsbegründung fassungslos. Immer wieder schüttelt er den Kopf, als könne er nicht glauben, was die Vorsitzende Richterin sagt: Lena V. habe sich um den Kontakt zu dem vermeintlichen Auftragskiller gekümmert, er hingegen um den geforderten Killerlohn. 15.000 Dollar hat er nach Überzeugung des Gerichts per Bitcoin bezahlt und einen großen technischen Aufwand betrieben, um die Zahlung zu verschleiern.

Auch Nils V. hatte nach Überzeugung des Gerichts ein Interesse daran, den früheren Partner seiner Frau umbringen zu lassen. Nicht zuletzt, weil seine eigene Ehe immer stärker von Krisen belastet war. Der Sorgerechtsstreit setzte Lena V. so sehr zu, dass sie offenbar oft deprimiert oder aggressiv war. Die Vorstellung von Nils V. war nach Überzeugung des Gerichts, dass der Sorgerechtsstreit mit Tom B. gewissermaßen die Wurzel allen Übels war. Auch Nils V. hat demnach die Tötung gewollt. Er wollte mit seiner Frau ein „harmonisches Familienleben" haben. Die Richterin sagte, die Ermordung des früheren Partners von Lena V. habe dafür „die Lösung sein sollen. Er sollte als Störfaktor aus dem Weg geräumt werden."

In der Urteilsbegründung werden viele Argumente angeführt, warum die Kammer davon überzeugt ist, dass Nils V. an dem Verbrechen beteiligt war – allerdings eher im Hintergrund agiert habe. Es gebe Belege dafür, dass er Geld für den Auftragsmord zur Verfügung stellte. Auch sei erwiesen, dass er wichtige Schritte unternommen habe, um im Darknet Überweisungen zu verschleiern, und ebenso, dass er in den Vorgang der Erteilung des Auftragsmordes eingebunden war. Dies belegten Fotos und Details aus dem E-Mail-Verkehr sowie Briefe und Inhalte aus Telefonaten.

Auch die menschliche Komponente dieses Falls kommt in der Urteilsbegründung ausführlich zur Sprache. Immerhin wurde ein Mordauftrag erteilt, und zwar an einem Mann, der Dr. Lena V. einmal sehr nahegestanden und mit dem sie ein Kind hatte. Dazu hält die Vorsitzende Richterin der Angeklagten in der Urteilsbegründung vor, sie habe zwei Familien zerstört, nämlich die alte und die neue. Und: „Sie wollten dem eigenen Kind den Vater nehmen." Dass die Angeklagte davor nicht zurückgeschreckt sei, wertet das Gericht als strafverschärfend.

Zwar hatte die Angeklagte nach Überzeugung des Gerichts größere Anteile an der Tat und war mehr oder weniger die treibende Kraft. Aber ihr Mann hat sie bei der Suche nach einem Auftragsmörder unterstützt und den angeblichen Killer bezahlt. „Man mag sich nicht vorstellen, dass zwei erfolgreiche Menschen so etwas tun", sagt die Vorsitzende Richterin zu Beginn der Urteilsbegründung. „Aber Verbrechen", fügt sie hinzu, „gibt es in allen Gesellschaftsschichten."

Das Gericht macht einen weiteren Aspekt sehr deutlich: Aus Sicht der Angeklagten war alles getan worden, damit der Auftragsmord hätte ausgeführt werden können. Die vermeintlichen Killer besaßen Foto und Adresse des Mannes, der umgebracht werden sollte, das Honorar war geflossen. Hätte es sich nicht um eine Betrugsmasche gehandelt, so wurde im Urteil noch einmal sehr deutlich, hätte der Auftragsmord durchgeführt werden können. Und Tom B. wäre tot.

Kein Wunder, dass der 56-Jährige sehr mitgenommen war. Seine Anwältin sagte nach dem Urteil, ihr Mandant hätte sich für die Angeklagten eine höhere Strafe gewünscht. „Er hat Angst, dass sie weitermachen, wenn sie aus der Haft kommen."

„Er traf ihren Lebensnerv“: die Messerattacke auf Monica Seles

Es war, als halte die gesamte Tenniswelt den Atem an. Aber nicht etwa wegen eines überaus spannenden Matches, sondern vor Entsetzen. Etwas bis dahin Unvorstellbares war passiert. Mitten während eines Wettspiels wird vor laufenden Kameras auf der Tennisanlage am Rothenbaum in Hamburg eine Akteurin attackiert. Monica Seles ist zu der Zeit die beste Spielerin der Welt. Und genau das wird ihr zum Verhängnis.

Die gebürtige Jugoslawin Seles hat viele Fans. Das Publikum klatscht begeistert Beifall, wenn sie den Ball mit ihrer doppelhändigen Vor – und Rückhand unter lautem Stöhnen in die Ecken des Feldes peitscht. Auch den Hamburgern gefällt Seles’ kraftvoll wirkendes Spiel.

Doch nach den Ereignissen dieses 30. April 1993 ist im Tennis nichts mehr, wie es war.

Ein Ausnahmetalent zieht sich nun für Jahre vom Sport zurück. Es gibt Zweifel an der Sicherheit der Spieler auf den Plätzen. Und die Anhänger des Tennis fragen sich, wie es sein kann, dass jemand auf den Gedanken kommt, mit einem Gewaltakt ein Match entscheiden zu wollen.

Monica Seles ist damals 19 Jahre alt und Weltranglistenerste. Im Viertelfinale der German Open am Rothenbaum gegen die Bulgarin Magdalena Maleeva hat sie den ersten Satz gewonnen. Im zweiten Satz steht es 4:3. Seles sitzt während des Seitenwechsels auf der weißen Bank neben dem Schiedsrichterstuhl. Die Schiedsrichterin hat gerade das Kommando „Time“ gegeben. Die Spielerinnen sollen sich also bereit machen zum Weiterspielen. Monica Seles beugt sich nun nach vorne, um aufzustehen.

Im nächsten Moment hallt ein spitzer Schrei über den Center-Court. Seles taumelt in Richtung Netz. Dann sackt die Sportlerin auf den Boden. Ihr weißes T-Shirt färbt sich am Rücken rot. Gleichzeitig bricht in der Reihe hinter ihrer Sitzbank ein Tumult los. Ein Mann wird von mehreren Personen überwältigt. Er hält ein Messer in den Händen und wehrt sich dagegen, festgehalten zu werden. Dann fällt seine Baseballmütze zu Boden – genauso wie das Messer, mit dem er die Tennisspielerin attackiert und in den Rücken gestochen hat.

Ich war knapp zwei Jahre vorher Direktor des Instituts für Rechtsmedizin in Hamburg geworden. Ich habe allerdings ebenfalls die Zusatzbezeichnung „Sportmedizin“. Das hätte ich sogar auf mein Praxisschild schreiben dürfen, wenn ich denn eine Arztpraxis gehabt hätte.

Immerhin: Sport, Sportverletzungen, Sportunfälle, Sport und Gesundheit, Tod beim Sport – lauter Themen, die in der Hamburger Rechtsmedizin stets besondere Aufmerksamkeit gefunden haben. Bei Todesfällen in Zusammenhang mit Sport habe ich es mir normalerweise nicht nehmen lassen, selbst die Obduktion durchzuführen. In Hamburg gab es durchaus einige prominente Fälle: Tod eines Motorboot-Weltmeisters bei einem Rennen, Tod des

Box-Europameisters nach mehreren Niederschlägen, Todesfälle beim Hamburg-Marathon, bei den Cyclassics, Tod beim Golf, beim Fußball, Tod beim Rudertraining auf der Alster, Tod eines Fußballmanagers in der Elbe und vieles mehr.

Doch dieser Angriff auf Monica Seles war mit nichts zu vergleichen, was die Sportwelt bis dahin erlebt hatte. Er hat nicht nur die gesamte Tenniselite aufgewühlt, sondern die Menschen in der ganzen Welt, zumindest jene, die sich für Sport interessieren.

Monica Seles hat bis dahin eine einzigartige Sportkarriere hingelegt. Sie besticht durch ihre kraftvolle Spielweise, die Zielstrebigkeit, ihre große mentale Stärke. Und nun ist mit einem Mal alles vorbei, weil ein Mann in einer Spielpause von hinten an sie herangetreten ist und ihr ein Messer in den oberen Rücken gestoßen hat.

Es ist keine besonders tiefe, aber doch eine außerordentlich folgenschwere Verletzung, die der Täter verursacht hat. Folgenschwer, weil Seles nach diesem Angriff zwei Jahre lang kein Turnier mehr bestreiten kann.

Später steht in Hamburg jener Mensch im Fokus, der Seles attackiert hat: ein bis dahin völlig unauffälliger Mann aus Thüringen. Niemand hat von dem tückischen Plan gewusst, den der 38-Jährige hatte. Der arbeitslose Dreher wollte erreichen, dass Monica Seles vom Tennisthron gestoßen wird – damit sein Idol Steffi Graf wieder die Nummer eins der Weltrangliste wird. Er ist ein glühender Fan der deutschen Sportlerin. Ein Fan, der längst zum Fanatiker geworden ist.

Wahrscheinlich muss man niemandem erklären, wer Steffi Graf ist. Immerhin war die Deutsche eine der erfolgreichsten Tennisspielerinnen aller Zeiten. Sie hat während ihrer außergewöhnlichen Karriere 22 Grand-

Slam-Titel gewonnen und war 377 Wochen lang Weltranglistenerste. Also für etwas mehr als sieben Jahre. Eine unglaubliche Leistung. Überdies war Steffi Graf 1988 zur Weltsportlerin des Jahres gewählt worden. 1984 hatte sie den Olympiasieg in Los Angeles errungen. Und das sind nur einige der großen Erfolge von Steffi Graf.

Für ihren Fan aus Thüringen, einen Mann namens Günter P., ist Steffi Graf aber nicht nur eine außergewöhnliche Sportlerin, sondern außerdem „ein Geschenk des Himmels“. So einen Menschen werde es „nie wieder geben“. Günter P. beschreibt Graf darüber hinaus als „Traumgeschöpf, deren Augen wie Diamanten funkeln und deren Haar wie Seide glänzt“.

Wenn man sich diese Aussagen anschaut, ahnt man schon, dass das mehr ist als die übliche Begeisterung des Sportfans für eine Ausnahmesportlerin. Das klingt eher nach Besessenheit. Eben diese Besessenheit wird zum Motor für Günter P. und beherrscht seine Gedankenwelt, seinen Alltag, seine Träume.

Bei den polizeilichen Ermittlungen wird schnell klar, dass P. durch seinen Angriff erreichen wollte, dass Monica Seles zumindest für eine Weile ihren Sport nicht mehr ausüben kann. Sie würde dadurch in der Weltrangliste abrutschen, und der Weg auf Platz eins wäre frei für sein Idol. Das Attentat, so gesteht Günter P. es bereits am Abend seiner Festnahme gegenüber der ermittelnden Mordkommission, habe er seit Wochen geplant.

Offenbar hat er bereits seit vier Tagen auf eine Gelegenheit gewartet, seinen hinterhältigen Plan umzusetzen, als er am 30. April 1993 zusticht. Der 38-Jährige lehnt sich blitzschnell über die nur einen halben Meter hohe Balustrade, die den Zuschauerbereich von den Spielerinnen trennt. Dann stößt er Seles die an der Spitze gebogene Klinge eines 23 Zentimeter langen Ausbeinmessers in den Rücken.

Solche Ausbeinmesser werden zum Ausschaben von Fleischresten an Tierknochen verwendet. Als Stichwaffe sind sie eigentlich nicht besonders gut geeignet, da sie leicht und relativ flexibel gebaut sind. Gleichwohl kann man damit erhebliche Verletzungen verursachen. Das Messer ist dünn und spitz, man kann es leicht in Fleisch einführen. Wenn die Spitze des Messers zum Beispiel die Haut durchstochen hat, gleitet die Klinge wie von selbst in die Tiefe des Körpers hinein.

Monica Seles wird nach der Attacke von zwei Turnierhelfern gestützt. Sie sinkt auf den roten Sandboden des Tennisplatzes. Mit der rechten Hand greift sie über der Schulter instinktiv nach der Wunde. Das Foto, das die 19-Jährige in diesem Augenblick zeigt, eine junge Frau mit schmerzverzerrtem Gesicht, geht um die Welt. „Mir fiel das Atmen schwer, und ich fühlte einen schrecklichen Schmerz im Rücken“, sagt sie später.

Dieser Schmerz ist plausibel erklärbar. Immerhin drang die Klinge etwa zwei Zentimeter tief durch die Haut in die Rückenweichteile ein, und zwar neben dem vierten Brustwirbel. Zwei Zentimeter mag zwar nicht so heftig klingen, aber es ist doch eine schmerzhafte Verletzung. Und um dies klar und deutlich aus rechtsmedizinischer Sicht zu betonen: Bei solchen Stichen in den hinteren Brustbereich besteht stets die Gefahr, dass in der Tiefe die Lunge getroffen sein könnte. Und das kann extrem gefährlich werden.

Die Lunge liegt hier in etwa vier Zentimeter Tiefe, in der Nähe verläuft die große Brustschlagader. Das sind lebenswichtige Strukturen. Wenn das Brustfell perforiert wird und die Brusthöhle eröffnet ist, fällt die Lunge zusammen. Wird die Lunge angestochen, strömt Blut in die Brusthöh-

le. Im Rippenzwischenraum verlaufen Arterien, aus denen es heftig bluten kann. Das bedeutet: Wenn der Stich etwas tiefer geht, könnte die Patientin kollabieren und zu einem akuten Notfall werden.

Wegen dieser Gefahren für das Opfer wird Seles nach dem Messerangriff so schnell wie möglich in einem Krankenwagen mit Notarztbegleitung in das Universitätsklinikum Hamburg-Eppendorf gebracht. Hier ist schon alles für eine Notoperation vorbereitet. Doch nach ersten Untersuchungen stellt sich heraus, dass ein solcher Noteingriff nicht erforderlich ist. Das Messer hat weder Organe noch größere Blutgefäße getroffen.

Der zuständige chirurgische Oberarzt in der Notaufnahme hat uns damals detailliert den Verletzungsbefund dargestellt. Demnach war Monica Seles eindeutig nicht in konkreter Lebensgefahr. Es gab besondere Umstände, die dazu beigetragen haben, dass die Wunde eher oberflächlich blieb. Weil die Schiedsrichterin gerade das Kommando zum Weiterspielen gegeben hat, hat Monica Seles sich nach vorne gebeugt, um aufzustehen. Das war genau in dem Moment, als der Angreifer zugestochen hat.

Die entstandene Verletzung ist also – jedenfalls gemessen an der Gefahr – nicht so sehr schlimm. Aber es heißt wenig später in einem Bulletin der Eppendorfer Ärzte: „Angesichts der Heimtücke und der denkbaren Konsequenzen eines solchen Angriffs ist das psychische Befinden der Patientin angegriffen.“ Monica Seles hat dies folgendermaßen wahrgenommen: „Dass ich, wenn ich mich in genau jener Sekunde nicht nach vorne gebeugt hätte, wahrscheinlich jetzt gelähmt wäre.“

Diese desaströse mögliche Folge ist der Sportlerin zum Glück erspart geblieben. Aber in den Wochen nach dem Attentat erkrankt Seles an Depressionen, die sie lange davon abhalten, weitere Turniere zu bestreiten. Möglicherweise spielt hierbei außerdem eine Rolle, dass nicht allzu lange nach dem Angriff in Hamburg ihr Vater an Krebs erkrankt.

Erst nach mehr als zwei Jahren, in denen sie nach Essattacken zwischenzeitlich bis zu 30 Kilogramm zugelegt hat, schafft Seles ein sportliches Comeback. Danach feiert sie noch weitere 20 Turniersiege. Insgesamt hat sie 53 Turniere gewonnen. Im Laufe ihrer Tenniskarriere hat sie fast 15 Millionen Dollar an Preisgeldern erspielt. Im Februar 2008 gibt die Ausnahmesportlerin, zu deren Erfolgen der Gewinn der French-Open 1990 zählt, den sie als jüngste Spielerin überhaupt im Alter von 16 Jahren erzielt, dann offiziell ihren Rücktritt vom Profitennis bekannt. 2009 wird sie in die International Tennis Hall of Fame aufgenommen.

Wie für Seles das Fazit ihres Lebens aussieht, hat die großartige Tennisspielerin in ihrer Biografie beschrieben: „Ich bin niedergestochen worden, auf dem Tennisplatz, vor tausenden von Leuten. Es ist nicht möglich, distanziert darüber zu sprechen. Es veränderte meine Karriere unwiderruflich und beschädigte meine Seele. Ein Sekundenbruchteil machte aus mir einen anderen Menschen.“

Diese Veränderung ist offensichtlich. Monica Seles hat sich lange zurückgezogen. Der Knick in ihrer Karriere ist eindeutig. Kann allein die körperliche Verletzung, die sie erlitten hat, die Ursache dafür sein?

Der damalige Turnierarzt hat über den Messerstich gesagt: „Die körperlichen Blessuren waren eher geringfügig und gaben keinen Anlass, besorgt zu sein.“ Der Unfallchirurg des UKE erklärte später als Sachverständiger im Prozess gegen den Attentäter, die Verletzung sei nicht lebensgefährlich gewesen, also „kein akutes chirurgisches Problem“. Nur die Spitze des Messers steckte im Rücken. Und der Kriminalbeamte, der Günter P. nach dem Attentat vernahm, sagte als Zeuge vor Gericht: „Bei einer Normalsterblichen wäre die Sache wohl mit einem Pflaster versorgt und möglicherweise gar nicht angeklagt worden.“

Das ist aus Sicht der Rechtsmedizin allerdings völlig anders zu beurteilen. Ich habe damals alle Informationen zur Verletzung von Monika Seles zur Verfügung gehabt und für ihren Hamburger Anwalt ein ausführliches Gutachten erstattet. Anwalt und schließlich Nebenklagevertreter von Monica Seles war der bekannte Strafverteidiger Dr. Gerhard Strate. Im Auftrag der Nebenklage habe ich eine Reihe von experimentellen Untersuchungen mit dem Tatwerkzeug beziehungsweise einem baugleichen Modell durchgeführt.

In dem Prozess gegen Günter P. war die entscheidende Frage, ob es sich bei der Verletzung von Monica Seles „nur“ um eine gefährliche Körperverletzung handelte? Oder war es ein versuchter Totschlag beziehungsweise sogar ein versuchter Mord? Dies wäre zumindest theoretisch ebenfalls in Betracht gekommen, da der Angriff völlig unerwartet und hinterrücks erfolgte, als die Tennisspielerin keinerlei Chance hatte, sich zu wehren oder auszuweichen. Die Anklage lautete dann letztlich auf gefährliche Körperverletzung.

Aus Sicht der Rechtsmedizin habe ich stets Folgendes betont: Der Messerstich war zwar nicht tief und von den verletzten Haut – und Weichteilstrukturen her sicher nicht lebensgefährlich. Andererseits ist hervorzuheben, dass der Täter hier mit einem gefährlich spitzen und scharfen Werkzeug in die mittlere Rückenregion gestochen hat, dort, wo in der Tiefe die Lunge und große Blutgefäße liegen. Man muss eindeutig feststellen: Mit einem derartigen Messer, wie es hier eingesetzt wurde, hat der Täter keine Chance, den Stich exakt zu dosieren. Er weiß also letztlich nicht, wie tief die Messerspitze eindringt. Natürlich weiß der Täter ebenso wenig, wie sich das Opfer bewegt, entweder vom Messer weg oder eventuell sogar zum Messer hin. Frau Seles hat einfach sehr viel Glück gehabt. Der Stich hätte in der Tiefe ohne Weiteres die Lunge, die in der Nähe verlaufende Körperhauptschlagader oder größere Arterien, die im Zwischenrippenraum verlaufen, verletzen können.

Der Messerattentäter Günter P. hat sich in Hamburg zweimal vor Gericht verantworten müssen. Beim ersten Mal war er vor dem Schöffengericht angeklagt. Später wurde der Fall noch in zweiter Instanz vor dem Landgericht verhandelt. Monica Seles ist bei beiden Verfahren nicht selbst als Nebenklägerin aufgetreten, sondern wurde unter anderem durch Dr. Strate anwaltlich vertreten.

Auf Prozessbeobachter wirkt der Angeklagte verschüchtert. Er spricht mit sehr leiser Stimme. Der klein gewachsene Mann sagt im Prozess vor dem Amtsgericht im Oktober 1993: „Ich hatte bereits seit Längerem den Entschluss gefasst, Frau Seles zu verletzen. Ich konnte es nicht ertragen, dass sie Stefanie Graf vom ersten Platz der Weltrangliste verdrängt hatte.“

Deshalb habe er sich dazu entschieden, die 19-jährige Seles so zu verletzen, dass sein Idol wieder die Weltspitze erklimmen könnte. „Steffi Graf war mein Lebensinhalt. Ihre erste Niederlage im Jahr 1990 in Berlin gegen Monica Seles ist wie ein Erdbeben in mich hinuntergestürzt. Ich wollte nicht mehr weiterleben. Aber dann habe ich wieder zu mir gefunden“, erklärt der Angeklagte seine Motivation.

Der Mann hat also über Suizid nachgedacht, weil sein Idol mal ein Tennismatch verloren hat! Sein Fanatismus muss richtig heftig gewesen sein. Der damals 39-Jährige empfand es offenbar geradezu als Blasphemie, dass seine Tennisgöttin Steffi Graf durch Monica Seles vom Tennisthron gestoßen worden war.

Die Welt dieses Angeklagten ist sehr klein gewesen. Sie ist reduziert auf sein Idol Steffi Graf, auf seinen Videorekorder, mit dem er jedes Tennismatch und jede Sendung über die Weltklassespielerin aufzeichnet. Er sammelt Zeitungsausschnitte über sein Idol, tapeziert die Wände seines Zimmers mit Fotos von ihr. Und er formuliert sogar, dass er Steffi Graf als „Geschenk des Himmels“ empfindet.

Und für diese aus seiner Sicht göttliche Erscheinung hat sich der Mann aus seiner Isolation gewagt. Er, der bis dahin in einem Zimmer bei seiner Tante in Thüringen gelebt hat und offenbar nie in Urlaub gefahren ist, ist nun mit einer konkreten Absicht von Thüringen nach Hamburg gereist. Der Angeklagte hat ausgesagt, er habe vorher in Gedanken mehrere Möglichkeiten durchgespielt, wie er sein Vorhaben umsetzen könne, Monica Seles zu verletzen. Er habe unter anderem überlegt, sie bei der Übergabe eines Blumenstraußes zu attackieren – ein besonders perfider Plan.

P. hat allerdings im Prozess als Angeklagter ebenfalls angegeben, dass er darauf geachtet habe, den Messerstich gegen die 19-Jährige nicht auf ihren Kopf zu richten. Dass er Monica Seles so erheblich verletzt hatte, tat Günter P. nach eigenem Bekunden inzwischen leid. „Es war falsch, und ich schäme mich dafür“, sagt der Thüringer mit gesenktem Kopf. „Ich werde auf keinen Fall wieder irgendetwas gegen eine Sportlerin tun.“ Trotzdem, so betonte der 39-jährige, hätten sich seine Gefühle für sein Idol Steffi Graf nicht geändert.

Sowohl im Prozess vor dem Schöffengericht als auch im Berufungsverfahren kommt ein psychiatrischer Sachverständiger zu Wort, der den Angeklagten exploriert hat. Der Gutachter bezeichnet Günter P. als „verschrobenen, skurrilen Einzelgänger“, der nie aggressiv wird, für Steffi Graf jedoch eine für ihn unübliche Leidenschaft entwickelt habe. „Er erhob sie zu einer Art Gottheit, der er sich vollkommen in den Dienst stellte“, sagt der Sachverständige. „Steffi Graf zu helfen, setzte in ihm eine krankhafte Kraft frei, die in dem Attentat gipfelte. Dennoch war ihm klar, dass die Messerattacke ein Opfergang für ihn war. Das tat ihm leid.“ Insgesamt attestiert der Psychiater dem Mann aus Thüringen eine „abnorme Persönlichkeit, die einer schweren seelischen Abartigkeit gleichkommt“. Das psychiatrische Gutachten wird folgendermaßen zitiert: „Bei P. bestand eine irreale Idealisierung mit wahrscheinlich unbewussten sexuellen Elementen und einem Fanatismus, der bis zur Aufopferung ging.“

Eine Störung, die juristisch als „schwere seelische Abartigkeit“ gilt, wird im Strafverfahren in der Regel so gewertet, dass der Angeklagte zumindest vermindert schuld – und steuerungsfähig ist. Und das wiederum bedeutet, dass es zu einer Milderung des Strafmaßes kommt. Und genau dieser Einschätzung des Sachverständigen, also die schwere seelische Abartigkeit, ist mitentscheidend für das Gericht, zu der Überzeugung zu kommen, dass der Angeklagte sich zukünftig nicht mehr strafbar machen werde.

Im Ergebnis verurteilt das Schöffengericht Günter P. wegen gefährlicher Körperverletzung zu zwei Jahren

Freiheitsstrafe, die zur Bewährung ausgesetzt werden. Mit dem Urteilsspruch bleibt das Gericht unter dem Antrag der Staatsanwaltschaft, die zwei Jahre und neun Monate Haft gefordert hat. Das Gericht folgt dem Plädoyer der Verteidigung. Verteidiger Otmar Kury hat unter anderem argumentiert, dass sein Mandant sechs Monate in Untersuchungshaft gesessen hat und ein „von Reue getragenes Geständnis“ abgelegt habe. Der Anwalt hat weiter gesagt: „Dies hat er auch in einem Brief an Monica Seles dokumentiert, in dem er sie um Verzeihung bat.“

Das Gericht folgt den Argumenten der Verteidigung im Wesentlichen. Aber die Vorsitzende Richterin betont in der Urteilsbegründung: Gegen den Angeklagten spreche, dass sein Opfer ein junger Mensch ist, der am Anfang seines Lebens und auf dem Zenit seines Ruhms stand. Bei dem Strafmaß berücksichtigt das Gericht, dass die Tat neben der Verletzung „schwerwiegende psychische Schäden“ bei Monica Seles verursacht hat. Der Angeklagte habe gewusst, dass die Unterbrechung ihrer Karriere erhebliche finanzielle Einbußen für Monica Seles mit sich bringt.

Die Richterin formuliert wörtlich: „Von ihrer Gesundheit ist abhängig, das auszuüben, was ihr Leben ausmacht. Deshalb traf die Verletzung sie in ihrem Lebensnerv.“

Diese Aussage ist unbedingt zu unterschreiben. Natürlich ist man als Spitzensportler darauf angewiesen, dass man körperlich vollkommen fit und gesund ist, an Leib und Seele.

Weil die Staatsanwaltschaft und die Anwälte von Monica Seles Berufung gegen das Urteil des Amtsgerichts einlegen, kommt es zu einem zweiten Prozess vor dem Landgericht. Ein Argument der Nebenklage ist unter anderem, dass der Angeklagte eine Tötung der Monica Seles „zumindest billigend in Kauf genommen habe“. Also sei die Tat als versuchter Totschlag zu werten.

Die Darstellung des Angeklagten P. zielt indes erneut darauf, dass er Monica Seles nur habe verletzen wollen. „Nur darauf kam es mir an“, sagt er. Er schildert weiter, er habe die Spitzensportlerin nur so leicht verletzen wollen, dass sie wenige Woche später wieder Tennis spielen könnte. „Deshalb habe ich mich auch gewundert, dass sie heute immer noch nicht spielt. Aber ich habe gelesen, dass sie sich bedroht fühlt.“

Trotz dieser Parallelen ist einiges in diesem zweiten Prozess anders als im ersten.

Vor allem sagt vor dem Landgericht nun erstmals jemand aus dem engsten Umfeld von Monica Seles aus. Es ist der Psychologe, bei dem sie wegen ihrer Depressionen in Behandlung war. Dieser Therapeut berichtet, Frau Seles reise zu den Gesprächen mit ihm mit dem Flugzeug an. Sie leide an Depressionen, fühle sich verfolgt, traue sich kaum, aus dem Haus zu gehen, meide beispielsweise den Besuch von Supermärkten. Der Psychologe sagt: „Sie fürchtet, dass P. wieder angreifen kann.“ Er schildert Seles als „verängstigte junge Frau mit depressiven Symptomen“. Sie weine häufig, sei nervös und angespannt. Wörtlich sagt er: „Monica fühlt sich wie ein Vogel im Käfig.“

Der Psychologe erzählt weiter, seine Patientin habe versucht, wieder hart zu trainieren, um sich körperlich in Form zu bringen. Die depressive und ängstliche Stimmungslage habe sie aber nicht verdrängen können: „Mit der Erinnerung an die Tat kam immer wieder die Erinnerung an den Schmerz. Und sie leidet unter Albträumen. Die Messerattacke hat Frau Seles sehr ängstlich gegenüber anderen Menschen gemacht. Sie fürchtet, dass P. es wieder tut. Und sie wiederholt den Gedanken, wie nahe sie dran war, getötet zu werden.“

Dass die Ängste von Monica Seles sie so weit einschränken, dass sie sich kaum noch aus dem Haus traut, zweifelt die Verteidigung an. Sie fragt, wieso ein Mensch, der beispielsweise Supermärkte meidet, sich regelmäßig auf Flughäfen begebe und mit dem Flugzeug 2500 Meilen zu einer Therapie reise? Ob das nicht bei diesem Krankheitsbild mit Depressionen und Ängsten eine zusätzliche und vermeidbare Belastung sei? Der als Zeuge geladene Psychologe meint dazu: „Jeder Patient entscheidet für sich selbst, welchen Arzt er konsultieren möchte.“

Als der Psychologe im Zeugenstand durch den Verteidiger des Angeklagten P. damit konfrontiert wird, dass Monica Seles angeblich nach ihren eigenen Worten weniger ängstlich sei als früher, sagt er: „Meine Kenntnisse sind besser als die der Medien. Ich schildere meinen echten Eindruck.“

Verteidiger Kury betont schließlich in seinem Plädoyer, dass Monica Seles ein „bedauernswertes Opfer“ sei, bei dem die Tat zu „erheblichen Schmerzen und zu psychischen Folgeschäden geführt hat“. Doch der Zusammenhang zwischen dem Angriff und einer mittlerweile zweijährigen Spielpause sei nicht hinreichend bewiesen, argumentiert der Anwalt. Bei der Einordnung der Tat sei auch die Persönlichkeit des Angeklagten zu bedenken. „Ihn hat das Schicksal nie reich beschenkt“, so der Verteidiger. „Es gibt in seinem Leben keine Freundschaften, keine Sexualität und außer seiner Tante keinen Menschen, der ihn wiederliebt. Wenn wir die Persönlichkeit des Günter P. begreifen und sie als Ursache seiner Tat erkennen, dann dürfen wir nicht mit einer Strafe reagieren, die ihn brechen würde.“

Unterdessen weist der Anwalt von Monica Seles in seinem Plädoyer erneut darauf hin, das spitze Messer und die Wucht des Stiches seien geeignet gewesen, einen Menschen umzubringen. „Die Argumentation, der Angriff sei nur aus Liebeswahn geschehen, scheint mir zu kurz gegriffen“, sagt der Jurist.

Das Landgericht folgt mit seinem Urteil erneut dem Antrag der Verteidigung und erkennt im Ergebnis auf eine Freiheitsstrafe von zwei Jahren mit Bewährung, und zwar wegen gefährlicher Körperverletzung.

Zu bedenken ist, dass der Angeklagte laut psychiatrischem Gutachten wegen seiner Persönlichkeitsstörung vermindert schuldfähig ist. Die mögliche Höchststrafe hätte in seinem Fall bei drei Jahren und neun Monaten gelegen. Das Gericht bleibt bei seiner Entscheidung also in etwa in der Mitte des möglichen Strafrahmens.

In der Urteilsbegründung der Kammer heißt es, es sei um zwei zentrale Fragen gegangen: ob Günter P. mit Tötungsvorsatz handelte, und wenn nicht, ob die vom Amtsgericht verhängte Strafe gerecht sei. Das Gericht sei zu der Überzeugung gekommen, es könne nicht mit der erforderlichen Sicherheit festgestellt werden, dass der Angeklagte die Tennisspielerin Seles töten wollte oder ihren Tod billigend in Kauf nahm.

Gegen einen Tötungsvorsatz, so die Vorsitzende Richterin weiter, sei unter anderem anzuführen, dass Monica Seles bei der Messerattacke nur leicht verletzt wurde. Strafmildernd wertet das Gericht das umfassende Geständnis des Angeklagten. Steffi Graf sei für Günter P. aus der Ferne zum „Mittelpunkt seines psychischen Lebens“ geworden. Er habe sie so geliebt, wie er „als kontaktarmes, in seiner Welt eingeschränktes Wesen in der Lage war, eine Frau zu lieben“. Und: „Der Fan wurde zum Fanatiker.“

Gegen dieses Urteil legt die frühere Weltranglistenerste erneut Rechtsmittel ein, diesmal geht sie in Revision, die jedoch vom zuständigen Hanseatischen Oberlandesgericht verworfen wird. Das Urteil ist damit rechtskräftig. Seles' Anwalt Dr. Gerhard Strate kommentiert das so: „Das Urteil hat Seles tief getroffen. Sie war fassungslos und verstand das deutsche Rechtssystem nicht mehr.“

Mit dem Abschluss des Strafverfahrens bleibt das Attentat auf Monica Seles aber noch weiter ein Fall für die Justiz. Denn die Familie Seles hat beim Zivilgericht auf eine hohe Schadenersatzsumme geklagt. Es geht um eine Forderung von knapp 25 Millionen D-Mark unter anderem als Schmerzensgeld und Schadenersatz für entgangene Einnahmen aus Turnieren und Werbeverträgen. Der Veranstalter argumentiert indes, die Sicherheitsmaßnahmen in Hamburg hätten weit über dem Standard bei anderen Tennisturnieren gelegen – sogar über denen der ganz großen Tennisturniere der Welt, also der Grand-Slam-Turniere in Melbourne, Paris, Wimbledon und New York. Im Ergebnis gibt das Gericht dem Veranstalter Recht. Eine Verletzung der Sorgfaltspflicht des Turnierveranstalters sei nicht zu erkennen. Die Schadenersatzforderung sowie Anträge auf Schmerzensgeld von Monica Seles werden abgelehnt. Die Quintessenz der Gerichtsentscheidung lautet: „Das Attentat war nicht vorhersehbar.“

Der damalige Sicherheitschef am Rothenbaum nimmt viele Jahre später zu dieser Entscheidung Stellung. Er sei auch heute noch davon überzeugt, dass dieses Attentat nicht zu verhindern war, meint er: „Es war weltweit das erste Mal, dass gezielt auf einen einzelnen Spitzensportler ein Anschlag verübt wurde. Wir hatten uns auf zahlreiche Szenarien vorbereitet. Diese schreckliche Tat eines Einzelnen war nicht zu erahnen.“

Günter P. hat nach dem Prozess so zurückgezogen gelebt wie vor den folgenschweren Ereignissen am Rothenbaum. Später erleidet er mehrere Schlaganfälle. Der Thüringer verstirbt im August 2022 in einem Pflegeheim im thüringischen Nordhausen im Alter von 68 Jahren.

Monica Seles lebt heute in Sarasota, Florida. Tennis spielt sie nur noch zum Spaß. Sie arbeitet als Motivationsrednerin, engagiert sich im Kampf gegen Essstörungen und ist aktiv im Tierschutz. Verheiratet ist sie mit dem 32 Jahre älteren Geschäftsmann und Milliardär Tom Golisano.

Kleines ABC der Körperverletzungen

In der Rechtsmedizin werden nicht nur Todesfälle durch äußere Leichenschau, Sektion, chemisch-toxikologische Untersuchungen sowie viele weitere spezielle Untersuchungsmethoden geklärt. Es geht nicht nur um Fragen von Mord, Totschlag oder Körperverletzung mit Todesfolge.

In der rechtsmedizinischen Ambulanz, auf Polizeidienststellen sowie auch in Krankenhäusern werden ebenso lebende Personen (meist sind es die Opfer von Straftaten, gelegentlich auch die Täter) untersucht. Es geht dann um die Dokumentation des Verletzungsmusters, die Spurensicherung und auch die Asservierung von Blut, Urin und Haaren für chemisch-toxikologische Analysen.

Für medizinische Laien ist es oft schwer verständlich, wie Fälle mit Körperverletzungen juristisch beurteilt und abgeurteilt werden. Hier ein kleines ABC der Körperverletzungen aus dem Strafgesetzbuch.

§ 223 StGB Körperverletzung

(1) Wer eine andere Person körperlich misshandelt oder an der Gesundheit schädigt, wird mit Freiheitsstrafe bis zu 5 Jahren oder mit Geldstrafe bestraft.
(2) Der Versuch ist strafbar.

§ 224 StGB Gefährliche Körperverletzung

(1) Wer die Körperverletzung
1. durch Beibringung von Gift oder anderen gesundheitsschädlichen Stoffen,
2. mittels einer Waffe oder eines anderen gefährlichen Werkzeugs,

3. mittels eines hinterlistigen Überfalls,
4. mit einem anderen Beteiligten gemeinschaftlich oder
5. mit einer das Leben gefährdenden Behandlung
begeht, wird mit Freiheitsstrafe von sechs Monaten bis zu zehn Jahren, in minder schweren Fällen mit Freiheitsstrafe von drei Monaten bis zu fünf Jahren bestraft.
(2) Der Versuch ist strafbar.

§ 226 StGB Schwere Körperverletzung
(1) Hat die Körperverletzung zur Folge, dass die verletzte Person
1. das Sehvermögen auf einem Auge oder beiden Augen, das Gehör, das Sprechvermögen oder die Fortpflanzungsfähigkeit verliert,
2. ein wichtiges Glied des Körpers verliert oder dauernd nicht mehr gebrauchen kann oder
3. in erheblicher Weise dauernd entstellt wird oder in Siechtum, Lähmung oder geistige Krankheit oder Behinderung verfällt,
so ist die Strafe Freiheitsstrafe von einem Jahr bis zu zehn Jahren.

Zusammenfassend gilt Folgendes: bei der sogenannten Gefährlichen Körperverletzung kommt ein gefährliches Tatwerkzeug zum Einsatz. Bei der Schweren Körperverletzung resultieren Verletzungen mit dadurch bedingten lebenslangen körperlichen Einschränkungen. Im Hinblick auf die Vorsätzliche Körperverletzung nach § 223 StGB muss man wissen, dass dieses Delikt nur auf Antrag verfolgt wird, es sei denn, dass die Strafverfolgungsbehörde wegen des besonderen öffentlichen Interesses an der Strafverfolgung ein Einschreiten von Amts wegen für geboten hält.

Vermisst: Die schreckliche Wahrheit über den Toten unter der Matratze

Vier Monate Ungewissheit. Vier Monate zwischen Hoffen und Verzweiflung. Es ist eine Zeit, in der die Familie von Matheus A. furchtbare Ängste durchleidet. Was ist mit dem 29-jährigen Brasilianer geschehen, dass die Angehörigen kein Lebenszeichen mehr von ihm bekommen? Sie wünschen sich inständig, dass er wohlauf ist — und müssen zugleich befürchten, dass er nicht mehr lebt.

Ihre Ängste wurden traurige Realität. Der junge Mann ist tot. Monatelang hatte der Leichnam des Brasilianers in der Wohnung eines Mehrfamilienhauses in der Hamburger Neustadt gelegen – und der Mieter der Wohnung schlief Wand an Wand mit dem Toten. Wenn der 46-Jährige immer wieder Gäste zu sich nach Hause einlud, hatten diese keine Ahnung, dass einige Armlängen entfernt ein Leichnam lag.

Ein verwesender Körper im Schlafzimmer, und nebenan geht das Leben weiter, als wäre nichts geschehen. Es ist eine zutiefst gruselige Vorstellung. Und es stellt sich die Frage, wie Mario M. es ertragen hat, so zu leben. Weil er keine Alternative sah? Weil er für den Tod des Brasilianers ver-

antwortlich war und auf keinen Fall wollte, dass der Leichnam entdeckt wird?

Doch schließlich kam die Polizei auf die Spur des Toten. Sie fand die sterblichen Überreste des vermissten 29-Jährigen im Schlafzimmer von Mario M. Der Kopf des Leichnams steckte in einer Tüte. Der Körper war unter einer Matratze verborgen. Auf ihm waren Plastiksäcke mit Sand sowie einzelne Steine gelagert. Es wirkte fast, als hätte sich jemand mit dem Gedanken beruhigen wollen: Wenn ich den Toten nicht sehe, ist es beinahe so, als wäre er gar nicht da. Aber das ist natürlich eine Illusion. Selbst Jahre später würden immer noch Knochen davon zeugen, dass dort ein Leichnam lag.

Vermisst wurde der in Deutschland lebende Informatiker Matheus A. seit einer Feier und nachdem er am 23. September 2019 nicht mehr zur Arbeit erschienen war. Als der Brasilianer dann im Oktober eine lange geplante Reise in sein Heimatland nicht antrat, wurde der Verdacht, er könnte einer Straftat zum Opfer gefallen sein, konkreter. Mehrfach reisten Angehörige nun von Brasilien nach Hamburg und suchten nach ihrem Verwandten. Sie hängten Plakate mit Vermisstenmeldungen auf und nahmen immer wieder Kontakt zur Polizei auf.

Eine so ungewisse Zeit, wenn man nicht weiß, was mit dem Sohn beziehungsweise mit dem Bruder geschehen ist, ist schrecklich. Ebenfalls entsetzlich ist es, wenn die geliebte Person dann gefunden wird – und tot ist. Wenn klar ist, dass alle Hoffnung vergebens war.

„Wut, Angst, Schmerz“, hieß es wenig später bei Facebook. So brachten Angehörige und Freunde des Opfers ihre Trauer und Bestürzung zum Ausdruck. Was genau die Todesursache war, konnte nicht mehr festgestellt werden. Dazu war der Leichnam bereits zu stark verwest.

Für die Ermittler aber war die Aufgabe, das Rätsel um den Tod des jungen Opfers zu lösen, noch lange nicht abgeschlossen. Ganz im Gegenteil. Mit dem Fund des Leichnams begann die Arbeit der Mordkommission erst richtig. Der Mann, in dessen Wohnung am 20. Januar 2020 der Leichnam des Brasilianers gefunden wurde, stand nun unter dem Verdacht, etwas mit dessen Tod zu tun zu haben.

Dieser Mann, der 46-jährige Mario M., lebte in einem Umfeld, in dem viele Menschen in Bewegung sind. Nachbarn, Postboten, andere Lieferanten, Besucher. Insbesondere hatte Mario M. immer wieder Gäste, die sich über eine Internet-Plattform für eine oder mehrere Nächte in seiner Wohnung eingemietet hatten. Wie konnte es sein, dass niemand etwas von dem Leichnam gemerkt hat?

Den Menschen im nächsten Umfeld muss schon etwas aufgefallen sein. Wenn ein Körper verwest, kommt es zu einer massiven Geruchsentwicklung. Außerdem sammeln sich ganz bestimmte Fliegenarten an. Diese Fliegen reagieren extrem schnell auf Leichengeruch. Wie diese Besiedelung durch die Insekten genau abläuft und welche Schlüsse daraus gezogen werden können, ist ein eigenes Fachgebiet im Bereich der Rechtsmedizin: die Entomologie.

Als Erstes reagieren Schmeißfliegen, die man im Prinzip in jeder Wohnung findet, vereinzelt sogar im Herbst und im Winter, auf Verwesungsgeruch. Neben den Schmeißfliegen gibt es Fleischfliegen und weitere Arten. Manche von ihnen legen bis zu 3.000 Eier, vor allem in feuchten Bereichen eines Leichnams wie Augen, Mund, Genitalregion. Aus den Eiern entwickeln sich Maden, aus denen wiederum Puppen entstehen und daraus wieder Fliegen. Dies geschieht in einem ganz bestimmten Zyklus.

Leichengeruch und die dichte Besiedelung mit Fliegen: Dies wird üblicherweise von anderen Menschen, die in einem solchen Haus verkehren, bemerkt. Aber offenbar hat Mario M., in dessen Wohnung sich dies zutrug, unterschiedliche Ausreden gehabt. So soll er beispielsweise gesagt haben, jemand hätte wohl den Müll nicht rausgebracht oder Nachbarn hätten etwas Seltsames gekocht.

Vielleicht wollte man solchen vermeintlichen Erklärungen gerne glauben. Denn die Wahrheit, dass in der Nachbarwohnung ein toter Mensch liegt und verwest, wäre kaum auszuhalten. Als die Nachbarn später von der Polizei erfahren, dass in der Drei-Zimmer-Wohnung wirklich ein Toter gelegen hat, ist das Entsetzen groß.

Und doch kommen solche Szenarien immer wieder vor. Das ist eine der traurigen Gegebenheiten, mit denen wir es in der Rechtsmedizin zu tun haben. Manche Menschen sterben, ohne dass es jemand bemerkt. Sie liegen dann Wochen, Monate oder sogar Jahre in einer Wohnung, bis sie endlich entdeckt werden. In Hamburg gab es mehrere solcher Fälle, bei denen schließlich eine skelettierte Leiche gefunden wurde. Bei der Beantwortung der Frage, wie lange dieser Mensch schon tot ist, hilft in manchen Fällen ein aufgeschlagener Kalender oder die Fernsehzeitung, die der Tote neben sich liegen hat. Es ist ein trauriger Gedanke, dass es Menschen gibt, die über Jahre niemand vermisst.

Der Brasilianer Matheus A. allerdings fehlte seiner Familie, seinen Freunden und seinen Kollegen sehr. Doch jemand anderes wollte unbedingt verhindern, dass der Leichnam entdeckt wird. Üblicherweise werden in solchen Fällen Vorkehrungen getroffen, um gegen den Verwesungsgeruch vorzugehen. So wird dann beispielsweise Duftspray benutzt, oder der Leichnam wird abgedeckt und die Tür möglichst luftdicht verschlossen, eventuell sogar zugeklebt.

So ähnlich war auch die Situation, als der verstorbene Brasilianer nach einem Tipp aus der Bevölkerung in der Wohnung von Mario M., einem italienischen Staatsbürger, von der Polizei entdeckt wurde. Der Tote lag unter einer Matratze und einer gipsähnlichen Masse. Identifiziert werden konnte er in der Rechtsmedizin anhand von zahnärztlichen Unterlagen.

Die Hamburger Staatsanwaltschaft kam schließlich zu der Überzeugung, dass Mario M. den Brasilianer in der Nacht zum 22. September 2019 getötet hat. Sie erhob Anklage wegen Mordes. Laut Ermittlungen hatten sich der Angeklagte und das spätere Opfer in einer Kneipe kennengelernt und gemeinsam eine Geburtstagsfeier besucht. Anschließend, so die Staatsanwaltschaft, überredete Mario M. seinen neuen Bekannten, noch zu ihm in die Wohnung zu kommen. Dort soll er dem arglosen Besucher ein Getränk angeboten haben, in dem er heimlich eine potenziell tödliche Menge eines Ecstasy-Amphetamin-Gemischs aufgelöst habe.

Dann ging es der Anklage zufolge so weiter: Als der 29-Jährige durch die Drogen halbwegs betäubt war, versuchte Mario M. im Schlafzimmer sexuelle Handlungen an seinem Gast vorzunehmen. Dieser wehrte sich allerdings und begann laut zu schreien.

„Aus Furcht vor Entdeckung", so die Staatsanwaltschaft, übte Mario M. nun auf ungeklärte Weise erhebliche Gewalt gegen Mund und Hals des Opfers aus, um den 29-Jährigen zum Schweigen zu bringen. Kurze Zeit später verstarb der Brasilianer entweder an den Folgen der Gewalt oder durch die Drogenintoxikation – oder an einer Kombination von beidem.

Neben dem Mord wird dem Angeklagten zudem vorgeworfen, einen anderen Mann sexuell missbraucht und verletzt zu haben. Er soll diesem zweiten Opfer, das er in der Nacht zum 14. Juli 2018 kennenlernte, in seiner Wohnung heimlich K.-o.-Tropfen in das Getränk gemischt haben. Dann habe er den bewusstlosen Mann vergewaltigt und mehrere Fotos sowie zwei Videos von dem schlafenden Opfer aufgenommen, heißt es weiter. Die Beweislage bezüglich dieses weiteren Verbrechens war eindeutig, insbesondere wegen des sichergestellten Videos.

Was die als Mord an dem Brasilianer angeklagte Tat betrifft: Die Rechtsmedizin kann sehr viel leisten. Doch selbst in unserem Metier kommen wir dann an unsere Grenzen, wenn der Tod eines Menschen schon einige Tage, Wochen oder sogar Monate zurückliegt. Wegen der fortschreitenden Verwesung des Leichnams ist in manchen Fällen eine Todesursache nicht mehr exakt zu bestimmen.

Während sich noch nach sehr langer Zeit beispielsweise ein Schuss, der einen Knochen durchschlägt, genau rekonstruieren lässt, ist eine solche Feststellung an vielen Körperregionen schwierig, so etwa bei gewaltsamen Einwirkungen gegen den Hals.

Was aber grundsätzlich gesagt werden kann: Ecstasy gilt ja als Partydroge. Viele verbinden damit die Vorstellung, dass man dadurch länger und besser feiern kann. Aber es muss deutlich festgestellt werden: Ecstasy kann für den Kreislauf gefährlich werden, und es führt unter Umständen zu einer starken Überhitzung des Körpers. In Hamburg sind mehrere Jugendliche nach dem Konsum von Ecstasy gestorben. Und in Kombination mit Amphetaminen, wie es im Fall des Brasilianers offenbar verabreicht wurde, kann Ecstasy zu Herz-Kreislauf-Versagen führen.

Ob der später Verstorbene die Substanzen selber eingenommen hat oder ob sie ihm beigebracht wurden, kann allein durch die Sektionsbefunde und die chemisch-toxikologischen Untersuchungen nicht ermittelt werden. Dafür müssen die Gesamtumstände, unter denen sich das Geschehen ereignet hat, bewertet werden.

Auch bezogen auf die Deformationen im Mund – und Kehlkopfbereich des 29-Jährigen kann deren Ursprung aufgrund der fortgeschrittenen Verwesung des Leichnams nicht sicher festgestellt werden. So ist es zwar möglich, aber nicht mit Sicherheit nachweisbar, dass Gewalt gegen den Mund und Hals des Opfers verübt wurde.

Mario M. legt im Prozess seine Version der damaligen Ereignisse ausführlich dar. Dabei sieht sich der Angeklagte eher in der Opferrolle: Der Tod des Brasilianers sei die Folge unglücklicher Handlungen. Zudem habe er, Mario M., sich in einer Situation befunden, in der er sich gegen Angriffe des jungen Mannes habe verteidigen müssen.

Der Angeklagte erzählt, der Brasilianer sei ins Badezimmer verschwunden und habe dort offenbar selber Drogen konsumiert. Als er dann zurück ins Wohnzimmer gekommen sei, sei er vollkommen verändert gewesen, nervös und rastlos. Er, der Angeklagte, habe Lärm befürchtet, weil sein Gast auf und ab getigert sei und lauter wurde – und schließlich zudringlich und außerdem aggressiv. Er habe sich gegen den deutlich größeren Angreifer nicht wehren können, sei von Matheus A. gepackt und ins Schlafzimmer gedrängt worden. Der Brasilianer habe „unartikulierte Schreie ausgestoßen. Mir machte das Riesenangst“, heißt es in der Aussage. „Schlagartig“ sei der 29-Jährige dann ruhiger geworden. „Er fiel wie ein Stein auf mein Bett.“

Er selbst, so erzählt es Mario M. weiter, sei dann eingeschlafen und habe nach dem Aufwachen bemerkt, dass sein Gast regungslos war, mit blau angelaufenem Gesicht und geschwollenen Lippen. Er habe noch versucht, den Mann zu reanimieren, vergeblich. „Mir wurde schnell klar, dass er verstorben war." Ihm sei klar gewesen, dass er den Tod der Polizei hätte melden sollen, schließlich sei es ja ein Unglücksfall gewesen. Doch tatsächlich habe er sich aus Angst nicht offenbart. Seine Sorge vor einem Polizeieinsatz habe sich „ins Unerträgliche gesteigert. Jeder Tag, der verging, machte die Sache noch schlimmer."

Deshalb habe er den Leichnam im Zimmer gelassen und dieses verschlossen. „Ich lebte in der Küche, im Wohnzimmer und im Bad." Einen weiteren Raum vermietete er, wie schon in den Monaten zuvor, über eine Internet-Plattform an Gäste. Es sind wohl mehr als ein Dutzend Männer gewesen, die in der Wohnung übernachteten — ohne zu wissen, dass im Zimmer nebenan eine Leiche lag.

Im Nachhinein entschuldigt sich Mario M. insbesondere bei seinen Nachbarn, die lange Zeit Wand an Wand mit einem Toten leben mussten, davon aber nichts geahnt hatten. Der Angeklagte entschuldigt sich im Prozess ebenfalls bei der Familie des Brasilianers, der durch die monatelange Ungewissheit über sein Schicksal so viel Leid zugefügt wurde.

Zu den Drogen, die der später Verstorbene konsumiert hatte, äußert sich der Angeklagte ebenfalls. Das Rauschgift hat demnach nicht ihm gehört. Er behauptet, manche Übernachtungsgäste, die sein Gästezimmer benutzten, hätten Rauschgift mitgebracht und konsumiert. Sie hätten die Drogen dann vergessen oder liegen lassen, und die Reste habe er in einer Küchenschublade aufbewahrt. Diese müsse der Brasilianer wohl gefunden und konsumiert haben – und dann daran verstorben sein.

Diese Aussage sorgt zumindest bei der Familie des Opfers für Irritation, wie der Anwalt, der die Angehörigen vertritt, am Rand des Prozesses erzählt. Der Jurist sagt, dass der 29-Jährige nach Einschätzung seiner Familie wohl „keine Drogen genommen hat". Der junge Mann sei nach Deutschland gekommen, weil er in seinem Geburtsland Brasilien Erfahrungen mit Gewalt habe machen müssen, so der Anwalt weiter. „Es war die Hoffnung der Mutter, dass er hier in Frieden leben kann."

Doch es kam ganz anders.

Die Familie sei „geschockt gewesen" über den Leichenfund, sagt der Rechtsanwalt. Mit der Entdeckung des Toten seien für die Schwester und die Mutter von Matheus A. „alle Hoffnungen" gestorben, den Bruder beziehungsweise den Sohn „nochmals lebend in die Arme zu schließen". Sie hofften, dass der Prozess Klarheit bringen würde, was genau geschehen war. Die Angehörigen seien sich zudem bewusst, dass in der Beweisaufnahme „möglicherweise grausame Dinge zutage gefördert" würden.

Tatsächlich erstreckt sich der Prozess über etliche Verhandlungstage und mehrere Monate. Und nach Überzeugung der Staatsanwaltschaft ist schließlich erwiesen: Der Brasilianer wurde ermordet, und der Täter ist jener Mann, der den Leichnam über lange Zeit in seiner Wohnung verwahrt hatte.

Die Anklage fordert für Mario M. eine lebenslange Freiheitsstrafe. Neben dem Mord an dem Brasilianer sieht die Staatsanwaltschaft den 46-Jährigen als überführt an, einen weiteren Mann unter Drogen gesetzt und vergewaltigt zu haben.

Das Schwurgericht schließt sich dieser Argumentation an und verurteilt Mario M. zu lebenslanger Haft unter anderem wegen Mordes. Der Angeklagte habe an dem jungen Brasilianer in der Nacht vom 21. auf den 22. September 2019 sexuelle Handlungen vornehmen wollen, ist die Kammer überzeugt. Deshalb habe Mario M. seinem Gast in seiner Wohnung heimlich Ecstasy, Amphetamine und Kokain in potenziell tödlicher Menge in ein Getränk gemischt, um dessen Abwehr zu beeinträchtigen, so das Gericht.

„Dem Angeklagten war bewusst, dass sein Bekannter an den Betäubungsmitteln versterben könnte, und er nahm dies in Kauf", sagte die Vorsitzende Richterin. Später in der Nacht sei es zwischen den beiden Männern zu einer körperlichen Auseinandersetzung gekommen. Eine Nachbarin von Mario M. hatte im Prozess geschildert, dass sie gegen 4 Uhr unartikulierte Schreie aus der Wohnung des 46-Jährigen gehört hatte, die dann plötzlich verstummt seien.

„Der Angeklagte wollte die Schreie unterbinden aus Angst, dass entdeckt werden könnte, dass er ihm Betäubungsmittel verabreicht hatte", so die Richterin. „Er wirkte mit Gewalt auf den Mund des Opfers ein." Möglich sei, dass der 29-Jährige durch eine Überdosis verstarb, oder er sei schwer verletzt worden. „Oder er erstickte, weil er am Atmen gehindert wurde. Möglich ist auch eine Kombination aus allem." Die genaue Todesursache habe sich wegen des weit fortgeschrittenen Verwesungsprozesses nicht feststellen lassen.

In jedem Fall aber handele es sich um Mord — entweder, um eine andere Straftat zu ermöglichen, oder um eine zu verdecken. „Wer auf jemanden, der verschiedene Drogen intus hat, körperliche Gewalt anwendet, nimmt auch in Kauf, dass der Tod eintritt", betont die Vorsitzende Richterin. Am nächsten Morgen schaffte Mario M. nach Überzeugung der Kammer den Leichnam des Brasilianers in einen weiteren Raum seiner Wohnung, den er als Gästezimmer nutzte.

Wegen des Leides, dem die Hinterbliebenen ausgesetzt waren, bestehe dem Grunde nach ein Anspruch auf Schmerzensgeld, entschied das Gericht. Wie hoch dies sein soll, sollte später festgelegt werden.

Das Urteil zu lebenslanger Freiheitsstrafe nimmt der kräftig gebaute Krankenpfleger ohne äußere Regung auf. Doch dies bedeutet nicht, dass er sich mit der Entscheidung abfindet. Im Gegenteil. Er legt Revision gegen das Urteil ein, das der Bundesgerichtshof schließlich aufhebt. Der BGH moniert, dass es Lücken in der Beweiswürdigung gebe. So habe das Gericht unterschiedliche Varianten einer Tötung für möglich gehalten, aber nicht für jede von ihnen ausreichend begründet, dass der Angeklagte jeweils einen Mord begangen habe.

Also kommt es im Januar 2023 zu einer zweiten Hauptverhandlung. Äußerlich ruhig sitzt Mario M. erneut auf der Anklagebank. Diesmal schildert er nicht seine Version der Ereignisse. Allein die wichtigsten Personalien bestätigt der gelernte Krankenpfleger, dann hüllt sich der kräftige Mann mit dem kahlrasierten Kopf in Schweigen. „Mein Mandant wird keine Angaben machen", sagt einer seiner beiden Verteidiger.

Doch in diesem zweiten Prozess wird nach mehreren Zeugenaussagen und der Anhörung von Sachverständigen das Ergebnis der Beweisaufnahme ebenfalls so bewertet, dass die Schuld des Angeklagten erwiesen ist.

Als die Vorsitzende Richterin schließlich das Urteil verkündet, wirkt Mario M., als gehe ihn die Entscheidung nicht wirklich etwas an. Ungerührt, reglos, vielleicht auch ein wenig nachdenklich. Aber wie sieht es hinter der Stirn des Mannes aus? Davon gibt der gebürtige Italiener nichts preis. Fast die gesamten zwei Stunden, die die Urteilsverkündung andauert, bleibt sein Gesicht eine undurchschaubare Maske. Hat er mit dieser konkreten Entscheidung gerechnet?

Die lebenslange Haftstrafe ist das gleiche Ergebnis wie knapp zwei Jahre zuvor. Auch die in diesem zweiten Prozess zuständige Kammer ist überzeugt davon, dass der inzwischen 48-Jährige den Brasilianer umgebracht hat. Anders als die andere Kammer in dem früheren Verfahren geht dieses Gericht allerdings davon aus, die Art der Tötung sei nachzuweisen.

Mario M. habe den Brasilianer umgebracht, indem er dem Opfer mit einem Bettbezug die Luftzufuhr abgeschnürt hat, meint das Gericht nun. Dies ergebe sich in der Gesamtschau aus mehreren Indizien. So wurde unter anderem am Bettbezug Blut gefunden, das dem Geschädigten zugeordnet werden konnte. Zudem waren die animalische Laute, die eine Nachbarin aus der Wohnung vernommen hatte, mit einem Verschließen der Atemwege in Einklang zu bringen. Und der Angeklagte selbst hatte angegeben, den Geschädigten – ohne eigenes Zutun – am nächsten Morgen tot aufgefunden zu haben, wobei der Geschädigte sich in einen Bettbezug verbissen hatte.

Der Tat vorangegangen waren nach Überzeugung des Gerichts eine flüchtige Bekanntschaft der beiden Männer und ein wohl gemeinsamer Drogenkonsum in der Wohnung von Mario M.. Dann, so stellt es die Kammer jetzt fest, hat der Krankenpfleger den Brasilianer heimlich sediert, sehr wahrscheinlich, indem er ihm in einem unbeobachteten Moment K.o.-Tropfen in ein Getränk gab. Dies habe Mario M. getan, um den Mann widerstandsunfähig zu machen und dann sexuell missbrauchen zu können.

Doch zumindest für einen Moment, so schildert es die Vorsitzende Richterin, erwachte Matheus A. aus seiner unfreiwilligen Lethargie – und begann sehr laut zu schreien. Diese panikartigen Rufe mitten in der Nacht, die auch Nachbarn hörten, hätten Mario M. „in Aufruhr versetzt", sagt die Richterin. Er habe seinen Bekannten unbedingt zum Schweigen bringen wollen. Deshalb habe Mario M. dann den Brasilianer getötet. Weil er damit eine andere Straftat habe verdecken wollen, nämlich den versuchten sexuellen Missbrauch, handelt es sich rechtlich gesehen um Mord.

Wie konnte der eher klein gewachsene Mario M. den ihm körperlich überlegenen Brasilianer töten? Durch die sedierenden Drogen, die der Angeklagte dem Opfer vorher verabreicht hatte, war die Widerstandsfähigkeit des 29-Jährigen deutlich eingeschränkt. Außerdem sind seine Hände vermutlich gefesselt gewesen. Schließlich, so die Überzeugung des Gerichts, versetzte Mario M. dem Mann sehr wahrscheinlich mehrere Schläge ins Gesicht, dann stopfte er ihm entweder den Bettbezug wie einen Knebel in den Mund oder bedeckte Mund und Nase des Brasilianers, bis dieser erstickte.

Auch mit der Aussage des Angeklagten im ersten Prozess, nach der der Brasilianer aggressiv geworden sei, hat sich diese Kammer auseinandergesetzt. Etliches an der damaligen Aussage des Angeklagten sei „unplausibel", betont die Richterin. Es handele sich um die Schilderung eines teilweise „absurden Geschehens". Unter anderem hatten etliche Zeugen dargelegt, dass Matheus A. eindeutig heterosexuell gewesen sei. Daher erscheine es unwahrscheinlich, dass das spätere Opfer seine männliche Zufallsbekanntschaft zum Sex habe drängen wollen. Angesichts der sedierenden Drogen, die der 29-Jährige heimlich verabreicht bekommen hatte, sei es darüber hinaus abwegig, dass dieser getobt habe „wie eine Bestie".

Die beiden Prozesse gegen Mario M. sind ein Beispiel und ein Lehrstück dafür, dass es bei der Urteilsfindung des Gerichts sehr auf die sogenannten äußeren Tatumstände ankommt. Im Hinblick auf objektive Sachbeweise war die Situation eher defizitär: Der Leichnam war sehr stark verwest, als er erst Monate nach dem Tod des Brasilianers aufgefunden wurde. Dadurch war die rechtsmedizinische Diagnostik in Bezug auf die Todesursache spekulativ. Auch toxikologische Untersuchungen waren nur eingeschränkt möglich. DNA-Spuren waren nicht aussagekräftig. Das Gericht musste in beiden Hauptverhandlungen auf eine eigene Geschehensrekonstruktion und Überzeugungsbildung zurückgreifen.

Der psychisch kranke Flammenwerfer

Ein ohrenbetäubender Knall zerreißt die Luft. Im nächsten Augenblick steht eine Wohnung in Flammen. Die Tür fliegt auf, und heraus stürzt ein Mann, dessen Kleidung Feuer gefangen hat. Der Hamburger rennt um sein Leben, hastet das Treppenhaus hinunter und läuft aus dem Gebäude. Wenige Meter weiter bricht er auf einer Grünfläche vor dem Haus zusammen. Er ist tot.

Zwei weitere Männer werden ebenfalls von den Flammen erfasst und erleiden Verletzungen. Und es gibt einen vierten Mann, auch er wird schwer verletzt. Er ist aus dem dritten Stock des Hauses gesprungen, in dem das Feuer ausgebrochen ist. Was hinter diesem Vorfall steckt, ist so ungewöhnlich und bizarr, dass wohl keiner der Tatzeugen ahnen konnte, wie es dazu hatte kommen können. Und schon gar nicht, welche lange Vorgeschichte dieser Fall hat.

Auslöser dieser Feuerkatastrophe ist ein junger Mann, der bereit war, bis zum äußersten zu gehen – um seine zwangsweise Verbringung in die geschlossene Psychiatrie zu verhindern. Quasi aus dem Hinterhalt und unvermittelt griff er drei arglose Menschen an, die von der Attacke völlig überrascht wurden. Sie hatten keine Chance, zu fliehen oder sich irgendwie vor dem Angriff zu schützen.

Der Mann, der hier Menschen heimtückisch angegriffen hat, hat eine Mordmethode angewandt, mit der man es auch als Rechtsmediziner mit jahrzehntelanger Erfahrung eher selten zu tun hat: den gezielten Einsatz von Feuer, um andere zu verletzen beziehungsweise zu töten.

Feuer und Rauch wirken auf den menschlichen Körper auf vielfältige Arten ein, und jede davon kann jemanden schwer verletzen beziehungsweise umbringen. Ein weiterer besonderer Aspekt in diesem Fall ist die Person des Täters, der sich später wegen der Attacke auf drei Menschen vor Gericht verantworten muss. Er ist ein psychisch schwerkranker Mann. Hätte er diese schwere Beeinträchtigung nicht gehabt, wäre es zu den Taten wohl gar nicht gekommen.

Der so schlimm endende Tag ist der 24. September 2018. Drei Behördenmitarbeiter betreten eine Wohnung in Hamburg-Eißendorf, in der ein Vater mit seinem 29 Jahre alten Sohn wohnt. Die Männer sind gekommen, um den Sohn in eine psychiatrische Einrichtung zu bringen. Das Vorgehen der Behördenmitarbeiter ist durch einen Gerichtsbeschluss gedeckt, aber der junge Mann hat sich in seinem Zimmer eingeschlossen. Als die Mitarbeiter sich mit Nachdruck Zutritt zu dem Raum verschaffen wollen und die Tür eintreten, überschüttet Tristan F. die drei mit brennendem Spiritus.

Diese Attacke ist im wahrsten Sinne des Wortes brandgefährlich. Damit nahm Tristan F. in Kauf, dass die Opfer sterben könnten. Durch brennenden Spiritus kann es zu schwersten Folgen kommen, bis hin zum Tod. Einerseits steht sofort die Kleidung in Brand, andererseits brennt der entflammte Spiritus auf der Haut weiter. Drei verschiedene lebensbedrohliche Verletzungen können die Folge sein. Da ist einmal die Verbrennung der Haut. Außerdem ist Feuer so gefährlich, weil ein sogenanntes thermisches Inhalationstrauma entstehen kann, das zu einem Verschluss der Atemwege führt. Der Mensch erstickt also. Und dann gibt es noch die Möglichkeit einer Kohlenmonoxid-Vergiftung.

Und zwei dieser Verletzungen hat der Mann, der sofort in Flammen steht und wie eine brennende Fackel aus der Wohnung und aus dem Haus rennt, erlitten. Selbst wenn unmittelbar Notärzte zur Stelle gewesen wären, wäre der 50 Jahre alte Familienvater wohl nicht zu retten gewesen. Bei der Sektion wurden Verbrennungen zweiten und dritten Grades von 60 Prozent der Körperoberfläche festgestellt sowie ein schwerstes Inhalationstrauma.

Wie sich Verbrennungen auf den menschlichen Körper auswirken, ist durch konkrete Fälle wissenschaftlich hinreichend erforscht. Bei der Verbrennung der Haut unterscheiden wir mehrere Schweregrade, von leicht bis zur Verkohlung hin. Als Faustregel gilt, dass die Überlebenschancen gegen Null gehen, wenn mehr als 50 Prozent der Haut sehr tief verbrannt sind.

Das liegt unter anderem daran, dass in der verbrannten Haut toxische Stoffwechselprodukte entstehen. Außerdem verliert der verbrannte Körper extrem viel Gewebswasser, und Krankheitskeime dringen in den Körper ein. Darüber hinaus ist Feuer für den menschlichen Organismus so gefährlich, weil ein sogenanntes thermisches Inhalations-Trauma entstehen kann. Dieses kann zu einer massiven Hitze bedingten Veränderung im Bereich der Luftröhre und der Bronchien führen und das wiederum zu einer starken Schwellung und zu einem Verschluss der Atemwege. Der Mensch erleidet extreme Atemstörungen. Es muss in solchen Fällen ganz schnell ein Luftröhrenschnitt angelegt werden.

Als weitere Folge eines Feuers kann es durch das Einatmen von Rauch zudem zu einer Kohlenmonoxid Vergiftung kommen. Das spielt im Freien keine größere Rolle, in der brennenden Wohnung allerdings schon.

Der zweite in Flammen stehende Behördenmitarbeiter kann sich ins Badezimmer der Wohnung retten – eine geistesgegenwärtige und völlig richtige Reaktion. Im Badezimmer löscht er das Feuer unter der Dusche. Trotzdem erleidet er lebensgefährliche Brandverletzungen. Der 59-Jährige wird direkt in das Universitätsklinikum in Lübeck geflogen und dort 14 Tage lang in ein künstliches Koma versetzt.

Auch bei diesem Mann besteht eine akute Lebensgefahr aufgrund eines Inhalationstraumas sowie einer Rauchgasvergiftung. Darüber hinaus hat er an rund 15 bis 20 Prozent der Körperoberfläche Verbrennungen erlitten, insbesondere an Kopf und Hals, aber ebenfalls an weiteren Partien des Körpers. Dieser Mann muss später etliche Male operiert werden, unter anderem wird sein gesamtes Gesicht mit Hauttransplantaten abgedeckt und so wiederhergestellt.

Der dritte Mann hat vergleichsweise Glück. Er erleidet nur leichte Versengungen, unter anderem an den Augenbrauen.

Ganz andere Verletzungen trägt der Mann davon, der für all das verantwortlich ist. Tristan F. hat nach seinem Sprung aus dem dritten Stock, aus einer Höhe von etwa zehn bis zwölf Metern, diverse Frakturen sowie weitere Verletzungen erlitten.

Ein Sprung oder Sturz aus dem dritten Stock kann durchaus tödlich ausgehen. Typische Verletzungen sind beispielsweise Knochenbrüche. Was aber noch viel gefährlicher ist, sind mögliche Quetschungen und Einreißungen der inneren Organe. Bei Tristan F. kam es unter anderem zu einer Lungenquetschung und einer Herzprellung. Darüber hinaus trug der 29-Jährige eine Brustbeinfraktur davon, die Zertrümmerung zweier Wirbelkörper, einen Bruch des linken Oberarms und eine sogenannte Beckenringfraktur. Einige der Knochenbrüche mussten operativ versorgt werden. Außerdem hat Tristan F. Brandverletzungen von etwa sieben Prozent der Körperoberfläche erlitten. Sie sind nach einigen Monaten verheilt gewesen.

Tristan F. muss sich später vor dem Hamburger Schwurgericht verantworten. Die Staatsanwaltschaft wirft ihm Mord, versuchten Mord, gefährliche und schwere Körperverletzung sowie schwere Brandstiftung vor. Bei der gefährlichen Körperverletzung handelt es sich juristisch in der Regel um eine Verletzung durch ein Werkzeug, also beispielsweise durch ein Messer oder durch eine das Leben gefährdende Behandlung. In diesem Fall ist es das Übergießen mit brennendem Spiritus. Mit schwerer Körperverletzung meint das Gesetz, dass jemand etwa durch eine Verletzung dauerhaft entstellt wird.

Der Prozess findet überwiegend unter Ausschluss der Öffentlichkeit statt, weil es unter anderem um die Frage der Schuldfähigkeit des Angeklagten geht und neben der Verhängung einer Freiheitsstrafe die Unterbringung in einem psychiatrischen Krankenhaus in Betracht kommt. Ob Tristan F. überhaupt schuldfähig oder zumindest eingeschränkt schuldfähig ist, ist aufgrund seiner seit vielen Jahren bestehenden psychischen Erkrankung vom Gericht zu klären.

Deshalb hat das Gericht einen erfahrenen Psychiater als Sachverständigen hinzugezogen, der den Verdächtigen exploriert hat und dann ein Gutachten erstattet. Dieses kommt zu dem Schluss, dass Tristan F. schon länger an einer erheblichen krankhaften seelischen Störung leidet. Deshalb ist der Angeklagte schon längere Zeit in Behandlung gewesen, zeitweise stationär in psychiatrischen Kliniken.

Tristan F. ist ein blasser Mann mit hängenden Schultern und mit Dreitagebart sowie kurzrasierten Haaren. Sein Blick wirkt überwiegend nicht fokussiert, als schaue er ins Nichts. Als der Vorsitzende Richter ihn zum Prozessauftrag fragt, ob er die Anklage überhaupt verstehe, nickt der 29-Jährige wortlos.

Die Taten räumt Tristan F. zumindest teilweise ein. Über sein Motiv sagt er, dass er Angst davor gehabt habe, in der Psychiatrie weggeschlossen zu werden. Um dies zu verhindern, habe er bereits Monate vor der Tat zehn Liter Spiritus in Plastikflaschen im Internet bestellt und nach Hause geliefert bekommen. Er habe die Vorstellung gehabt, sich dadurch gegen menschliche Bedrohung von außen schützen zu wollen.

Er habe seine Verbringung in die Psychiatrie verhindern wollen, indem er den Spiritus anzünden und auf die Personen schütten wollte, die ihn aus der Wohnung abholen und dorthin bringen wollten. Zwar habe er aus denselben Gründen ebenfalls ein Messer in seinem Zimmer gehabt, aber dann entschieden, dass der Spiritus eine „mächtigere Waffe“ sei. Dabei sei ihm klar gewesen, dass bei dem Verschütten der leicht brennbaren Flüssigkeit ganz erhebliche Verletzungen entstehen würden. Das sei ihm aber letztlich gleichgültig gewesen.

Am 24. September 2018, dem Tattag, habe er wie so

häufig seine Zimmertür versperrt, erzählt der Angeklagte weiter. Dies habe er getan, indem er von innen eine Holzlatte unter den Türgriff gestellt habe. Von dem Spiritus habe er bereits zuvor fünf Literflaschen in drei Behälter gekippt, diese mit Folie abgedeckt und dann, sozusagen einsatzbereit, auf den Schreibtisch neben die Tür gestellt. Ob er die Folie über die Behälter gebreitet hat, damit kein oder nur ein geringer Geruch wahrnehmbar wäre und seine Opfer hätte warnen können, teilt Tristan F. nicht mit.

Jedenfalls schildert der Angeklagte, wie er sich auf die Tat vorbereitet hat. Mit den Planungen habe er begonnen, als er einen Brief mit einem Beschluss vom zuständigen Amtsgericht bekam. In diesem sei ihm mitgeteilt worden, dass er, falls erforderlich, auch gegen seinen Willen in ein psychiatrisches Krankenhaus gebracht werden sollte.

Das hat ihn offenbar extrem beunruhigt. Es kann also gut sein, dass dieser Brief den Angeklagten so aufgewühlt hat, dass er jetzt endgültig beschlossen hat, sich mit allen Mitteln gegen eine Unterbringung zu wehren. Von diesem Zeitpunkt an hat sich Tristan F. ernsthaft mit dem Gedanken befasst, sich mit Spiritus zur Wehr zu setzen. Nach eigenem Bekunden hat er alle Personen als feindselig wahrgenommen.

Schon vorher hat bei Tristan F. aufgrund seiner psychischen Störung ein tiefes Misstrauen gegen alle Menschen bestanden, die ihm irgendwie zu nahe kamen. Und dies steigerte sich jetzt noch einmal massiv und ließ in ihm die Bereitschaft entstehen, sich gegen die Unterbringung in einem psychiatrischen Krankenhaus zur Wehr zu setzen. Dass sich das gegen die Menschen richtete, die ihm ja objektiv gesehen helfen beziehungsweise ihn unterstützen wollten, nahm er in Kauf.

Im Prozess sagt Tristan F., er empfinde weder Reue gegenüber dem verstorbenen Fünfzigjährigen noch Mitleid für dessen Familie. Lediglich der 59-jährige Geschädigte, der wegen seiner schwersten Verbrennungen mehrfach und lange im Krankenhaus und in Rehaeinrichtungen behandelt werden musste, tue ihm leid, meint der Angeklagte: weil das Opfer so starke Schmerzen habe erleiden müssen.

Kein Mitleid für die Angehörigen eines Mannes, den er umgebracht hat? Vielleicht liegt diese mangelnde Sensibilität in der Jugend von Tristan F. begründet. Schon früh hat er mehrere Schicksalsschläge erleiden müssen.

Der Junge, der im Dezember 1989 geboren wurde und mit zwei Schwestern bei den Eltern aufwuchs, hatte eine Mutter, die psychisch erkrankt war. Wahrscheinlich litt sie an Schizophrenie. Als Tristan F. anderthalb Jahre alt war, so schildert es der Angeklagte im Prozess, drohte er während eines Krankenhausaufenthalts zu sterben, konnte aber gerade noch wiederbelebt werden. Der Angeklagte mutmaßt, der Grund für diese Todesgefahr sei der plötzliche Kindstod gewesen. Da der plötzliche Kindstod eher sehr kleine Kinder im Säuglingsalter betrifft, ist es wahrscheinlich, dass eine andere Krankheit, möglicherweise eine schwere Infektion, dahintersteckt.

Nach dieser Erkrankung hat Tristan F. Probleme beim Sprechen. Seine Schwestern hätten ihn deshalb oft gehänselt, erzählt er. Als er etwa drei Jahre alt war, fiel seine Mutter mit dem Jungen auf dem Arm die Treppe hinunter, wobei das Kind diffuse Kopfverletzungen erlitt. Nach einem kurzen Krankenhausaufenthalt wurde er zunächst ohne Befund entlassen. Ein Jahr später wurde bei ihm dann ADHS diagnostiziert, also ein Aufmerksamkeitsdefizitsyndrom mit Hyperaktivität; man spricht auch von sogenannten Zappelphilipp-Kindern.

Vom zwölften Lebensjahr an wuchs Tristan F. überwiegend beim Vater auf, weil seine Mutter immer wieder selbst in der Psychiatrie behandelt wurde und die Eltern getrennt lebten. In der Schule kam er überhaupt nicht gut zurecht. Mit 14 ging er eigentlich gar nicht mehr zur Schule. Trotzdem erlangte er gerade noch so den Hauptschulabschluss. Vor anderen Menschen zog sich der Jugendliche nun immer weiter zurück, er brach sogar den Kontakt zur Mutter und den Schwestern ab.

Beruflich ist Tristan F. letztlich ebenfalls nicht erfolgreich gewesen. Eine Lehre als Landschaftsgärtner endete bereits in der Probezeit, und in der Folgezeit isolierte er sich immer mehr. Im Alter von 23 Jahren begab er sich dann freiwillig in die psychiatrische Abteilung eines Krankenhauses und verbrachte dort stationär längere Zeit. Mehrere Monate nach seiner Entlassung im Februar 2014 regte die Klinik dann eine gesetzliche Betreuung für den Angeklagten an, woraufhin das zuständige Amtsgericht am 20. März 2014 einen Fachmann zum Betreuer des Angeklagten bestellte.

Da war Tristan F. 25 Jahre alt und hatte außer seinem Vater so gut wie keine sozialen Kontakte. Diese immer stärker werdende Isolation wählte er jedoch freiwillig.

Dass Tristan F. nun einen gesetzlichen Betreuer zugewiesen bekam, hätte eigentlich gut für den jungen Mann sein können. Zumal dieser Betreuer wirklich nach bestem Wissen gehandelt hat, um seinen Schützling zu unterstützen und ihm systematisch zu helfen. Doch die psychischen Probleme von Tristan F., der im Haus seines Vaters lebte, wurden trotzdem immer gravierender. Er schottete sich zunehmend von allen Kontaktpersonen ab und verließ so gut wie gar nicht mehr sein Zimmer. Mit seinem Vater, der über lange Zeit seine engste Bezugsperson war, redete er kaum noch.

Zwischen 2014 und 2016 verbrachte der Hamburger viel Zeit in psychiatrischen Kliniken, und schließlich kam es zu zwei psychiatrischen Begutachtungen. Dabei wurde eine sogenannte schizotype Störung diagnostiziert.

Diese ist gekennzeichnet durch ein unnahbares und unzugängliches Auftreten mit sehr wenig sozialen Bezügen und der Tendenz zu einem ausgeprägten sozialen Rückzug. Das bedeutete eine schwere Problematik für den jungen Mann, der damit zurechtkommen musste, dass er praktisch niemanden sehen und mit niemandem reden wollte und sich von anderen Menschen dabei ständig bedrängt und bedroht fühlte.

Dies führte dazu, dass Tristan F., der zu der Zeit in einer psychiatrischen Klinik lebte, nach einem zweiwöchigen Urlaub bei seinem Vater nicht mehr in die Klinik zurück wollte. Außerdem weigerte er sich, alternativ in eine betreute Wohneinrichtung zu ziehen.

Der Zustand des jungen Mannes wird nach Überzeugung seines Betreuers immer besorgniserregender. E-Mails von Tristan F. enthalten nun teilweise bizarre Passagen. Da ist unter anderem von einem „Ritt auf der Kanonenkugel" die Rede und von einem „magischen Einhorn mit rosa Fell". Die Merkwürdigkeiten gehen noch weiter. Eines Tages begrüßt der 29-Jährige seinen Vater mit einem Plastiksieb auf dem Kopf, das er sich wie eine Art Helm umgeschnallt hat. Und vor seinem Zimmer legt er eine ganze Reihe von Glasscherben aus, gewissermaßen als Trennlinie, damit niemand in das Zimmer kommt.

Manche dieser sonderbaren Verhaltensweisen nimmt der gesetzliche Betreuer selbst wahr, von anderen berichtet ihm der Vater. Der Betreuer regt daraufhin beim Gericht an, ein Verfahren einzuleiten mit dem Ziel, die Unterbringung von Tristan F. zum Zweck einer Behandlung in einem psychiatrischen Krankenhaus anzuordnen – falls erforderlich auch gegen dessen Willen. Unter anderem erfolgt daraufhin ein Hausbesuch des sozialpsychiatrischen Dienstes und ein weiteres psychiatrisches Gutachten.

Dieses Gutachten wird unter erschwerten Umständen erstellt, denn der zuständige Experte kann nicht mit Tristan F. reden, er darf noch nicht einmal sein Zimmer betreten. Er kann aber zumindest einen Blick in den Raum werfen und sieht, dass mit Möbelstücken und einer Matratze regelrecht verbarrikadiert und abgedunkelt ist. Außerdem berichtet der Vater, dass Tristan F. ein Küchenmesser in seinem Zimmer aufbewahrt, das wohl aus dem Messerblock in der Küche stammt.

Ein Küchenmesser als potenzielle Waffe: Das klingt extrem alarmierend. Den meisten Menschen ist bewusst, dass man Menschen mit einem derartigen Messer verletzen oder sogar töten kann. In der Rechtsmedizin ist das alltäglich.

Der Gutachter kommt zu dem Schluss, dass die Tatsache, dass Tristan F. sich mit einem Messer bewaffnet hat, sowie weitere Verhaltensweisen für eine schizophrene Erkrankung sprechen. Eine geschlossene Unterbringung zum Zweck der Behandlung sei unbedingt zu empfehlen, meint der Experte. Er sehe dazu keine Alternative, so heißt es in dem Gutachten. Tristan F. müsse in der geschlossenen Psychiatrie untergebracht werden, notfalls gegen seinen Willen.

Daraufhin wird das Behördenschreiben formuliert, mit dem Tristan F. mitgeteilt wird, dass das Betreuungsgericht seine Unterbringung in einem geschlossenen Krankenhaus genehmigt hat. Ein solches Schreiben ist ihm am 10. September 2018 zusammen mit dem Gerichtsbeschluss zugeschickt worden, also genau zwei Wochen vor der Tat.

Es kann also gut sein, dass dieser Brief den jungen Mann so aufgewühlt und beunruhigt hat, dass er jetzt endgültig beschlossen hat, sich mit allen ihm zur Verfügung stehenden Mitteln gegen eine Unterbringung zu wehren. Seitdem hat er sich ernsthaft mit dem Gedanken befasst, sich mit mehreren Litern brennendem Spiritus gegen die Personen, die ihn zur Unterbringung in einem geschlossenen psychiatrischen Krankenhaus abholen sollten, zur Wehr zu setzen.

Allerdings gehen der Betreuer von Tristan F. sowie die zwei Mitarbeiter des Zuführdienstes des allgemeinen sozialen Dienstes, die nun die Unterbringung notfalls mit Zwang durchsetzen sollen, nicht von einer möglichen Gefahr aus. Es kommt im Gegenteil zu einer verhängnisvollen Fehleinschätzung, dass von dem 29-Jährigen weder eine eigene noch eine Fremdgefährdung ausgehe.

Der Vater von Tristan F. hat zwar im Vorwege erzählt, dass sein Sohn wahrscheinlich im Besitz eines Küchenmessers sei; er hat aber ebenfalls davon berichtet, dass sein Sohn ihm gegenüber noch nie aggressiv geworden sei. Und von den Spiritusflaschen wusste der Vater nichts, weil er so gut wie nie in das Zimmer seines Sohnes hineingehen oder auch nur hineinsehen konnte. Er konnte deswegen in dieser Hinsicht keine Warnung aussprechen.

Also sind die drei Behördenmitarbeiter arglos. Sie rechneten mit keiner besonderen Gefahr. Für die beiden Mitarbeiter des Zuführdienstes, die den Einsatz begleiten sollten, war es eher ein Routineeinsatz, weil sie beide jahrelange Erfahrungen im Umgang mit psychisch Kranken hatten.

Die drei Männer gelangen in die Wohnung, weil der Vater von Tristan F. ihnen einen Schlüssel übergeben hat. Aber sie kommen nicht in das verbarrikadierte Zimmer des jungen Mannes. Als dieser auf mehrfache Ansprache hin nicht öffnet, beschließen sie, die Tür einzutreten. Spätestens zu diesem Zeitpunkt, wahrscheinlich aber schon als Tristan F. die Mitarbeiter des Zuführdienstes vor seiner Zimmertür bemerkt, entzündet er die mit Spiritus gefüllten Schüsseln, die sofort zu brennen anfangen.

Nach dem Eintreten der Tür stehen die drei Behördenmitarbeiter Tristan F. gegenüber, der nun ohne Vorwarnung den brennenden Spiritus auf sie schüttet. Dieser Angriff geschieht so schnell, dass keiner der Männer reagieren kann, um sich zu schützen. Zwei von ihnen werden von einem ganzen Schwall brennendem Spiritus übergossen. Der Betreuer, der seitlich neben der Tür steht, bekommt deutlich weniger ab. Er wird aber durch eine explosionsartige Verpuffung durch die geschlossene Wohnzimmertür in das Wohnzimmer geschleudert. Allerdings bleiben seine Verletzungen vergleichsweise leicht.

Die beiden Opfer, die den Anschlag überlebt haben, werden später im Prozess als Zeugen gehört. Der 59-Jährige, der lebensgefährlich verletzt worden ist, erzählt, dass er direkt nach dem Eintreten der Tür Tristan F. gesehen habe, wie dieser eine Schüssel mit einer brennenden Flüssigkeit in den Händen gehalten habe. Der Zeuge schildert weiter, er habe in dem Moment gedacht, dass dies ja wohl nicht wahr sein könne. Mit Schwung habe der 29-Jährige die Flüssigkeit auf sie geschüttet. Er und seine Kollegen hätten unmittelbar angefangen zu brennen.

Allerdings hege er trotz seiner schweren Brandverletzungen keinen Groll gegen den Angeklagten, betont der

Zeuge. Denn er schätze die Tat als Folge von dessen psychischer Erkrankung ein. Der andere Zeuge schildert, dass Tristan F. nach dem Brandanschlag nur wortlos an ihm vorbeigegangen sei.

Ein wesentlicher Punkt in dem Prozess ist das Gutachten des psychiatrischen Sachverständigen, der dieses auch in der Hauptverhandlung vorträgt und erläutert. Dieser kommt zu dem Schluss, dass eine erheblich verminderte Steuerungsfähigkeit bei Tristan F. festzustellen ist. Er stellt die Diagnose, dass der Angeklagte an einer schweren schizotypen Störung leidet. Diese Störungsart gehört zum schizophrenen Formenkreis. Es handele sich, so führt es der Sachverständige aus, um einen schweren, das soziale Leben massiv behindernden sozialen Rückzug, gepaart mit tiefem Misstrauen. Allerdings sei die Störung nicht so gravierend, dass die Steuerungsfähigkeit komplett aufgehoben sei, denn immerhin kann der Angeklagte die Tat ja planvoll vorbereiten.

Dies zeigte sich unter anderem dadurch, dass der Hamburger sich frühzeitig darum gekümmert hat, den Spiritus zu besorgen, und diesen vor der Tat abgedeckt hat, sodass niemand durch den charakteristischen Geruch hätte gewarnt werden können.

Von einer verminderten Schuldfähigkeit geht am Ende der Beweisaufnahme auch die Staatsanwaltschaft aus und beantragt deshalb keine lebenslange Freiheitsstrafe, obwohl es sich bei den Verbrechen unter anderem um Mord handelt. Sie fordert stattdessen 13 Jahre Haft. Zusätzlich beantragt die Anklagebehörde, dass Tristan F. in einer psychiatrischen Einrichtung untergebracht wird, weil er infolge seiner psychischen Erkrankung für die Allgemeinheit anhaltend gefährlich sei.

Zu dieser Überzeugung kommt schließlich auch das

Gericht. Es verurteilt den Täter zu einer elfjährigen Freiheitsstrafe unter anderem wegen Mordes sowie versuchten Mordes und ordnet darüber hinaus die unbefristete Unterbringung des Angeklagten in einem psychiatrischen Krankenhaus an.

Für die Reihenfolge dieser Maßnahmen, also Freiheitsstrafe und Unterbringung in der Psychiatrie, gibt es Bestimmungen, die besagen, dass die Unterbringung im psychiatrischen Krankenhaus in der Regel vor der Freiheitsstrafe vollstreckt wird. Sie wird auf deren Dauer angerechnet. Es wird dann jeweils einmal jährlich von der Strafvollstreckungskammer geprüft, ob die Unterbringung noch weiter fortdauern muss. Es kann also im Extremfall dazu kommen, dass die Unterbringung in einem psychiatrischen Krankenhaus sogar länger als die verhängte Freiheitsstrafe andauert, wenn der Verurteilte weiterhin als gefährlich für die Allgemeinheit einzuschätzen ist.

Diese Maßnahme wird dann ausgesprochen, wenn aufgrund des Krankheitsbildes des Angeklagten zu befürchten ist, dass er weiterhin eine Gefahr für die Gesellschaft darstellt. Und dies ist nach Überzeugung des Gerichts in diesem Fall definitiv zu bejahen, denn so hat es der psychiatrische Sachverständige ausdrücklich und nachvollziehbar dargestellt.

Der Angeklagte ist aus objektiver Expertensicht rücksichtslos und unempathisch. Wenn er sich in die Enge gedrängt fühlt, kann er sehr aggressiv reagieren. Der Gutachter sagt weiter, es sei zu erwarten, dass die Mittel, mit denen sich der Angeklagte in hilfsbedürftigen Lebensphasen zur Wehr setze, absolut austauschbar seien und es hochwahrscheinlich ebenso in anderen Lebenslagen bei ihm zu aggressiven Impulsdurchbrüchen kommen könne. Das heißt, es sind in bestimmten Situationen weitere Gewalttaten zu befürchten, wenn nicht sogar zu erwarten.

Der Vorsitzende Richter betont in der Urteilsbegründung an den Angeklagten gewandt: „Sie haben etwas wirklich Furchtbares angerichtet." Er führt weiter aus, Tristan F. habe heimtückisch und grausam gehandelt, als er die arglosen Männer mit dem brennenden Spiritus übergoss.

Das Gericht kommt zudem zu der Überzeugung, dass der Angeklagte möglichen schwersten Verletzungen, zu erwartenden Qualen, aber auch einem möglichen Tod der Opfer gleichgültig gegenüber gestanden habe und sie insofern als mögliche Folgen seiner Tat billigend in Kauf genommen hat. Dies schließt das Gericht unter anderem daraus, dass der Angeklagte gesagt hatte, ihm sei durchaus bewusst gewesen, dass Menschen durch seinen Angriff sogar sterben könnten. Insofern ging es ihm einzig um die Durchsetzung seiner Interessen: nämlich die Verbringung in die geschlossene Psychiatrie buchstäblich um jeden Preis zu verhindern. Welches Leid er dabei anderen zufügte, war ihm egal und wurde von ihm gewissermaßen ausgeblendet. „Der Übergriff ist von einer gefühllosen und mitleidlosen Gesinnung getragen."

Der Richter hebt hervor, dass diese Tat sogar für eine Schwurgerichtskammer, die immer wieder und ausschließlich über Mord und Totschlag verhandelt, außergewöhnlich sei und mehrere tragische Aspekte aufweise.

Außergewöhnlich ist schon die Tatbegehung durch Verwendung von brennendem Spiritus. Und tragisch ist die Tat unter anderem deswegen gewesen, weil der bei dem Übergriff getötete Mann an jenem Tag eigentlich gar keinen Dienst hatte, sondern für eine verhinderte Kollegin eingesprungen war. Tragisch war ebenfalls, dass Tristan F.

mit seiner Tat genau das hatte verhindern wollen, was jetzt die Folge seines Handelns ist: nämlich die unbefristete Unterbringung in einem geschlossenen psychiatrischen Krankenhaus.

Cold Case: Doch endlich wird der Mörder enttarnt

Es ist tiefste Nacht. Aus zahlreichen Fenstern sickert noch etwas Licht in den Innenhof. Aus einem Hauseingang schleppt sich ein Mann in das Karree. Jeder seiner Schritte hinterlässt eine Blutspur, und er ruft verzweifelt um Hilfe. Doch der Mann, der sich nun dem schwer verletzten 38-Jährigen nähert, hat anderes im Sinn, als sich um ihn zu kümmern und einen Notarzt zu rufen. Seine Absichten sind zutiefst böse. Er tritt an den Verletzten heran, zückt ein Messer und setzt es an. Als er von dem Opfer ablässt, ist nur noch ein kleiner Funke Leben in dem am Boden liegenden Mann. Und dieser winzige Funke erlöscht schnell.

Wer ist der Täter, der für diesen brutalen Mord verantwortlich ist? Elf Jahre lang bleibt das Verbrechen an einem Hamburger aus dem Jahr 2003 ein ungelöster Cold Case. Zwar hat es schon von Beginn an einen Verdächtigen gegeben, der ein Motiv gehabt hätte. Doch dieser Mann präsentiert den Ermittlern ein Alibi. Erst als dieses Alibi Jahre später platzt, wird der Hamburger vor Gericht gestellt. Es wird ein zäher Prozess, der 57 Verhandlungstage dauert und immer wieder überraschende

Wendungen nimmt. Doch am Ende ist das Urteil eindeutig.

Was ist in der Nacht vom 3. auf den 4. Oktober 2003 geschehen? Kaufmann Ali R. liegt in seiner Wohnung in einem Mehrfamilienhaus in Hamburg-Harburg und schläft. Plötzlich wird der 38-Jährige von seinem Mörder überrascht. Der Mann ist heimlich und leise mit einem Zweitschlüssel in die Wohnung eingedrungen und sticht nun voller Hass und mit Wucht immer wieder auf den im Bett liegenden Mann ein.

Die Stiche waren so heftig, dass die Klinge des Messers, – im Brustbein des Opfers steckengeblieben und abgebrochen ist. Dann verließ der Täter die Wohnung – im Glauben, dass das Opfer tödlich verletzt ist.

Doch Ali R. will nicht sterben. Er sammelt alle seine verbliebene Kraft und schafft es trotz seiner schwersten Verletzungen und obwohl er stark blutet, sich über ein rückwärtiges Treppenhaus in den Hinterhof des Hauses zu schleppen. Dabei schreit er vor Schmerzen. Dadurch wird der Messerstecher erneut auf ihn aufmerksam. Der Täter kehrt nun in die Wohnung des Opfers zurück, holt sich dort ein zweites Messer, verfolgt den 38-Jährigen bis in den Innenhof und sticht erneut auf ihn ein.

Dabei ging der Täter wiederum so extrem brachial zur Sache, dass auch dieses zweite Messer abbrach. Schließlich versuchte der Verbrecher, das Opfer noch durch diverse Schnitte im Hals- und Nackenbereich zu enthaupten. Der schwer verletzte Unternehmer starb an Ort und Stelle, in diesem Hinterhof.

Nach diesem brutalen Verbrechen laufen die Ermittlungen auf Hochtouren. Es wird bekannt, dass Ali R. in den Monaten vor seinem Tod ein Verhältnis mit einer verheirateten Frau hatte. Und so rückt deren Ehemann in den Fokus der Ermittlungen. Der gehörnte Gatte könnte ein Interesse daran gehabt haben, seinen Nebenbuhler aus dem Weg zu räumen. Dieses Motiv erscheint noch einleuchtender, als bekannt wird, dass Ali R. mit der verheirateten Frau sogar in den Urlaub in die Türkei gefahren war. Zudem hatte das spätere Opfer die kleine Wohnung in Hamburg-Harburg angemietet, um sich mit seiner Geliebten heimlich treffen zu können. Und es gibt Hinweise darauf, dass der Ehemann von dem Verhältnis seiner Frau und dem Liebesnest erfahren hatte.

Als dieser Verdächtige sehr bald nach dem Tod von Ali R. von der Polizei befragt wird, nennt er die Namen dreier Arbeitskollegen, mit denen der 35-Jährige zur Tatzeit gemeinsam auf einem Kneipenbummel gewesen sein will. Die drei Kollegen bestätigen dies. Also geht die Polizei davon aus, dass der Ehemann nicht der Täter ist oder man ihm die Tat jedenfalls nicht nachweisen kann.

Die Ermittlungen treten nun über Jahre auf der Stelle, obwohl die zuständigen Kriminalbeamten nicht lockerlassen und immer an dem Fall dranbleiben. Unter anderem werden zwei verdeckte Ermittler eingesetzt.

Zum Durchbruch bei der Polizeiarbeit führt jedoch eine andere Entwicklung. Denn mittlerweile gibt es bessere technische Möglichkeiten bei der Spurenauswertung. Eine große Rolle spielen Verfahren, die eine präzisere Auswertung von DNA-Spuren ermöglichen – also auch der Spuren, die 2003 am Tatort gesichert worden sind. Vor diesem Hintergrund gehen die Ermittler nun an die Öffentlichkeit. Unter anderem wird der Fall in der bundesweit ausgestrahlten Fahndungssendung „Aktenzeichen XY... ungelöst“ aufgegriffen. Und plötzlich melden sich unabhängig voneinander Zeugen. Ihre Aussagen deuten darauf hin, dass der zunächst tatverdächtige

Ehemann, der angeblich ein Alibi hat, doch der Mörder gewesen sein könnte.

Es ist mittlerweile Ende September 2014, elf Jahre nach dem brutalen Mord, als die Polizei erneut bei dem ursprünglich Verdächtigen Omar N. auftaucht. Dem mittlerweile 46-Jährigen wird der Haftbefehl eröffnet, und die Handschellen klicken, als er, Angestellter bei einer Hamburger Firma, gerade bei der Arbeit ist. Er sei völlig überrascht gewesen, dass die Polizei bei seinem Arbeitgeber erscheint, heißt es. Widerstandslos habe er sich festnehmen und abführen lassen. In seiner Vernehmung bei der Mordkommission schweigt er. Später wird dieser Mann wegen Mordes angeklagt und vor Gericht gestellt. Ein sogenanntes Mordmerkmal ist dabei die Heimtücke.

Heimtücke ist eines von mehreren im Gesetz aufgeführten Mordmerkmalen und kommt in der Praxis wohl am häufigsten vor. Sie liegt nach der dafür geltenden Definition stets dann vor, wenn das Opfer arg – und wehrlos ist und sich deshalb keines Angriffs auf Leib oder Leben gewärtig ist. Eine weitere Voraussetzung für die Heimtücke ist, dass der Täter diese Umstände erkennt und zur Begehung der Tat ausnutzt. Da das Opfer in unserem Fall zu Beginn der Tatausführung geschlafen hatte, liegt Heimtücke gewissermaßen auf der Hand.

Trotz dieser vermeintlich eindeutigen Einordnung der Tat als Mord gibt es Umstände, die erwarten lassen, dass die Beweisaufnahme in dem Verfahren sehr aufwendig werden wird. Denn hier lagen zwischen Tat und Prozess mehr als elf Jahre. Jeder weiß, dass die Erinnerung mit der Zeit nicht besser wird. Natürlich muss unter diesen Umständen die Schilderung von Zeugen besonders kritisch geprüft werden.

Außerdem gibt es einen Hauptbelastungszeugen, der nicht mehr befragt werden kann – aus einem einfachen Grund: Der Mann ist mittlerweile tot.

Verstorbene Zeugen sind laut Strafprozessordnung ein „unerreichbares Beweismittel". Dabei ist im Fall des Mordes im Hinterhof gerade dieser Zeuge für die Beweisaufnahme ganz besonders wichtig. Der Mann ist nämlich nach Erkenntnis der Ermittlungsbehörden bei dem Übergriff auf das Opfer zusammen mit dem eigentlichen Mörder in der Wohnung gewesen, und zwar als dessen Begleiter. Es gab also sehr wahrscheinlich einen direkten Tatzeugen. Das Problem: Dieser Mann ist einige Zeit nach dem Tatgeschehen bei einem Angel – oder Badeunfall in der Türkei in ein Gewässer gestürzt und ertrunken. Bei ihm zur Zeit des Unfalls: ausgerechnet der Mordverdächtige Omar N. Wie sich dieser Unfall des Zeugen genau abgespielt hat, ist bis heute ungeklärt.

Zu Beginn der Hauptverhandlung am 17. März 2015 schweigt der Angeklagte Omar N. zu den Vorwürfen. Durch eine Erklärung, die seine Verteidiger verlesen, bestreitet er die Tat. Im Ermittlungsverfahren hatte Omar N. noch gegenüber der Polizei behauptet, er habe erst durch seine Frau erfahren, dass Ali R. tot sei. Das habe ihn überrascht. Er selber habe den 38-Jährigen nicht gut gekannt, sei aber wohl einmal in dessen Wohnung gewesen – womit mögliche DNA-Spuren am Tatort zu erklären seien.

Laut Ermittlungen hatten sich die Ehefrau des späteren Angeklagten und Ali R. im Jahr 2002 kennengelernt. Die Verkäuferin baute sich damals eine Karriere als Sängerin auf, und der Unternehmer aus Niedersachsen, ein dreifacher Vater, wollte ihr bei einem CD-Projekt helfen. Sie begannen eine Liebesbeziehung – die aber im Juli

2003 aufflog, als Omar N. zufällig beobachtete, wie seine Frau von Ali R. von der Arbeit abgeholt wurde.

Daraufhin soll es zunächst zu Gewalttätigkeiten des gehörnten Ehemanns gegen seine Frau gekommen sein. Aus Rage über das heimliche Verhältnis soll Omar N. seine Frau gewürgt und sie mit einem Fahrradhelm geschlagen haben. Die Folge dieser Übergriffe durch den Ehemann war, dass die Frau sogar kurz bewusstlos wurde und im Krankenhaus behandelt werden musste. Omar N. soll seine Frau dazu gedrängt haben, in der Klinik anzugeben, sie habe sich die Verletzungen bei einem Sturz zugezogen. Danach soll Omar N. erneut gegen seine Frau gewalttätig geworden sein.

Die eigentliche Mordtat hat sich laut Anklage so abgespielt: Ursprünglich hat Omar N. zunächst vorgehabt, mit Unterstützung seines Freundes beziehungsweise Komplizen den Nebenbuhler durch Schläge zu verletzen. Omar N. nahm sich deshalb heimlich die Haustürschlüssel, die seine Ehefrau für die kleine Wohnung besaß, die sie und Ali R. als Liebesnest nutzten. Dort in der Wohnung sollte Ali R. nun zusammengeschlagen werden, es sollte ihm Angst eingejagt werden. Mit dieser „Abreibung" sollte Ali R. davon abgehalten werden, je wieder Kontakt mit der Ehefrau von Omar N. aufzunehmen. Das Liebespaar sollte sein Verhältnis ein für allemal beenden.

Also eine sogenannte Abreibung, ein paar blaue Augen zur Vergeltung und Abschreckung. Obwohl das ja schon schlimm genug gewesen wäre und den Tatbestand der Körperverletzung erfüllt hätte. Da Omar N. einen Freund dabei hatte und dieser offenbar mit hätte zuschlagen sollen, hätte es sich dann um eine gemeinschaftliche und damit gefährliche Körperverletzung gehandelt. Und da liegt die

Strafandrohung schon bei mindestens sechs Monaten bis zu höchstens zehn Jahren. Aber es kam ganz anders, und sehr viel schlimmer. Die Sache eskalierte.

Zwischen den offenbar geplanten Schlägen und dem, was dann an tatsächlicher Gewalt ausgeübt wurde, liegen Welten. Zunächst hatten sich Omar N. und sein Freund, die wohl beide mit Sturmhauben maskiert waren und Handschuhe trugen, heimlich mit dem Schlüssel von Ali R.s Geliebten Zugang zu der Wohnung des späteren Opfers verschafft. Zu der Eskalation soll es gekommen sein, weil Omar N. dann in der Wohnung Fotos sah, die seine Ehefrau und das Tatopfer als heimliches Liebespaar im Türkeiurlaub zeigten.

Was nun geschieht, soll Omar N. – zwar im Beisein seines Freundes, aber ohne dessen Mithilfe – allein getan haben. Voller Wut und Eifersucht, so heißt es später, habe er sich spontan entschlossen, Ali R. zu töten. Zu diesem Zweck hat der Angeklagte laut Staatsanwaltschaft aus einem Messerblock ein Messer gegriffen und vielfach auf den im Bett schlafenden Ali R. eingestochen. Dieser erwacht und versucht vergeblich, sich gegen den Angriff zur Wehr zu setzen. Nachdem die Klinge des Messers im Brustbein des Opfers steckengeblieben und der Griff abgebrochen ist, verlassen der Angeklagte und sein Begleiter die Wohnung in Richtung des vorderen Treppenhauses. Der Angeklagte geht zunächst davon aus, das Opfer bereits tödlich verletzt zu haben.

Tatsächlich sind schon diese ersten Verletzungen erheblich gewesen. Insgesamt hat das Opfer 28 Stichverletzungen erlitten, vornehmlich im Bereich des Oberkörpers. Unter anderem drangen mehrere Stiche in Herz, Lunge, Zwerchfell, Leber, Magen und Bauchspeicheldrüse ein. Ein Stich ging 14 Zentimeter tief in die Brust und verletzte

Herz und Lunge so schwer, dass allein das schon, wegen erheblicher Blutungen nach innen, geeignet war, den Tod herbeizuführen.

Insofern ist es erstaunlich, dass das Opfer sich noch ins Treppenhaus, die Stufen hinunter und in den Hinterhof schleppen konnte. Das muss dem Mann enorme Kräfte gekostet und erhebliche Schmerzen bereitet haben. In diesem Innenhof brach Ali R. dann zusammen. Nun soll Omar N. aus der Küche des Opfers ein weiteres Messer genommen und den 38-Jährigen erneut verfolgt und versucht haben, dem Opfer mit mehreren Messerschnitten den Kopf vom Nacken her abzutrennen.

Im Prozess sagt unter anderem der Polizist aus, der nach einem Notruf aus der Nachbarschaft gemeinsam mit Kollegen als einer der Ersten im Hinterhof angekommen war und den schwer verletzten Mann gefunden hat. Dieser Zeuge, ein gestandener Polizeibeamter, erzählt, wie er dem Sterbenden die Hand gehalten hat. Er schildert, dass er nach einer Weile gesehen hat, wie dessen Blick brach.

Als der Zeuge diese Erlebnisse schildert, klingt er, als hätte er einen Kloß im Hals. Bedenkt man, dass die Ereignisse, über die der Polizeibeamte berichtet, zu dem Zeitpunkt mehr als zwölf Jahre zurückliegen, kann man ahnen, dass die Szenerie dort im Hinterhof mit dem sterbenden Mann besonders schrecklich und bedrückend gewesen sein muss. Es sind stille Momente des Grauens.

In den Minuten zuvor war es jedoch alles andere als ruhig gewesen. Es gab Lärm und Schreie im Treppenhaus, die eine Frau in einer anliegenden Wohnung erwachen ließen. Was diese Nachbarin dann von einem Fenster aus im Innenhof beobachtet hat, hat sie in einer ausführlichen Zeugenvernehmung der Polizei berichtet.

Über ihre Aussage wird, wie generell üblich, ein Vernehmungsprotokoll angefertigt. Wieder einmal zeigt sich, wie wichtig es ist, dass solche Zeugenbefragungen sorgfältig dokumentiert werden. Denn als es zum Prozess gegen Omar N. kommt, ist diese Zeugin bereits verstorben. Ihre Aussage wird also mittelbar über die damals vernehmenden Polizeibeamten eingeführt.

Demnach sah die Zeugin, dass der Täter das Opfer mehrfach getreten hat. Weiter beobachtete sie, dass der Mörder versucht hat, den schwer verletzten Mann zu enthaupten. Schließlich sah sie, wie der Täter sich von dem Opfer entfernte, dabei seine Maskierung ablegte, sich die Haare glatt nach hinten strich und außerdem beim Weggehen prüfend unter seine beiden Schuhsohlen blickte.

Insbesondere diese letzten Details aus der Aussage der Zeugin wurden zu einem entscheidenden Puzzlestück bei der Beweisaufnahme und der Einordnung des Verbrechens. Denn das Verhalten des Täters zeigt, wie durchdacht der Mann in diesem Moment gehandelt hat. Er ist nicht panisch weggelaufen, sondern hat sich relativ ruhig und kontrolliert entfernt. Und dass er unter seine Schuhsohlen geschaut hat, sollte doch sehr wahrscheinlich dem Zweck dienen, sich vergewissern zu wollen, dass er keine Spuren hinterlässt. Es muss am Tatort sehr viel Blut gegeben haben, in das er möglicherweise hätte hineintreten können. Dies hätte zu Abdrücken seiner Sohlen und Blutanhaftungen führen können.

Die Aussage der Zeugin, die den Täter recht präzise beschrieben hat, ist mit ein Grund dafür, dass Omar N. schließlich sein Aussageverhalten doch noch ändert. Am 29. September 2015, es ist mittlerweile der 34. Hauptverhandlungstag, legt er ein Teilgeständnis ab.

So eine 180-Grad-Wendung geschieht nicht ohne Grund. Das Bestreiten einer Tat und das Schweigen macht so lange und dann Sinn, wenn der Angeklagte auf einen Freispruch hoffen kann.

Ein Geständnis beziehungsweise Teilgeständnis wäre demgegenüber dann vernünftig, wenn sich im Prozess Details ergeben, die eher darauf hindeuten, dass man dem Angeklagten eine Tat nachweisen kann – es also wohl eher auf eine Verurteilung hinausläuft. Das wäre dann der Fall, wenn beispielsweise Erkenntnisse aus einer Telefonüberwachung schlüssig sind, wenn Zeugen besonders überzeugend aussagen oder Spuren ausgewertet werden, die aussagekräftig sind und auf den Angeklagten als Täter hinweisen.

In so einem Fall, also wenn eine Verurteilung droht, ist häufig die Flucht nach vorn sinnvoll: ein Geständnis, mit dem man sozusagen „Punkte machen" kann, weil es in der Regel als strafmildernd gewertet wird. Das kann durchaus einige Monate oder im Extremfall sogar einige Jahre Haft ersparen.

Allerdings ist in einem Mordprozess, wie im Fall des Verfahrens gegen Omar N., die rechtliche Lage in einem entscheidenden Punkt anders. Bei einer Verurteilung wegen Mordes hat das zuständige Gericht praktisch keinen Spielraum. Das Gesetz sieht in solchen Fällen regelhaft die lebenslange Freiheitsstrafe vor. Da nützt auch ein Geständnis nichts – es bleibt bei lebenslang.

Eine andere Situation ergibt sich, wenn es außerordentliche Umstände gibt, die beispielsweise eine verminderte Schuldfähigkeit des Angeklagten nahelegen. In diesem Fall kann nach gesetzlich genau bestimmten Vorgaben eine sogenannte zeitige Freiheitsstrafe herauskommen. Bei einem Mord liegt der Strafrahmen in diesem Fall dann zwischen drei und 15 Jahren, eine große Bandbreite.

Was also ist im Prozess gegen Omar N. geschehen, dass er nach anfänglichem Bestreiten doch noch einräumt, Ali R. mit dem Messer verletzt und getötet zu haben? Tatsächlich hat diesen Wandel in der Verteidigungsstrategie neben den Beobachtungen der Nachbarin die Aussage zweier weiterer, wichtiger Zeugen bewirkt. Beide konnten allerdings nicht selbst im Prozess anwesend sein.

Der eine Zeuge ist jener Mann, der mutmaßlich bei der eigentlichen Tat im Jahr 2003 in der Wohnung dabei war – und der drei Jahre später in der Türkei zu Tode kam. Dass die Aussage von Ahmed Z. posthum so große Bedeutung erlangen kann, liegt daran, dass dieser Zeuge sich offenbar schon früher zwei Menschen anvertraut und von dem Tatgeschehen und der Täterschaft des Angeklagten berichtet hat. Dies geschah relativ zeitnah nach dem Verbrechen.

Einer dieser Vertrauten ist ein guter Bekannter des Zeugen. Dieser Freund hatte sich als Informant bereits von sich aus an die Polizei gewandt. Da zu befürchten war, dass er wegen dieser belastenden Aussage gefährdet sein könnte, hatten Polizei und Staatsanwaltschaft dem Zeugen Vertraulichkeit zugesichert. Entsprechend konnte jetzt im Prozess nicht der Zeuge selber gehört werden, sondern nur jene Kriminalbeamten, die ihn Jahre zuvor vernommen hatten.

Dass bei einer sogenannten „Unerreichbarkeit" von Zeugen die zuständigen Kriminalbeamten vor Gericht über seine damalige Aussage berichten, kommt nicht selten vor. In der Regel wird jedoch nur dann von dieser Möglichkeit Gebrauch gemacht, wenn der eigentliche

Zeuge entweder verstorben ist oder etwa mittlerweile im Ausland lebt und deshalb nicht ohne Weiteres zur Zeugenaussage geladen werden kann.

Hier handelte es sich um einen Sonderfall, weil die Gefahr bestand, dass Leib oder Leben des Informanten gefährdet sein könnten, wenn seine Identität bekannt wird. Etwaige Alternativen, also etwa ein Auftritt mit einer „Verkleidung" des Zeugen, beispielsweise mit Brille und Perücke, kamen nach Einschätzung der Ermittler nicht in Betracht. Ebenso wenig schien es möglich, den Zeugen in einem separaten Raum unterzubringen und seine Aussage in den Verhandlungssaal zu übertragen. Dies hätte wohl ebenfalls nicht ausgereicht, um die Sicherheit des Zeugen zu gewährleisten.

Was dieser Informant damals bei der Polizei bekundet hat, ist tatsächlich für die weitere Beweisaufnahme von großer Bedeutung. Die Quintessenz seiner Aussage ist, dass der mutmaßliche Komplize des Angeklagten ihm damals die Tat in der Wohnung detailliert und eindrücklich geschildert hat. Insbesondere hat der Informant glaubhaft erzählen können, wie die Tat plötzlich eskaliert sei. Er schilderte präzise, dass der Angeklagte mit dem Messer gezielt angegriffen habe und das Opfer letztlich wehrlos war. Denn Ali R. habe in den ersten Momenten der Messerattacke zunächst noch schlafend, dann im Bett liegend beziehungsweise sitzend nicht die Möglichkeit gehabt, sich zu verteidigen.

Für das Gericht sind diese Aussagen auch deshalb glaubhaft, weil sie von einer weiteren Zeugin bestätigt werden. Diese Zeugin hatte sich ganz überraschend in der Hauptverhandlung zu Wort gemeldet. Es handelt sich bei ihr um die Schwester von Ahmed Z., also jenes Mannes, der offenbar bei der Tat mit in der Wohnung war. Sie sitzt nach vielen Verhandlungstagen erstmals im Zuhörerraum des Gerichtssaals und wird vom Angeklagten erkannt. Auf einen entsprechenden Hinweis der Verteidigerin, dass es sich um eine mögliche Zeugin handeln könnte, wird die Frau am nächsten Sitzungstag als Zeugin vernommen. Sie berichtet sehr anschaulich und detailliert, wie ihr Bruder in jener Nacht völlig aufgelöst nach Hause gekommen sei. Er habe erzählt, dass etwas Schlimmes passiert sei und der Angeklagte jemanden umgebracht habe.

Die Zeugin erzählt weiter, dass ihr Bruder erschüttert und geradezu fassungslos gewesen sei. Sie habe ihn noch nie in einer so aufgewühlten Verfassung erlebt. Er sei den Tränen nahe gewesen. Ahmed Z. habe berichtet, sie hätten dem Opfer eigentlich nur Angst machen, ihn gegebenenfalls mit Schlägen einschüchtern wollen. Aber die Situation sei eskaliert. Dann habe ihr Bruder erzählt, was sich nun insbesondere in der Wohnung abgespielt habe. Dabei sei es vor allem um die massiven Messerangriffe von Omar N. gegen das Opfer gegangen.

Wenn man diese Schilderung über die Tat mit den Verletzungen vergleicht, die das Opfer davongetragen hat, dann passt das gut zusammen. Es war eine Vielzahl von Stichen und Schnitten, überwiegend mit großer Wucht ausgeführt, an unterschiedlichen Stellen des Körpers. Das spricht für ein dynamisches Geschehen, bei dem sich Täter und Opfer bewegen. Und es erklärt die Tiefe einzelner Wunden, wenn die Stiche und Schnitte offenbar mit heftiger Wut und Hass ausgeführt wurden.

Wenn so viele Jahre nach einer Tat eine Zeugin überraschend bei Gericht aussagt und diese Zeugin einen Sachverhalt lediglich vom Hörensagen schildern kann, wird die Aussage von Gericht, Staatsanwaltschaft und natürlich der Verteidigung besonders kritisch geprüft. Es werden viele Nachfragen gestellt, um sich ein vollständiges Bild einerseits von der Zeugin und andererseits von dem geschilderten Tatablauf machen zu können. In diesem Fall wirkt die Aussage der Zeugin auf das Gericht nicht nur besonders glaubwürdig, sie wird darüber hinaus durch die Schilderungen des Informanten ergänzt und gestützt. So ergibt sich für das Gericht ein schlüssiges Bild davon, was sich in der Tatwohnung abgespielt hat.

Diese beiden Zeugenaussagen führen im Prozess dann zu einer entscheidenden Wende.

Vieles spricht nun dafür, dass Omar N. tatsächlich der Täter ist, der seinen Nebenbuhler Ali R. umgebracht hat. Und aus diesem Grund hat sich der Angeklagte dann am 34. Verhandlungstag doch noch zu den Vorwürfen geäußert und die Tötung von Ali R. zumindest in wesentlichen Teilen eingeräumt. Dieses Teilgeständnis muss Omar N. erhebliche Überwindung gekostet haben. Immerhin hat er viele Jahre als unbescholtener Mann gegolten und alles dafür getan, um dieses Bild aufrecht zu halten – inklusive der Tatsache, dass er Kollegen gebeten hat, ihm ein falsches Alibi zu geben.

Doch nach der Aussage der beiden neuen Zeugen erscheint es dem Angeklagten die klügere Strategie, mit der Sprache herausrücken, um zu versuchen, noch das Beste für sich herauszuholen. Es soll die Flucht nach vorn werden.

Die Einlassung des Angeklagten erfolgt durch seine Verteidiger, die eine Erklärung verlesen. Darin geht es zunächst um die Vorgeschichte, wie seine Frau und Ali R. überhaupt miteinander in Kontakt kamen. Schließlich, so lässt es der Angeklagte vortragen, habe er den

Verdacht gehabt, dass seine Frau und Ali R. ein Verhältnis miteinander hätten und dass sie sich in der Wohnung, in der es später zu der Tat kam, treffen würden. Also habe er sich heimlich den Schlüssel zu der Wohnung verschafft und habe sie aufgesucht, um zusammen mit einem Freund dem Nebenbuhler eine Abreibung zu verpassen.

Beim Anblick der Urlaubsfotos, die seine Frau und seinen Nebenbuhler zeigten, habe ihn eine „wahnsinnige Wut" gepackt. Er habe – so heißt es in der Erklärung des Angeklagten wörtlich – „nicht gewusst, ob er atme oder nicht", er sei „wie Eis festgefroren" gewesen und habe „gedacht, sein Herz fliege gleich raus". Er wisse nicht, was in diesem Moment mit ihm passiert sei. Er sei „weg gewesen und habe keine Luft mehr bekommen". Er habe nichts mehr gemerkt und habe das „Gefühl gehabt, auf einmal wie blind und taub zu sein".

Mit dieser bildhaften Schilderung will der Angeklagte sicher verdeutlichen, er habe während der Tat vollkommen neben sich gestanden und sei nicht mehr Herr seiner Sinne gewesen. Also eine klassische Affekttat. In dem Fall könnte es darauf hinauslaufen, dass der Angeklagte zur Tatzeit vermindert schuldfähig gewesen sein könnte.

Der Angeklagte führt in der von seinen Verteidigern verlesenen Erklärung weiter aus, dass das spätere Opfer zu dem Zeitpunkt, als die Angreifer in die Wohnung eindrangen, wach gewesen sei. Es sei zwischen ihnen zu einem Gerangel gekommen. Er habe gemerkt, dass Ali R. ziemlich stark sei, und habe einen Gegenstand als Schlagwerkzeug gesucht. Von einem Tisch habe er sich ein Messer gegriffen und damit auf den 38-Jährigen eingestochen. Beim ersten Stich habe Ali R. ihm gegenüber gestanden.

Nach dem Kampf sei ihm vom Geruch des Blutes übel gewesen, heißt es in der Darstellung von Omar N. weiter.

Er habe keine Luft bekommen, sei taub gewesen, „wie in Watte gepackt". Er sei nun aus der Wohnung in den Innenhof gegangen. Schreie habe er nicht gehört. Schließlich sei Ali R. in den Hof getreten und schreiend auf ihn zugekommen. Er habe ihn mit dem Messer abgewehrt und dabei vermutlich am Arm getroffen. Der Mann sei kurz zu Boden gegangen und habe Anstalten gemacht, wieder aufzustehen. Als der Geschädigte hockte oder saß, habe er ihm einen Schnitt am Nacken zugefügt. Ob er beim Verlassen des Innenhofs noch unter seine Schuhe geschaut habe, erinnere er nicht mehr.

Er habe erst nach der Tat erfahren, dass Ali R. Familienvater gewesen sei. Gerade mit Blick auf dessen Kinder bedauere er die Tat.

Die Unterschiede dieser Darstellung zum ursprünglichen Sachverhalt sind erheblich. Wenn man bedenkt, dass es in der Anklage unter anderem um Mord mit dem Merkmal der Heimtücke ging, weil das Opfer zu Beginn des Angriffs schlief, soll es nun laut Schilderung des Angeklagten ganz anders gewesen sein. Ali R. sei demnach wach und verteidigungsbereit gewesen. Wenn dies stimmt, wäre es wohl kein Mord, sondern ein Totschlag gewesen, möglicherweise sogar im Zustand erheblich verminderter Schuldfähigkeit. Für ein solches Verbrechen sieht das Gesetz einen Strafrahmen von zwei bis elf Jahren und drei Monaten vor. Innerhalb dieses Rahmens muss die für den konkreten Fall richtige Strafe gefunden werden. Sehr wahrscheinlich hofft Omar N. auf so eine – im Verhältnis zu „lebenslänglich" – vergleichsweise milde Strafe.

Doch das Kalkül des Angeklagten geht nicht auf. Das Gericht kommt zu dem Schluss, dass seine Angaben in maßgeblichen Punkten nicht glaubhaft sind. Er sei vielmehr in hohem Maße berechnend und taktierend vorgegangen. So habe er sich nur wenige Stunden nach der Tat ein falsches Alibi verschafft. Überdies habe sich der Angeklagte in einer frühen Vernehmung im Oktober 2003 nicht darauf beschränkt, die Tat zu leugnen, vielmehr habe er bewusst wahrheitswidrig erklärt, er sei bereits bei anderer Gelegenheit in der Wohnung von Ali R. gewesen. Mit diesem erfundenen Sachverhalt habe der Angeklagte den Zweck verfolgt, eine scheinbar unverfängliche Erklärung für etwaige bei der Tat hinterlassene DNA- oder Faserspuren zu liefern.

Für das Gericht ist zudem offensichtlich, dass die Einlassung von Omar N. den Zweck verfolgt, eine Art „Schadensbegrenzung“ zu betreiben angesichts der Tatsache, dass sich die Beweislage gegen ihn verdichtete.

Diesen Eindruck hat das Gericht insbesondere deshalb, weil der Angeklagte bei seiner Schilderung, welche Gefühlswelt er vor und während der Tat durchlaufen habe, „dick aufgetragen“ hat. Formulierungen „Wie in Eis festgefroren“ und er habe „nicht gewusst, ob er atme oder nicht“, scheinen wie aus einem Lehrbuch über Affektsymptome entnommen. Als hätte jemand die Schilderungen aus einer Art Ratgeber abgeschrieben.

Für das Gericht wirken die Formulierungen nicht authentisch. Es ist überdeutlich, wie sich diese Darstellung davon unterscheidet, wie der Angeklagte andere Begebenheiten geschildert hat. Diese waren nüchtern und von Aussparungen und Erinnerungslücken geprägt. Insofern erscheint es für die Kammer unwahrscheinlich, dass der Angeklagte für die Zeit der eigentlichen Tat wahrheitsgemäß seine Gefühlswelt beschrieben hat.

Widerlegt ist nach Überzeugung des Gerichts außerdem, dass das Opfer nicht geschlafen habe, als Omar N.

den Mann angriff. Dies widerspricht eindeutig den Darstellungen der beiden Zeugen, denen der Mittäter die Situation geschildert hatte.

Und so kommt das Gericht in dem insgesamt 57 Verhandlungstage dauernden Prozess zu der Überzeugung, dass es sich bei dem Verbrechen gerade nicht um eine Affekttat gehandelt hat. Das Urteil, das die Kammer im März 2016 gegen Omar N. verkündet, lautet auf lebenslange Haft wegen Mordes.

Dass der Angeklagte in einer psychischen Ausnahmeverfassung war, die seine Steuerungsfähigkeit eingeschränkt hätte, sieht das Gericht nicht. Damit folgt die Kammer dem Gutachten eines psychiatrischen Sachverständigen. Dieser hat ausgeführt, dass der Angeklagte zwar unter einer gewissen Anspannung stand, gleichwohl sehr planvoll, zielgerichtet und kontrolliert gehandelt hat. Dafür spricht unter anderem, dass Omar N. nach seinen letzten Handlungen im Innenhof noch seine Schuhsohlen kontrolliert hat.

„Sie haben großes Leid über die Familie des Opfers und Ihre eigene Familie gebracht“, sagt der Vorsitzende Richter in der Urteilsbegründung. Den Schuldspruch und diese eindringlichen Worte nimmt der Angeklagte äußerlich unbewegt auf.

Zwar legt er noch Revision gegen die Entscheidung ein, nimmt das Rechtsmittel aber zurück, nachdem er die schriftliche Urteilsbegründung gelesen hat. Und so wird das Urteil rechtskräftig.

Nur ein kleiner Moment bis zum Tod

Am Turm des neuen Rathauses in Leipzig prangt um die Rathausuhr herum der weise Spruch, auf Lateinisch: „Der Tod ist sicher, die Stunde ungewiss.“ Mors certa, hora incerta. Darüber thront die Statue einer schönen Frau, ihr Körper von einem wallenden Gewand umspielt: die Wahrheit. Als Sinnbild hält sie in ihrer rechten Hand einen Spiegel als Symbol der Wahrhaftigkeit, der eindeutigen Wiedergabe allen Seins, der Wiedergabe dessen, was wirklich da ist.

Die Feststellung ist gleichermaßen banal und tiefsinnig: Das einzig Sichere im menschlichen Leben ist, dass wir sterben müssen. Wir wissen nur nicht wann, wie, wo und woran. Die Fälle in der Rechtsmedizin lehren uns: Leider stirbt man manchmal schneller, als man denkt.

Für den Bruchteil einer Sekunde unaufmerksam, einmal falsch reagiert, ein Fehltritt, eine fatale Entscheidung – schon ist man tot. Unter Umständen genügt ein winziger Moment zur falschen Zeit für eine tödliche Komplikation. Ein „mitten im Leben“ stehender Mensch mit einer eigentlich gesunden und positiven Zukunftsperspektive wird ganz plötzlich aus dem Leben gerissen.

In der Sterbeanzeige steht dann: gänzlich unerwartet, völlig überraschend, ein Schicksalsschlag, herausgerissen aus der Mitte des Lebens.

Es fällt uns schwer zu akzeptieren und zu verstehen, wie so etwas geschehen kann. Solche tödlich endenden Abläufe kann es in jeder Phase des Lebens geben. Der Erfahrungshorizont der Rechtsmedizin bietet zahlreiche Abläufe, bei denen ein plötzliches Trauma das Leben jäh beendet, wobei der Sterbeprozess unter Umständen in wenigen Sekunden oder sogar nur in Bruchteilen einer Sekunde abläuft.

Von einer Sekunde zur nächsten ist für den Betroffenen alles zu Ende. Und für die Hinterbliebenen ist von diesem Moment an alles anders. Solche Augenblicke kommen immer wieder vor. Es gibt sie auch in einer scheinbar friedlichen Umgebung. Aus einer völlig harmlos erscheinenden Ausgangssituation heraus.

Wenn ein Augenblicksversagen über Leben und Tod entscheidet: Das gilt insbesondere im Straßenverkehr. Und es kann jeden treffen. So war es auch bei meinem Kollegen Dr. K. aus einer Abteilung des Universitätsklinikums Hamburg-Eppendorf, mit der wir aus unterschiedlichen Gründen enge wissenschaftliche Kontakte pflegten. Dr. K. war ein besonders beliebter, kompetenter und erfahrener Kollege, der in dem hektischen Betrieb eines Krankenhauses stets Ruhe und Gelassenheit bewahrte. Von den Patienten wurde er immer wieder ausgesprochen positiv beurteilt. Für seine Kollegen hatte er stets gute klinische Tipps für Diagnostik und Therapie bereit, auch in kniffligen Situationen. Auf ihn konnte man sich verlassen. Bei den Chefs war er ebenfalls außerordentlich geschätzt.

Aus seinem Nachruf sei folgende Passage zitiert: „Dr. K. war ein Mann, der sehr vielen anderen immer wieder sehr mit Rat und Tat geholfen hat. Das galt übrigens ganz ähnlich auch im familiären und sonstigen Bereich. Mit seinen 50 Jahren war er ein sehr aktiver, lebenslustiger Typ.“

Bis zu jenem verhängnisvollen Tag im Mai und dem plötzlichen Tod aus dem Nichts am Alsterufer. Auf der Straße An der Alster wurde er von einer 21-jährigen Frau überfahren, die alkoholisiert war, zu schnell fuhr und zu spät reagierte. Was war geschehen?

Ein ganz normaler Arbeitstag war zu Ende gegangen. Abends beging die Klinik eine lange geplante Betriebsfeier in einem bekannten Lokal direkt an der Außenalster. Dr. K. verbrachte auf dieser Feier drei entspannte Stunden im Kreise seiner Mitarbeiterinnen und Mitarbeiter. Wie stets trank er keinen Alkohol, da er mit seinem eigenen Wagen gekommen war. Diesen hatte er in einer der Parkbuchten der hier sehr breiten, vierspurigen Straße An der Alster abstellen können.

Als Dr. K. nun abends gegen 21 Uhr bei Dämmerlicht zu seinem Auto zurückkam, fiel ihm ein Strafzettel an der Frontscheibe seines Fahrzeugs auf, aus dem hervorging, dass sein Fahrzeug abgeschleppt werden sollte. So jedenfalls die nachträgliche Deutung für den nun folgenden Geschehensablauf.

Dr. K. wollte die Sachlage dokumentieren und machte mit seinem Smartphone Bilder von der Situation. Dazu trat er auf die Straße.

Die gnadenlos unglückliche Folge: Auf der rechten Fahrspur stadteinwärts wurde er von einem sehr schnell herannahenden Ford Fiesta erfasst. Die Kollision erfolgte im mittleren Bereich des Unfallfahrzeugs. Der Fußgänger wurde „aufgeladen“ und schlug mit dem Kopf sehr heftig auf die Windschutzscheibe. Der Körper verblieb danach auf der Motorhaube.

Der Wagen kam nur relativ langsam und mit einem längeren Bremsweg 90 Meter hinter der Unfallstelle zum Stehen. Dr. K. erlag seinen schwersten Unfallverletzungen wenig später in der nahe gelegenen Klinik St. Georg, ohne das Bewusstsein wiedererlangt zu haben.

Bei der gerichtlichen Sektion haben wir folgendes Verletzungsmuster festgestellt: ausgedehnte Weichteilblutungen im Bereich von Hals und Schädelbasis. Zweifache grob verschobene und instabile Fraktur der Halswirbelsäule. Zerreißung des oberen Hals-Rückenmarks. Brustkorbniederbruch mit zahlreichen Rippenfrakturen, Lungenanspießungen und Lungenquetschungen sowie Blutung und Lufteintritt in die Brusthöhle (lateinisch: Hämatothorax). Mehrfache Lebereinreißungen. Oberarmbruch rechtsseits. Unterschenkelfrakturen beidseits.

Das Verletzungsmuster spricht für ein Anfahren der stehenden Person im Bereich der rechten Körperseite. Die schweren knöchernen Verletzungen belegen eine erhebliche Geschwindigkeit des Unfallfahrzeugs. Die massiven Verletzungen im Bereich von Hals und Brustkorb waren mit einem Überleben nicht vereinbar. Der Tote hatte 0,0 Promille Blutalkoholkonzentration.

Durch unsere Sektionsergebnisse war völlig klar, dass der Mann im Stehen an der rechten Körperseite angefahren wurde. Außen am rechten Unterschenkel befand sich ein ausgedehnter Quetschungsbereich von Haut und Weichteilen mit Hautablederung und typischer, keilförmiger Schienbeinfraktur. Es war ein lehrbuchmäßiger Befund, eine sogenannte „Messerer-Fraktur". Dabei handelt es sich um einen Keilbruch des Schienbeins, wobei die Spitze des Keils in diesem Fall zur linken Körperseite zeigte. Das ist dann regelhaft die Fahrtrichtung des Unfallautos.

Ebenso lehrbuchmäßig – im Zusammenhang mit der für Stadtverkehr zu hohen Geschwindigkeit des Fahrzeugs – war der Kopf des Opfers im oberen Bereich der Frontscheibe des Unfallautos aufgeprallt. Den Splitterbruch der Frontscheibe konnte man auf den Bildern vom Unfall-Pkw gut nachvollziehen.

So weit, so schlimm. Rechtsmedizinisch war die Unfallrekonstruktion eindeutig. Es war für mich einmal mehr die Situation, dass ich den Leichnam einer mir persönlich bekannten Person zu untersuchen hatte. Ich werde häufig gefragt, ob ich hierbei die nötige professionelle Distanz habe, um völlig unvoreingenommen und rational die Befunddokumentation vornehmen zu können. Die Antwort ist ein klares und entschiedenes Ja! Das kann ich absolut trennen. Bei der Arbeit bin ich stets rechtsmedizinischer Vollprofi. Die persönliche Betroffenheit und der persönliche Draht zu den Angehörigen und Freunden des Toten stehen auf einem ganz anderen Blatt.

Für die Familie war der Tod des 50-Jährigen indes ein Horrorszenario – der Ehemann und Vater von einem Augenblick auf den anderen völlig unerwartet mitten aus dem Leben gerissen.

Neben der rechtsmedizinischen Analyse des Geschehens und den polizeilichen Ermittlungen ging es in diesem Fall noch um Entschädigungsleistungen und Schmerzensgeld für den Tod des Familienvaters und Ernährers. Diese wären dann gegebenenfalls in einem zivilrechtlichen Verfahren zu klären.

Parallel zu diesen für die Hinterbliebenen wichtigen Fragen sind für die juristische Aufarbeitung des Geschehens die Erkenntnisse aus dem Ermittlungsverfahren gegen die 21-jährige Unfallfahrerin von Bedeutung. Folgende Fakten haben sich laut Polizei und Staatsanwaltschaft ergeben:

Der Unfall geschah abends um 21 Uhr bei trockener, asphaltierter Straße. Es herrschte Dämmerlicht, dabei war die Fahrbahn durch Straßenlampen gut ausgeleuchtet. Es gab diverse Zeugen, die den Unfall mehr oder weniger gut beobachtet haben. In der Akte sind allerdings nur zwei Zeugenaussagen protokolliert. Der Fahrer eines wenige Meter entfernt geparkten Wagens gab an, die Unfallfahrerin sei mit deutlich überhöhter Geschwindigkeit ungebremst in den Fußgänger hineingefahren.

Ein Atemalkoholtest ergab bei der Unfallfahrerin um 22.15 Uhr 0,59 Promille. Um später eine präzisere Analyse vornehmen zu können, wurde der Frau um 23.42 Uhr eine Blutprobe entnommen. Sie hatte jetzt eine Blutalkoholkonzentration von 0,35 Promille. Die kalkulierte Blutalkoholkonzentration betrug für den Zeitpunkt des Unfalls um 21 Uhr bei realistischer Rückrechnung mehr als 0,5 Promille.

Bei der Blutentnahme wurde die Autofahrerin als nicht merkbar alkoholisiert eingeschätzt. Gegenüber den einschreitenden Polizeibeamten hinterließ sie ebenfalls einen kontrollierten Eindruck. Sie selbst gab an, vor Fahrtantritt ein Glas Sekt getrunken zu haben. Dies kann jedoch eindeutig nicht der Wahrheit entsprechen, es dürfte eher eine ganze Flasche Sekt gewesen sein. Bei nur einem Glas hätten wir eine geringere Atemalkoholkonzentration und vor allem nur eine minimale Blutalkoholkonzentration festgestellt.

Zur Sichtbarkeit des Fußgängers auf der Fahrbahn, zu seiner Gehstrecke, Geschwindigkeit und Laufrichtung gibt es widersprüchliche Angaben. Die Fahrerin des Unfall-Pkws sagte, sie habe eine Person am Rand der Fahrbahn bemerkt. Über ihre Reaktion, den Bremsweg und die Bremsverzögerung wurde viel diskutiert. Die Geschwindigkeit des Fahrzeugs wurde von der Fahrerin selbst mit etwa 65 km/h angegeben. Ein Zeuge schätzte direkt vor dem Unfall Tempo 65 bis 70. Aus technischen Experimenten mit einem Dummy wurde vom technischen Sachverständigen geschlossen, dass hier eine Kollisionsgeschwindigkeit von 65-70 km/h vorgelegen hatte.

Schon einige Wochen nach dem Unfallgeschehen stellte die Staatsanwaltschaft aufgrund der Ermittlungen das Verfahren ein. Und trotz wiederholter Beschwerden der Anwälte der Familie blieb die Staatsanwaltschaft bei ihrer Verfügung. Der Tenor lautete letztlich: „Es ist davon auszugehen, dass der Verkehrsunfall für die Beschuldigte weder vorhersehbar noch vermeidbar gewesen ist und dass der Unfall für den Geschädigten Dr. K. selbst dann tödlich verlaufen wäre, wenn die Beschuldigte mit einer ihrer leichten Alkoholisierung angepassten reduzierten Geschwindigkeit von 45 km/h gefahren wäre, sodass es an einem Pflichtwidrigkeitszusammenhang zwischen der Alkoholisierung, der Geschwindigkeitsüberschreitung und den tödlichen Unfallfolgen fehlt. Die Beschuldigte musste nicht damit rechnen, dass der Geschädigte Dr. K. die Fahrbahn betreten werde.“

Dieser Unfall blieb ein Fall, bei dem letztlich alle Betroffenen aus der Familie und dem Freundeskreis des Getöteten innerlich schwer getroffen und mit der Rekonstruktion unzufrieden waren. Die juristische Aufarbeitung des Unfallgeschehens blieb unbefriedigend. Es war nicht zu verstehen, dass die technischen Experten die offenen Fragen der Familienangehörigen nicht beantworten konnten. Übrigens: Das Smartphone des Unfallopfers mit den gerade gefertigten Fotos wurde vom Verkehrsunfalldienst nicht als Beweismittel sichergestellt.

Unter Berücksichtigung der Sektionsbefunde hatte ich das Unfallgeschehen zu meiner eigenen Überzeugung weitestgehend aufgeklärt. Der Kollege war als Fußgänger (sehr unvorsichtig!) auf der rechten Fahrbahn stadteinwärts vom Pkw mit vergleichsweise hohem Tempo angefahren, aufgeladen und tödlich verletzt worden. Unbefriedigend war von Anfang an (und blieb es letztlich auch) das Gutachten des technischen Sachverständigen zur Unfallrekonstruktion. Er ging davon aus, dass dieser Unfall für die Pkw-Fahrerin letztlich unvermeidlich war.

Nach meinem Verständnis blieben die Ermittlungen des Verkehrsunfalldienstes und die Beurteilung des Unfallablaufs durch die Staatsanwaltschaft so nicht nachvollziehbar.

Was in meinen Augen unzureichend berücksichtigt wurde, war die deutlich überhöhte Geschwindigkeit (vorgeschriebene Höchstgeschwindigkeit innerorts hier 50 km/h) und das unverständliche Bremsverhalten der Unfallfahrerin, die den Mann an der Fahrbahn erkannt hatte und zunächst gebremst, danach aber wieder beschleunigt hatte. Meines Erachtens lagen hier Fahrfehler vor, die ihre Erklärung in der deutlichen Alkoholisierung der Unfallfahrerin finden konnten.

Dies war allerdings nicht die juristische Bewertung der Staatsanwaltschaft unter Berücksichtigung der Alkoholisierung der Frau sowie des technischen Sachverständigengutachtens. Wobei auch völlig unberücksichtigt blieb, dass die Frau zu ihrem Trinkverhalten falsche Angaben gemacht hatte. Die Angabe von einem einzigen Glas Sekt war sicher extrem untertrieben.

Für die junge Pkw-Führerin blieb das Unfallgeschehen formal folgenlos. Körperlich war sie unverletzt. Wie sie ihre verhängnisvolle Fahrt letztlich seelisch verarbeitet hat, kann ich nicht beurteilen. Ich habe die Unfallfahrerin nie gesehen oder gesprochen. Natürlich gehe ich davon aus, dass sie durch den folgenschweren Unfall selbst erheblich belastet ist. Gegenüber der Familie meines toten Kollegen hat sie sich nicht geäußert. Aber das mag vielleicht auch damit zusammenhängen, dass sich hier die unterschiedlichen fachlichen Bewertungen und juristische Schlussfolgerungen zugespitzt gegenüberstanden.

Ein falscher Schritt bei meinem Kollegen. Eine Kette von Fehlern bei der Pkw-Fahrerin. Dieser Unfall war einfach nur schrecklich. Leicht vermeidbar, völlig überflüssig. Ein Fall, bei dem letztlich alle Betroffenen mit der juristischen Aufarbeitung irgendwie unzufrieden waren.

Im Mörderhaus: Der Erbschleicher, der über Leichen geht

In dem Bungalow ganz am Rand des Dorfes herrscht Stille. Eine bedrückende, fast schon gespenstische Stille. Vielleicht hat die Frau, die an diesem Nachmittag in dem Haus nach dem Rechten schauen will, eine düstere Vorahnung. Immerhin ist ihr Chef nicht zur Arbeit erschienen und hat sich auch nicht abgemeldet. Den ganzen Tag bisher kein Lebenszeichen. Und nun, als sie durchs Fenster seines Hauses blickt, ahnt sie, dass etwas Schlimmes geschehen sein muss. Denn sie sieht Blut, sehr viel Blut.

Was sich hier abgespielt hat, führt dazu, dass das Gebäude später als „Mörderhaus" tituliert wird. In diesem Bungalow sterben in der Nacht vom 22. auf den 23. Juni 1986 das Hausbesitzerehepaar und ihr 25 Jahre alter Sohn. Sie sind im Schlaf überrascht worden, und den Opfern wurde derartig erbarmungslos zugesetzt, dass Ermittler zunächst an eine Tat im Umfeld der Mafia oder im Rauschgiftmilieu denken. Wer auch immer die Opfer angegriffen hat: Er hat nicht von ihnen abgelassen, bis alles Leben in ihnen erloschen war. Allein die 21 Jahre alte Tochter des Ehepaares überlebt die Schreckensnacht – sie hat nicht zu Hause geschlafen, sondern bei einer

Freundin. Ein glücklicher Umstand, mag man denken. Hat der Zufall einen weiteren Mord verhindert?

Doch die wahren Hintergründe dieser Verbrechen und die spätere Erkenntnis, wer die Morde tatsächlich begangen hat, zeigen: Das wahre Leben schreibt die erstaunlichsten – und manchmal auch brutalsten – Geschichten.

Was ist an diesem Junitag des Jahres 1986 geschehen?

Das Ehepaar Martin und Christina S., Betreiber eines Restaurants in Elmshorn, schaut zusammen mit einigen Gästen ein Spiel der Fußball-Weltmeisterschaft, die in Mexiko ausgetragen wird. Da dieses Match zwischen Spanien und Belgien aufgrund eines Elfmeterschießens bis etwa 2.40 Uhr dauert, halten die Eheleute die Gaststätte in dieser Nacht ausnahmsweise länger geöffnet. Um kurz nach 3 Uhr verlassen sie schließlich das Lokal, begeben sich in ihr Haus und dort unverzüglich ins Bett, wo sie vermutlich gegen 4 Uhr einschlafen.

Auf diesen Moment hat der Mörder gewartet.

Er hat schon seit Stunden im Haus ausgeharrt. Eine Attacke auf die Eheleute soll der dritte Akt eines perfiden und ruchlosen Plans werden. Der Täter hat zunächst auf den Hund der Familie eingeschlagen, damit dieser nicht bellen und seine Herrchen warnen kann. Als Nächstes hat der Mörder den Sohn des Ehepaars zur Strecke gebracht, während dieser in seiner Souterrainwohnung im Bett gelegen hat. Jetzt, nach einer längeren Wartezeit, schleicht der Mörder aus seinem Versteck in das Erdgeschoss des Hauses und wendet sich gezielt dem Schlafzimmer zu. Hier holt er ein weiteres Mal mit seinem Schlagwerkzeug aus und hämmert damit auf die Eheleute ein.

Keiner der drei Menschen im Haus hatte eine Chance, sich gegen den Angreifer zu wehren. Denn der Mörder nutzt eine Zeit aus, in der Menschen am arglosesten sind: Wenn sie in ihren Betten liegen, während sie schlafen. Dann schlägt er auf die Opfer ein, mehrfach, bis sie an schwersten Kopfverletzungen sterben.

Nach diesem ruchlosen Verbrechen in dem kleinen Ort Hemdingen im Landkreis Pinneberg dauert es 14 Jahre, bis der Verbrecher überführt wird. Schließlich wird einem 37 Jahre alten Hamburger der Prozess gemacht. Das Landgericht Itzehoe verurteilt Vladimir E. im Oktober 2000 wegen dreifachen Mordes zu lebenslanger Haft. Zusätzlich stellt die Kammer die besondere Schwere der Schuld fest. Damit ist ausgeschlossen, dass der Tontechniker nach 15 Jahren Gefängnis aus der Haft freikommen kann.

Wie sich die Tat abgespielt hat, was das Motiv des Täters war und wie es ihm gelungen ist, sich über so viele Jahre einer Verhaftung und einer Verurteilung zu entziehen, ist anhand von Zeugenaussagen sowie aufgrund weiterer Anhaltspunkte von der Polizei ermittelt worden. Eine entscheidende Rolle bei der Aufklärung der Tat und der Überführung des Mörders hat die Hamburger Rechtsmedizin gespielt.

Es ist 14 Uhr am Nachmittag des 23. Juni 1986, als deutlich wird, dass sich in dem Haus ein grausiges Verbrechen ereignet hat. Nachdem die Mitarbeiterin des Ehepaars Martin und Christina S. deren Haus aufgesucht und beim Blick durch das Fenster das viele Blut gesehen hat, alarmiert sie die Nachbarn. Diese haben einen Schlüssel für das Haus; gemeinsam verschaffen sich die besorgten Bekannten Zutritt zum Gebäude. Als sie die Bewohner des Hauses blutverschmiert in deren Betten vorfinden, bereitet ihnen der Anblick einen Schock. Ihnen ist sofort klar: Helfen und Leben retten kann hier niemand mehr.

Sie rufen die 110 an, denn dies ist ein Fall für die Polizei. Die Polizei zieht die Hamburger Rechtsmedizin hinzu.

Die vorangegangene Sommernacht war lau, am Tag war es sehr warm. Dies spielte eine gewisse Rolle für die leichte Bekleidung der Toten im Bett und meine späteren Rückrechnungen für den Todeszeitpunkt.

Ich erinnere mich noch sehr gut an diesen speziellen Tatort. Der Auffindungsort der Leichen von Herrn und Frau S. ist das gemeinsame Schlafzimmer und dort das zwei mal zwei Meter große Doppelbett. Von der Tür aus vorne liegt die Frau, daneben ihr Mann. Beide Leichen waren bei der Auffindung durch Federbettdecken abgedeckt, der Körper der Frau etwa bis zum Halsbereich, der des Mannes etwa bis zum mittleren Brustbereich.

Es gab ausgedehnte Blutspuren auf und hinter beiden Betten, an der Wand und bis zur Decke hin. Das Blutspurenmuster sprach eindeutig dafür, dass beide Personen sämtliche Verletzungen tatsächlich im Bett liegend davongetragen haben. Das war also in Bezug auf das Ehepaar der einzige Tatort. Der Sohn war in seinem Bett im Souterrain des Hauses getötet worden.

Nach dem Auffinden der Leichen und der Spurensicherung am Tatort haben damals zunächst vor allem die Ergebnisse der Obduktionen eine Rolle gespielt. Alle drei Opfer wiesen massive Merkmale stumpfer Gewalteinwirkung auf den Kopf auf. Mit anderen Worten: Sie waren dadurch gestorben, dass man ihnen den Schädel eingeschlagen hat. Dem jungen Mann hatte der Täter vier bis sechs Schläge auf die rechte Kopfseite versetzt. Wenn die Schläge teilweise an derselben Stelle erfolgen, kann man die Anzahl nicht ganz genau abgrenzen.

Die Mutter des 25-Jährigen starb ebenfalls durch vier bis sechs Hiebe. Diese erfolgten ins Gesicht und auf die linke

Schädelseite. Dem Ehemann wurden sieben Schläge auf den Kopf versetzt. Bei ihm wurden außerdem Abwehrverletzungen an beiden Händen festgestellt. Alle drei Opfer erlitten Schädelbrüche, ausgedehnte Hirnquetschungen sowie Blutungen im Bereich der Hirnhäute und natürlich Platzwunden am Kopf.

Aus den Umständen wurde zudem klar, dass der Täter so schnell war, dass er zunächst den Mann kampfunfähig gemacht und dann die Frau erschlagen hat. Ich habe mich überdies eindeutig festgelegt, dass ein Täter allein die Verbrechen begangen haben kann.

Das Tatwerkzeug wurde in dem Haus nicht gefunden. Offenbar hatte der Mörder es mitgebracht und nach den vollendeten Verbrechen wieder mitgenommen. Als Tatwerkzeug kam ein ziemlich schweres rundliches Hiebwerkzeug in Betracht, zum Beispiel ein Rundeisen, eine Eisenstange, eine Baseballkeule oder ein regelrechter Totschläger.

Wer kommt als Täter infrage?

Die Polizei geht davon aus, dass der Mörder relativ gut über die Lebensgewohnheiten der Opfer Bescheid gewusst und sich offenbar im Haus der Familie gut ausgekannt hat. Denn die beiden Zimmer, die der Sohn in dem Haus bewohnt hat, liegen im Keller und sind nur schwer zugänglich. Davor befinden sich noch mehrere Wirtschaftsräume, die man erst durchqueren muss, um zum Schlafzimmer und in das Wohnzimmer des 25-Jährigen zu kommen. Ein gewöhnlicher Einbrecher ohne genaue Ortskenntnis wäre wohl überhaupt nicht zu diesen Räumen gelangt.

Ein Motiv liegt vermeintlich ebenfalls nahe. In dem Haus sieht es auf den ersten Blick so aus, als hätten der oder die Täter nach Wertsachen gesucht. Einige Räume in dem Gebäude sind regelrecht durchwühlt worden, mehrere Schubladen stehen offen. Kleidung und andere Dinge liegen verstreut auf dem Fußboden.

Doch die Beamten von der Kriminalpolizei, die den Tatort in Augenschein nehmen, glauben von Beginn an nicht wirklich an einen Raubmord. Auf sie wirkt es eher so, als habe eine solche Tat nur vorgetäuscht werden sollen. Denn wenn jemand tatsächlich nach Wertsachen gesucht hätte, wäre er leicht fündig geworden. So lagen zwischen den Kleidungsstücken, die sich zerwühlt auf dem Boden befanden, Sparbücher des Ehepaares. Die Handtasche der Frau, in der sie 1.000 Mark in bar aufbewahrte, blieb von dem Täter ebenfalls unberührt.

Was die Ermittler zudem aufmerken lässt: Im Flur des Hauses wird eine Staubmaske gefunden. Vermutlich hat der Mörder sie getragen. Um nicht erkannt zu werden? Damit sein Gesicht nicht vom Blut der Opfer befleckt wird? So oder so ist diese Maske ein wichtiges Beweisstück, das sorgfältig asserviert und untersucht wird. Für eine Sicherung von DNA und entsprechende Analysen ist die Zeit 1986 allerdings noch lange nicht reif.

Für die Aufklärung eines Verbrechens ist stets die Tatzeit von Bedeutung. Wenn es keine Zeugen gibt, deren Beobachtungen bei der Eingrenzung helfen können, und theoretisch fast die ganze Nacht sowie der nächste Vormittag infrage kommen, ist die Ermittlung des Todeszeitpunkts besonders wichtig.

Anders als im Fernsehkrimi, in dem Rechtsmediziner einen Todeszeitpunkt oft nonchalant beispielsweise mit „zwischen 23 Uhr und Mitternacht" oder „zwischen 9 und 10 Uhr morgens" sehr exakt angeben, ist dies im wahren Leben nicht möglich. Selbst bei sorgfältigster Untersuchung eines Leichnams kann allenfalls die Eingrenzung auf ein Zeitfenster von mehreren Stunden gelingen. Dafür ist un-

ter anderem notwendig, sich anzusehen, ob sich schon Leichenflecke gebildet haben, ob und inwieweit die Leichenstarre bereits eingetreten ist und wie hoch die Körpertemperatur des Leichnams ist.

Im vorliegenden Fall in Hemdingen habe ich insbesondere geprüft, inwieweit sich die Leichenflecke noch wegdrücken lassen. Temperaturmessungen erfolgten sowohl tief im Enddarm als auch im Hirngewebe von der Augenhöhle her. Die Messung der Körperkerntemperatur ergab bei dem getöteten jungen Mann 32,7 Grad, beim Ehepaar 35,7 beziehungsweise 35,9 Grad. Unter Berücksichtigung der sonstigen Bedingungen am Geschehensort ergab sich schon hierdurch, dass der Sohn offensichtlich einige Stunden vor dem Ehepaar gestorben ist.

Ein ergänzendes Gutachten, bei dem unter anderem berücksichtigt wurde, dass die Leichname im Bett unterschiedlich abgedeckt waren, ergab für den jungen Mann eine Todeszeit etwa zwischen Mitternacht bis 1 Uhr. Bei dem Ehepaar war die Todeszeit auf circa 5 bis 6 Uhr einzuschätzen. Beide Zeitangaben erfolgten jeweils mit einer möglichen Schwankungsbreite von zwei bis drei Stunden.

Für die Überlegung, wer der Mörder sein könnte, ist aus Sicht der Polizei besonders interessant, wer dem Anschlag auf die Familie eben nicht zum Opfer gefallen ist. Es ist die 21 Jahre alte Tochter des Ehepaars, die zwar bei den Eltern gelebt hat, aber in der Tatnacht nicht zu Hause war. Vielmehr fand just an jenem Tag ein Betriebsausflug ihrer Firma statt. Da zu erwarten war, dass bei dieser Gelegenheit viel Alkohol getrunken wird, hatte Silke S. bereits vorab mit einer Arbeitskollegin abgesprochen, dass sie bei ihr übernachten würde. Dies hatte Silke S. ihrem damaligen Lebensgefährten Vladimir E. schon einige Zeit vor dem Betriebsausflug erzählt.

Hat der 23-Jährige sich den Betriebsausflug seiner Freundin auf kaltblütige Art zunutze gemacht? Dies ist eine der Überlegungen der zuständigen Mordkommission aus Itzehoe.

Der verdächtige Vladimir E. und Silke S. sind zu der Zeit, als die Morde verübt werden, schon knapp zwei Jahre lang ein Paar. Er ist gebürtiger Tscheche und 1984 nach Deutschland gekommen. Seitdem hat er mehrere Jobs ausgeübt, aber im Wesentlichen war es seine Freundin, die das Geld verdiente. Um für ihrer beider Lebensunterhalt aufzukommen, arbeitete die 21-Jährige als Kellnerin. Silke S. finanzierte darüber hinaus ein Auto, das Vladimir E. immer wieder nutzte. Sie machte sogar Schulden für ihn. Vladimir E. ist zu diesem Zeitpunkt ihre große Liebe.

Darüber hinaus kannte der 23-Jährige in etwa die Lebensgewohnheiten der Familienmitglieder, wusste also, dass der Sohn, der als Bäcker arbeitete, üblicherweise sehr früh zu Bett ging, die Eltern sich meist jedoch eher später schlafen legten.

Er hat also gewusst, dass seine Freundin in jener Nacht, in der ihre Familie sich die Fußball-WM anschaut, nicht zu Hause sein würde. Außerdem hat sie ihn bereits mehrfach mit nach Hause gebracht und ihm beispielsweise gezeigt, wie man zur Souterrainwohnung ihres Bruders kommt. Und es wäre ihm nicht schwergefallen, an den Schlüssel zur Haustür der Opfer zu gelangen. Denn dieser befand sich am Schlüsselbund von Silke S., auf den Vladimir E. Zugriff hatte.

Das alles weiß die Polizei. Sie ermittelt darüber hinaus, dass Vladimir E. gelegentlich bei bestimmten Jobs eine Staubmaske trug – dieselbe Machart wie jene, die am Tatort gefunden wurde.

Was hätte sein Motiv sein können? Vladimir E. könnte es auf Geld abgesehen haben, schließlich gelten die Eltern seiner Freundin als recht wohlhabend. Martin und Christina S. besitzen zwei Immobilien sowie zwei weitere Grundstücke. Auf den Sohn Karsten war zudem eine Lebensversicherung über 120.000 Mark abgeschlossen. Außerdem hatte der 25-Jährige laut Zeugen die Angewohnheit, gern mit seinem prall gefüllten Portemonnaie zu prahlen.

Das könnte Begehrlichkeiten wecken. Zudem wussten einige Eingeweihte, dass Frau und Herr S. ihre Kinder als Alleinerben eingesetzt hatten. Und wenn der Sohn verstorben wäre, würde die Tochter alles bekommen.

Vielleicht wollte jemand genau das erreichen? Dies ist jedenfalls die Überlegung der Kriminalpolizei.

Im Ergebnis deutet also sehr viel auf Vladimir E. hin. Es gibt aber aus Sicht der Polizei ein Problem: Der Mann hat ein Alibi. Eine 19-Jährige hat angegeben, sie habe die Nacht mit Vladimir E. in einem Hotel in Hamburg-St. Georg verbracht.

Diese 19-Jährige ist offenbar keine Bekanntschaft für eine einzige Nacht. Vladimir E. hat mit Katja L. schon länger ein Verhältnis. Zwar hat er gegenüber seiner Freundin Silke S. stets behauptet, die 19-Jährige sei nur eine Bekannte. Und die junge Frau hat ihm dies gerne geglaubt – auch dann noch, als ihre Kolleginnen ihr brühwarm erzählen, sie hätten Vladimir E. und die Nebenbuhlerin mehrfach gemeinsam gesehen. „Der Typ nutzt dich nur aus!", haben sie die 21-Jährige gewarnt. Silke S. hat jedoch noch lange Zeit weiter daran geglaubt, dass Vladimir E. ihr Traummann sei.

Dass ausgerechnet ihre Nebenbuhlerin ihrem Freund für die Mordnacht ein Alibi gibt, tut ihrer Liebe zu dem

23-Jährigen keinen Abbruch. Für sie ist entscheidend: In Bezug auf die Gewalttaten an ihrer Familie kommt er als Täter offenbar nicht infrage. Silke S. will gern weiter glauben, dass er ein guter Mensch ist. Deshalb wendet sie sich in ihrer Trauer um ihre Familie in vielen Lebensfragen nun an ihren Freund Vladimir E. Und der ist nur zu gern bereit, ihr zur Seite stehen. Seine Hilfe bietet er vor allem an, wenn es darum geht, finanzielle Angelegenheiten zu regeln.

In ihrer Hilflosigkeit und ihrer Liebe zu Vladimir E. nimmt Silke S. dieses Angebot willig an – und macht damit den Bock zum Gärtner. Schließlich hat der junge Mann noch nie einen dauerhaften Job ausgeübt, sondern überwiegend von dem Geld gelebt, das seine jeweilige Freundin verdient hat. Aber nun begleitet Vladimir E. die trauernde junge Frau zu Vermögensberatern. Was ihr dort genau empfohlen wird, bleibt im Unklaren. Jedenfalls stellt die Erbin zweier Häuser und zweier Grundstücke ihrem Freund eine Vollmacht aus, dass er im Zweifelsfall über ihr Geld verfügen könne.

Womöglich hat Vladimir E. genau darauf spekuliert. Er kann sich nun bequem zurücklehnen und vom Geld seiner Freundin leben. Zunächst lässt er sich von Silke S. unter anderem zu einer Reise nach Paris einladen. Später verkauft er für sie die Immobilien. Dazu hat er zwar die Erlaubnis, aber der Erlös, und das sind immerhin mehrere Hunderttausend Mark, kommt nie bei Silke S. an.

Stattdessen beobachten Bekannte, dass sich die finanzielle Situation von Silke S. rapide verschlechtert. Ihr Erbe ist offenbar schon zerronnen, und ihr Kellnerinnengehalt reicht für den Lebensstil, den Vladimir E. und sie sich angewöhnt haben, längst nicht mehr. Nun beginnt Silke S., als Prostituierte zu arbeiten, wohl auf Anraten von Vladimir E.

Dieser Mann, der im Leben der einzigen Überlebenden aus dem „Mörderhaus" so eine überragende Rolle spielt, wäre aus Sicht der Ermittler als Verdächtiger theoretisch dringend weiter von Interesse – wenn da nicht sein Alibi wäre.

Alle weiteren Ermittlungen der Mordkommission führen nicht zu einer heißen Spur. Auch die spurenkundlichen Untersuchungen im Landeskriminalamt in Kiel beziehungsweise in der Hamburger Rechtsmedizin an der Staubmaske, die am Tatort sichergestellt wurde, bringen lange Zeit keinen durchschlagenden Erfolg. Zwar werden die Blutgruppe B und zusätzliche Ausscheidereigenschaften nachgewiesen. Das kann als weiterer Hinweis gewertet werden, dass der im Fokus stehende Vladimir E. als Spurenverursacher infrage kommt. Andererseits bedeutet es keineswegs, dass er eindeutig als Spurenträger identifiziert ist.

Mit den fortschreitenden Möglichkeiten in der DNA-Technik gelingen in den nächsten Jahren gleichwohl einige Erfolge. Das Ergebnis der im März 1998 vorliegenden DNA-Untersuchungen im Vergleich mit einer Speichelprobe des Vladimir E. zeigt, dass spezielle erbliche Merkmale nachweisbar sind, nämlich solche mit den Bezeichnungen „TH01", „VWA" und „SGA". Diese beim Angeklagten festgestellte Merkmalskombination tritt etwa bei einem von 6.800 Männern der mitteleuropäischen Bevölkerung auf.

Dieses Ergebnis ist ein Ansporn für die Kriminalpolizei, die Ermittlungen gegen Vladimir E. nochmals zu intensivieren. Die Untersuchungen gehen weiter, vor allem an der Staubmaske. An ihr wird jetzt ein anderer

Bereich untersucht. In diesem können deutliche und reproduzierbare DNA-Merkmale nachgewiesen werden, die eindeutig einer Person zuzuordnen sind. Zusätzlich zu den drei zuvor nachgewiesenen DNA-Merkmalen ist es ein weiteres besonders aussagekräftiges Merkmalssystem. Nun errechnet die Sachverständige für die vorliegende Merkmalskombination, dass diese nur bei einer von fünf Millionen Personen in Mitteleuropa auftritt. Die Aussagekraft der DNA-Spuren an der Staubmaske in Hinblick auf die Identifizierung von Vladimir E. als Träger dieser Maske ist damit entscheidend angestiegen.

Als im Jahr 1998 diese Ergebnisse vorliegen, sucht der neue Leiter der Itzehoer Mordkommission die Zeugin Katja L. in ihrer Wohnung auf und erklärt ihr, dass die am Tatort aufgefundene Staubschutzmaske dem Angeklagten zuzuordnen sei und deshalb ihre Alibiaussage infrage gestellt werde. In einem weiteren mehrstündigen Gespräch erklärt die Zeugin schließlich stockend und weinend, dass Vladimir E. von ihr das Alibi gefordert habe. Tatsächlich habe sie wesentliche Teile der Nacht aber allein im Hotelzimmer verbracht. Der Angeklagte sei erst am frühen Morgen zurückgekehrt.

Nachdem sie erfahren habe, dass in der betreffenden Nacht der Dreifachmord in Hemdingen erfolgt war, habe sie mit Vladimir E. einige Male über das Alibi gesprochen. Dabei habe er gedroht, dass sie, falls sie ihre Aussage ändern würde, selbst als mögliche Mittäterin verdächtig wäre. Da der Mann sie öfters brutal misshandelt habe, habe sie sich sehr vor ihm gefürchtet und das Alibi für ihn aufrecht erhalten. Nun wolle sie das nicht mehr. Die Wahrheit sei, dass sie in der fraglichen Nacht längere Zeit allein verbracht habe.

Nach dieser Aussage wird im Dezember 1998 ein Haftbefehl gegen Vladimir E. erlassen. Der mittlerweile 36-Jährige wird als Beschuldigter festgenommen, angeklagt und vor Gericht gestellt.

Die Anklage lautet auf Mord. Die Staatsanwaltschaft wirft dem Mann vor, am 23. Juni 1986 den 39 Jahre alten Gastwirt und dessen 47 Jahre alte Ehefrau sowie den Sohn erschlagen zu haben. Das Motiv: Vladimir E. habe es auf die Lebensversicherung und den Immobilienbesitz der Opfer abgesehen.

Vor Gericht sitzt ein schlanker, dunkelhaariger Mann im dunkelblauen Anzug, der bei der Verlesung der Anklage den Kopf gesenkt hält. Mit einer Hand greift er sich an die linke Brustseite – wohl um auszudrücken, dass er unglaublich nervös sei und rasendes Herzklopfen habe. Und so formuliert er es auch: „Ich breche gleich zusammen." Weil er sich nicht dazu in der Lage fühlt, eine Erklärung zu den Tatvorwürfen abzugeben, will er dies erst am zweiten Verhandlungstag tun. Doch hier wartet man ebenfalls vergeblich auf eine längere Darstellung seiner Sicht der Dinge. „Ich wollte nur kurz sagen, dass ich mit der Tat nichts zu tun habe", ist alles, was der gelernte Tontechniker zu den Vorwürfen sagt. Von nun an lauscht er nur aufmerksam den Zeugenaussagen.

Und dies sind vor allem Darstellungen von Polizeibeamten, die über ihre Ermittlungen berichten. Einer der Polizisten sagt: „Es gab eine Spur, die uns keine Ruhe ließ." Gemeint ist der Verdacht gegen Vladimir E. Mehrfach hätten sie die junge Frau befragt, die dem späteren Angeklagten ein Alibi gab.

Ein anderer Polizeibeamter schildert, dass er den Tatort besichtigt habe. Das sei eine außergewöhnliche Sache gewesen. „So was erlebt man Gott sei Dank nicht jeden

Tag", ordnet der Zeuge seine damaligen Eindrücke ein. Er schildert weiter, es sei offensichtlich gewesen, dass der Mörder mit erheblicher Kraft auf die Schädel der Opfer eingeschlagen habe. „Überall war Blut an den Wänden und sogar an der Decke", erinnert sich der Polizist. Bei der Brutalität, mit der die drei Opfer getötet wurden, sei die Überlegung bezüglich der Täter damals in alle Richtungen gegangen. Man habe sogar erörtert, ob Mitglieder einer Rauschgiftbande oder der Mafia in die Tat involviert gewesen sein könnten.

Dass bei diesem sehr schweren Verletzungsmuster bei den drei Toten derartige Überlegungen angestellt wurden, wunderte mich nicht. In diesem Fall war wirklich sehr viel an Blut und Spuren festzustellen. Zudem gab es besonders viele Schläge auf den Kopf. Da macht man sich schon seine Gedanken, wie eine so brutale Tötungsmethode überhaupt in die Planungen des Täters gelangt.

So übereinstimmend die Aussagen der Zeugen und die des Sachverständigen bezüglich der Methode des Tötens sind, so schwierig wird die Beweisaufnahme in Bezug auf die Tatzeit.

Ich sagte nämlich bezüglich der Todeszeit von Christiane S., dass die 47-Jährige keinesfalls schon etwa um 3.30 Uhr oder früher getötet worden sein kann. Das passte allerdings nicht zu den Angaben der jungen Frau, die Vladimir E. ein Alibi gegeben hatte. Erst hatte die mittlerweile 36-Jährige erzählt, sie habe die ganze Nacht mit dem Verdächtigen verbracht. Dann hatte sie ihre Aussage so abgeändert, dass er erst am frühen Morgen gegen vier Uhr bei ihr gewesen sei. Darauf bestand sie auch nach intensiven Nachfragen. Auf jeden Fall sei Vladimir E. von vier Uhr morgens an bei ihr gewesen. Da ich ebenso unbeirrbar bei meiner Feststellung blieb, dass das weibliche Opfer erst später umgebracht wurde und zugleich davon ausgegangen wurde, dass ein einziger Täter alle drei Opfer getötet hat, hätte nach diesen Feststellungen Vladimir E. nicht der Mörder sein können.

Daraufhin löcherte man mich geradezu insbesondere vonseiten des Gerichts und der Staatsanwaltschaft, ob ich mich beim Todeszeitpunkt nicht geirrt haben könnte. Aber für mich zählen nur Fakten. Ich bin ausschließlich der Wissenschaft und der Wahrheit verpflichtet und kann nicht Untersuchungsergebnisse so interpretieren, dass sie zum gewünschten Beweisergebnis passen. Ich war mir sicher: Christiane S. war erst nach 4 Uhr morgens umgebracht worden.

Da der Angeklagte nun jedenfalls für den Mord an der 47-Jährigen weiterhin von seiner damaligen Geliebten ein Alibi hatte, bestand nach Auffassung des Gerichts insgesamt für die Morde an dem Ehepaar kein hinreichender Tatverdacht mehr. Daraufhin hob das Gericht den Haftbefehl für den Angeklagten auf, und er kam tatsächlich frei.

Das Gericht hat sich seine Entscheidung, Vladimir E. auf freien Fuß zu setzen, sicher nicht leicht gemacht. Schließlich deutete viel auf den Angeklagten als Täter hin. Es gab die DNA-Spur, die dem Verdächtigen eindeutig zuzuordnen war, er hatte ein Motiv, er hatte die Ortskenntnis und den Zugang zum Haustürschlüssel. Und trotzdem sollte er nun nicht der Täter sein?

Ich war also sozusagen der Buhmann. Ich war schuld daran, dass der vermutliche Täter erst mal wieder in Freiheit kam. Alle waren ratlos, aber nun kam nach der spektakulären Wende mit der Freilassung des Verdächtigen eine erneute 180-Grad-Drehung in diesem Prozess.

Denn einige Tage später macht die Alibizeugin erneut eine Aussage vor Gericht. Diesmal erzählt sie, dass sie einige Tage zuvor im Prozess gelogen habe.

Dieser erneuten Änderung ihrer Darstellung sind bei der Zeugin längere Überlegungen vorausgegangen. Am Tag nach ihrer Zeugenaussage mit der Quintessenz, dass Vladimir E. von 4 Uhr morgens an bei ihr gewesen sei, las die junge Frau in der Berichterstattung über den Prozess, dass der Angeklagte freigekommen war. Diese Entwicklung muss sie regelrecht geschockt haben. Daraufhin wendet sie sich an einen Vertrauten und erzählt diesem und schließlich der Polizei, wie es in der Tatnacht nun wirklich gewesen sein soll.

Laut ihrer neuesten Aussage hat Vladimir E. sie in der besagten Nacht gedrängt, sie zu einem Dorf zu fahren, das nur etwa drei Kilometer vom Haus der Opfer entfernt lag. Sie habe aber nicht gewusst, um was es ging. Ihr Freund sei ausgestiegen und habe ihr befohlen, im Wagen auf ihn zu warten. Bis er zurückkam, habe es mehrere Stunden gedauert. Erst dann seien sie gemeinsam in das Hotel gefahren, wo sie sich ins Bett gelegt und geschlafen hätten.

Die neue Aussage der Zeugen soll zunächst einmal überprüft werden. Schließlich hat sie innerhalb weniger Tage zwei völlig unterschiedliche Varianten der angeblichen Geschehnisse geboten. Nachdem sie ihre Aussage schon einmal entscheidend korrigiert hatte, will man im Prozess jetzt sichergehen, dass sie nun endlich die Wahrheit sagt. Es folgt ein Ortstermin, bei dem die Zeugin genau zeigen soll, wo sie in der Tatnacht stundenlang im Auto gesessen und auf Vladimir E. gewartet habe.

Da gab es nun wirklich ein Problem: In den Jahren, die seit den Morden vergangen waren, hatte sich an diesem Ort, wo Katja L. gewartet haben will, einiges verändert. Es waren seitdem unter anderem mehrere Gebäude gebaut worden. Sogar eine Straße verlief inzwischen anders. Doch nach weiteren Ermittlungen stellte sich heraus, dass es zum Zeitpunkt der Morde genau so ausgesehen hat, wie Katja L. ihren Warteplatz beschrieb. Nun endlich kam die Wahrheit heraus. Alles passte jetzt zusammen. Das war erneut eine spektakuläre Wende. Nachdem Vladimir E. erst in Untersuchungshaft gesessen hatte und dann auf freien Fuß gesetzt worden war, wurde er nun erneut verhaftet.

Schließlich, nach mehr als 50 Prozesstagen, wird der Angeklagte im Oktober 2000 verurteilt. Mehr als 14 Jahre sind vergangen, bis der Mörder seine Strafe bekommen hat.

Vladimir E. wird zu lebenslanger Haft verurteilt, und das Gericht stellt zudem die besondere Schwere der Schuld fest. Damit ist eine Entlassung auf Bewährung nach 15 Jahren in seinem Fall praktisch ausgeschlossen.

Denn hier gibt es drei Todesopfer und ein sehr brutales Vorgehen bei der Tat – alles Umstände, die von einem üblichen Mordgeschehen erheblich abweichen und das Verbrechen schwerwiegender erscheinen lassen.

„Wir haben keine Zweifel an der Schuld des Angeklagten“, betont der Vorsitzende Richter in der Urteilsbegründung. Die Kammer sei überzeugt, dass Vladimir E. die Eheleute Christiane und Martin S. sowie deren Sohn heimtückisch ermordet hat. Der Richter sagt weiter, die Tochter des Ehepaares sei dem Angeklagten hörig gewesen. „Er konnte alles von ihr bekommen.“

Das Gericht sieht es als erwiesen an, dass Vladimir E. den teuflischen Plan geschmiedet hat, die gesamte Familie von Silke S. zu töten. Und dies sollte in einer Nacht geschehen, von der er genau wusste, dass seine Freundin nicht zu Hause sein würde. Weiterhin ist das Gericht überzeugt, dass Vladimir E. es auf das Erbe von Silke S. abgesehen hatte.

Wenn man bedenkt, dass diese junge Frau all die Zeit ahnungslos war und dass sie sich, als ihre Familie grausam ums Leben gekommen war, ausgerechnet an den Mann gewandt hat, der der Mörder war! Als sie am Grab ihrer Familie trauerte, hatte Vladimir E. an ihrer Seite gestanden und sie getröstet. Der Mörder tröstet die Trauernde. Wie abgebrüht muss dieser Mann sein! Es handelte sich um einen Wolf im Schafspelz, einen Mann, der scheinbar ein netter Typ ist, aber tatsächlich ein kalt berechnender Mörder und Betrüger par excellence. Das ist eine Besonderheit dieses Falls. Die andere, ganz persönliche Erfahrung aus diesem Verfahren war sehr wichtig für meine weitere Position als Gutachter. Aufgrund meiner ehrlichen, sachlichen Überzeugung schien der Prozess zu platzen, weil mein Gutachten zunächst einmal zur Todeszeit des Ehepaars nicht zu passen schien. Aber genau das Gegenteil war schließlich der Fall. Das zeigt wieder einmal, wie wichtig es ist, zu seinen Überzeugungen zu stehen. Und wie wichtig die Rechtsmedizin sein kann.

DNA-Untersuchungen

Bei den meisten Straftaten findet sich am Tatort molekulargenetisch auswertbares Spurenmaterial wie Blut, Speichel, Sperma, aber auch Haare oder Hautpartikel von tatbeteiligten Personen, sowohl Opfern als auch Tätern. Kleinste Mengen dieses biologischen Spurenmaterials können mit Hilfe von DNA-Analysen einer Person zugeordnet werden.

Die DNA-Analytik für polizeiliche Zwecke erfolgt in der Regel im Landeskriminalamt. Die meisten Institute für Rechtsmedizin sind ebenfalls für derartige Untersuchungen eingerichtet. Die DNA-Analyse ist aus der Ermittlungsarbeit in den letzten Jahrzehnten nicht mehr wegzudenken. Diese Entwicklung begann in den 1980er Jahren.

Das am Tatort gesicherte Spurenmaterial wird durch die DNA-Typisierung eindeutig charakterisiert. Das Muster kann direkt mit der DNA einer Vergleichsperson oder dem Datenbestand der DNA-Analyse-Datei (DAD) des Bundeskriminalamts abgeglichen werden. Ein automatisierter Abgleich ist auch mit den DNA-Datenbanken vieler anderer europäischer Staaten möglich, sodass auch bei grenzüberschreitender Kriminalität wertvolle Ermittlungshinweise gewonnen werden.

Die Erbsubstanz DNA des Menschen ist aus mehreren Milliarden Einzelbausteinen aufgebaut, die auf den Chromosomen in unterschiedlicher Abfolge leiterartige Doppelstränge (Helix) bilden. Auf der DNA existieren Abschnitte, bei denen bestimmte Bausteinabfolgen unterschiedlich oft wiederholt auftreten. Man bezeichnet sie als kurze Tandem-Wiederholungen (sog. STRs, Short Tandem Repeats). Diese werden im Rahmen der Laboranalytik mithilfe von kommerziell erhältlichen Reagenzien tausendfach kopiert (sogenanntes PCR-Verfahren, Polymerase Chain Reaction) und dann als Kurven mit Gipfelpunkten (sog. peaks) sichtbar gemacht.

Das so erzeugte DNA-Typisierungsmuster oder auch DNA-Profil steht dann zum Vergleich zwischen Spuren und Personen oder aber für die Speicherung und den Abgleich in nationalen und internationalen DNA-Datenbanken zur Verfügung.

Die rechtliche Grundlage für die DNA-Analyse ist das DNA-Identitätsfeststellungsgesetz (DNA-IFG) von 1998. In Verbindung mit der Strafprozessordnung sind die Vorgaben zur Erstellung und weiteren Verwendung von DNA-Profilen klar formuliert. Anlass für DNA-Untersuchungen kann heute grundsätzlich jede Straftat sein. Es muss also nicht ausdrücklich ein Verbrechen von erheblicher Bedeutung, z.B. Mord, vorliegen, um eine DNA-Analyse durchführen zu können. Für die molekulargenetische Untersuchung ist eine richterliche Anordnung notwendig. Man spricht vom sogenannten Richtervorbehalt.

Wie hoch ist die Wahrscheinlichkeit einer DNA-Übereinstimmung? Es ist wie beim Lotto: Eine Zahl richtig zu haben, ist durchaus wahrscheinlich, aber alle richtig zu haben, liegt bei 1:14 Millionen. Die heute errechneten Übereinstimmungswahrscheinlichkeiten für DNA-Profile liegen meist in der Größenordnung von 1 zu mehreren Milliarden. Die Wahrscheinlichkeit, dass zwei Menschen die gleiche DNA haben (abgesehen von eineiigen Zwillingen), ist gleich Null.

Der rätselhafte Tod im Maisfeld

Hingestreckt liegt die Frau da. Ein Fremdkörper in einem Maisfeld. Keiner weiß, wer sie ist, woher sie kommt. Und was hat es zu bedeuten, dass ihr Leben an diesem einsamen Ort geendet hat, in der Nähe des niedersächsischen Kakerbecker Hexenbergs, wo es angeblich früher spukte?

Mit dem Tod der Seniorin beginnt die Suche nach dem Grund für ihr rätselhaftes Ende. Mit jeder Komponente, die über das Leben der Hamburgerin zutage tritt, wird deutlich: Sie ist eine außergewöhnliche Frau gewesen, mit besonderen Facetten, vielen Höhen und manchen Tiefen. Und in der Schlussphase ihres Lebens hat sie eine Bekanntschaft gemacht, die ihr helfen wollte – und die doch zu dem denkbar Schlimmsten geführt hat.

Als ein Jäger die Tote an einem Sommertag des Jahres 2009 findet, deutet nichts auf ihre Identität hin. Sie führt keinerlei Ausweispapiere bei sich, sie hat keine Handtasche, kein Geld, keine sonstigen persönlichen Schriftstücke. Ihre Kleidung wirkt großmütterlich und tendenziell ungepflegt.

Die Polizei sucht sofort die gesamte Region ab. Nirgendwo Spuren, kein Hinweis auf ein Kampfgeschehen.

Kein Tatwerkzeug. Kein Hinweis auf ein verdächtiges Fahrzeug. Keinerlei Beobachtungen von Zeugen. Niemand kann eine Erklärung dafür liefern, wie die alte Frau in diese einsame Gegend und in das Maisfeld gekommen ist.

Da es kriminalistisch rein gar nichts vor Ort zu untersuchen gibt, hat die Kriminalpolizei die üblichen Maßnahmen zur Todeszeitschätzung selbst durchgeführt. Dann wird der Leichnam abtransportiert, und die Hamburger Rechtsmedizin wird zur gerichtlichen Sektion einbestellt. Die Sektion wird im Sektionsraum des Elbeklinikums in Stade durchgeführt.

Unsere Sektionsergebnisse sind klar und eindeutig – und rechtsmedizinisch ein klassischer Befund. Die betagte Frau, wir haben ihr Alter auf 75 bis 80 geschätzt, weist typische Würgemerkmale in der Halshaut auf. Darunter zeigen sich bei schichtweiser Präparation der Halsweichteile streifenförmige Einblutungen der Halsmuskulatur in der Umgebung von Kehlkopf und Zungenbein. Die punktförmigen Blutungen, die außen auf den Augenlidern, im Bereich der Augenbindehäute und vereinzelt in der Mundschleimhaut festzustellen sind, sind ebenfalls als typische Folge eines längeren Würgevorgangs einzuordnen.

Auffällig ist, dass die Frau keinerlei sonstige Verletzungen aufweist, insbesondere keine Abwehrverletzungen. Entweder hat sie sich nicht gewehrt, während sie gewürgt wurde, oder sie ist überraschend angegriffen und schnell außer Gefecht gesetzt worden. Immerhin muss man bedenken, dass der Sterbevorgang durch Ersticken bei einer Halskompression durch Würgen drei bis fünf Minuten in Anspruch nimmt. Der oder die Täterin ist also über einen längeren Zeitraum gezielt vorgegangen, um das Opfer zu töten.

Unklar bleibt allerdings zunächst, ob Tatort und Fundort identisch sind oder ob der Leichnam eventuell nur in dieser einsamen Gegend abgelegt wurde. Was noch auffällt: Es gibt keinerlei Vermisstenmeldung aus dem nördlichen Niedersachsen. Wie ist diese tote alte Frau nur ins Maisfeld gelangt?

Das Spektrum der Vorerkrankungen, die bei der Frau festzustellen sind, ist ihrem Alter angemessen. Beispielsweise besteht eine mittelgradige allgemeine Schlagaderverhärtung, eine geringgradige Herzkranzschlagaderverhärtung und eine chronische Bronchitis sowie ein geringes chronisches Lungenemphysem.

Selbstverständlich haben wir die üblichen weiterführenden rechtsmedizinischen Untersuchungen durchgeführt. Die chemisch-toxikologische Analyse der Blutalkoholkonzentration ergibt 0,0 Promille. Laborchemisch nachgewiesen werden lediglich die Inhaltsstoffe von Blutdruckmedikamenten.

In spurenkundlicher Hinsicht ergeben die von uns durchgeführten Untersuchungen von Abstrichen, etwa von den Fingernagelrändern und vom Hals des Opfers, keinen Hinweis auf eine mögliche Täterin oder einen Täter. Mikroskopisch sind lediglich altersentsprechende Organveränderungen nachweisbar.

Die Tote weist keinerlei charakteristische äußere Identifikationsmerkmale auf. In der Rechtsmedizin werden alle Maßnahmen durchgeführt, um eine spätere Identifikation zu ermöglichen. Dazu gehören das Anfertigen von Fingerabdrücken, eine Blutgruppenbestimmung, eine DNA-Untersuchung sowie die Dokumentation des Zahnstatus/Gebissbefunds. Darüber hinaus werden Bilder angefertigt. Die Portraits werden in den regionalen Zeitungen veröffentlicht, ohne Ergebnis. Auch die Fahndung im Fernsehen mittels „Aktenzeichen XY“ führt zu keinem richtungsweisenden Hinweis. Das Rätsel bleibt bestehen: Eine alte Frau ist in einer sehr einsamen Gegend erwürgt worden. Warum? Durch wen?

Als entscheidende Spur entpuppt sich eher zufällig eine merkwürdige Zeugin. Diese meldet sich aus Hamburg-Blankenese, also von der nördlichen Elbseite. Adelheid B., eine 51 Jahre alte Frau, ruft wiederholt bei der Polizei an. Sie behauptet, sie wisse, wer die Tote ist. Es handele sich um eine Frau namens Verena J. Bemerkenswert ist, was sie außerdem zu Protokoll gibt: Adelheid B. sagt, sie habe beobachtet, wie andere Personen die Seniorin erwürgt hätten.

Dass es sich bei der Toten wirklich um Verena J. handelt, kann kurze Zeit nach dem Hinweis der Zeugin durch Identifikationsmaßnahmen eindeutig bestätigt werden. Die 75-Jährige hat im sogenannten Treppenviertel von Blankenese gewohnt, von wo aus man weit über die Elbe blicken kann. Dort im Hamburger Westen ist die alte Dame in der Tat vielen Mitbürgern gut bekannt.

Das Treppenviertel in Blankenese ist eine der besonderen Adressen von Hamburg. Gefragt wegen der Nähe zur Elbe, wegen des Blicks auf den Strom und wegen seiner hübschen individuellen Grundstücke. Viele, die hier wohnen, sind finanziell zumindest gut situiert, wenn nicht sogar wohlhabend. Womöglich hat dies früher ebenfalls für Verena J. gegolten. Es wird bekannt, dass sie aus einer Familie des sogenannten hanseatischen Kaufmannsadels mit einem gutgehenden Geschäft stammt.

Personen, die sie näher gekannt und etwas von ihrer Lebensgeschichte erfahren haben, beschreiben sie als gebildete Frau, die mehrere Sprachen beherrscht hat. Ihre Leidenschaft hat der Oper gegolten. Über ihre aktuellen finanziellen Verhältnisse wird hingegen wenig bekannt. Auf einige Bekannte hat Verena J. zuletzt eher bedürftig gewirkt. Manche Nachbarn haben ihr sogar gelegentlich Essen vorbeigebracht. Im Haus der Frau soll ein ungepflegtes Durcheinander geherrscht haben, man könnte auch sagen: Sie war ein Messie.

Außerdem hat sie als außerordentlich schrullig gegolten und schwankend in ihren Stimmungen. Manche ihrer Bekannten beschreiben sie als Menschen, der oft guter Dinge und bester Laune war. Sie habe einen schwarzen Humor gehabt und sei gelegentlich mit spitzen Bemerkungen aufgefallen. Es habe ihr Spaß gemacht, bei anderen Menschen Verwirrung zu stiften. Manche beschreiben sie freilich noch extremer: als „durchgeknallt".

Doch neben dieser positiven, spitzbübischen Art hat Verena J. eine eher dunkle Seite gehabt. Sie hat sich misstrauisch gezeigt und immer wieder Angst vor anderen Menschen gehabt. Phasenweise hat sie offenbar unter Schwermut gelitten. Und die, die sie besser gekannt haben, erzählen noch etwas: Verena J. habe sich mit Sterbehilfe beschäftigt und Broschüren von entsprechenden Organisationen besessen.

Wie dieses auffällige Hin und Her bei Kontakten und Stimmungen zu werten sei, hat im späteren Gerichtsverfahren um ihren Tod ein psychiatrischer Gutachter eingeordnet. Laut seiner Einschätzung hat die 75-Jährige unter einer manisch-depressiven Affektstörung gelitten, die ihr teilweise ängstlich gedrückte Stimmungen und Traurigkeit beschert habe – und dann wieder kaum nachvollziehbare Euphorie und Rastlosigkeit.

Zu einem Prozess kommt es, weil der Tod der Hamburgerin von der Staatsanwaltschaft als Tötungsverbrechen eingestuft wird. Als Angeklagte sitzt Adelheid B. im

Prozess, die Frau, die sich als Zeugin gemeldet hatte. Ihr wirft die Anklage Totschlag vor.

Adelheid B. ist mit mehreren Geschwistern in einfachen, aber soliden Verhältnissen aufgewachsen. Der Vater war Seemann. Sie entwickelte sich zu einer scheinbar robusten Frau, lernte Zahnarzthelferin, ließ sich dann in Massage ausbilden. In dieser Funktion besuchte sie ältere Kunden in einer Seniorenresidenz.

Adelheid B. lernte das spätere Opfer Verena J. in Hamburg-Blankenese kennen. Zwischen den beiden Frauen, die nicht weit voneinander entfernt wohnten, entwickelte sich eine intensive Beziehung. Die Angeklagte erzählt im Prozess, Verena J. habe in Gesprächen immer wieder geäußert, dass sie sterben wolle. Sie habe zudem unterschiedliche Wege genannt, wie man sich sicher töten könne, etwa durch Gift oder durch Ertrinken in der Elbe.

Eines Tages begeben sich die Frauen schließlich in jenes einsame Maisfeld, wo Verena J. mithilfe ihres Todesengels Suizid begehen will. Nach Angaben der Angeklagten hat die 75-Jährige allerdings einen vorbereiteten Tablettencocktail, den sie eingenommenen hat, wieder ausgespuckt.

Diese Darstellung unterscheidet sich deutlich von der Schilderung, die Adelheid B. bei der Mordkommission in Stade abgegeben hatte. Damals hatte sie erzählt, rein zufällig ein polnisches Paar in der Nähe des Maisfeldes beobachtet zu haben. Die Fremden hätten Verena J. Gift eingeflößt und die Seniorin außerdem gewürgt. Laut Polizeibeamten hatte Adelheid B. unter anderem die Turnschuhe des Täters beschrieben – während sie auf ihre eigenen blickte. Hat sie ihre eigenen Handlungen auf den fremden Mann projiziert? Sollte dieser angebliche Täter das Böse verkörpern, das sie selbst für sich nicht akzeptieren konnte?

Was geschah wirklich? Im Prozess betont die Angeklagte Adelheid B. nachdrücklich, Verena J. habe immer wieder ihren Todeswunsch geäußert, teilweise bestimmt, teilweise unsicher. Adelheid B. habe sich da jedoch nicht hineinziehen lassen wollen. „Ich will Ihnen beim Leben helfen, nicht beim Sterben", habe sie Verena J. klargemacht.

Andererseits hat sich bei Adelheid B. im Hinblick auf die alte Dame ein Helfersyndrom entwickelt, das letztlich dazu geführt hat, dass die Jüngere der Älteren beim Sterben assistiert hat. Offenbar hatten beide Frauen das finale Geschehen im Maisfeld gemeinsam geplant. Doch nachdem Verena J. den Giftcocktail ausgespuckt hatte, hat Adelheid B. die Tat zu Ende geführt. Im Prozess formuliert sie es so: „Wer A sagt, muss auch B sagen."

Nach Abschluss der Beweisaufnahme kommt die Staatsanwältin in ihrem Plädoyer zu dem Schluss, dass Adelheid B. die alte Frau aus Wut tötete, weil diese das Glas mit dem Gift absichtlich verschüttet hat. Die Anklägerin fordert sieben Jahre Haft wegen Totschlags. Adelheid B. sagt schließlich selbst: „Ich hatte nur noch ein Rauschen im Kopf. Ich hatte ihr das doch versprochen."

Die Entscheidung des Gerichts: Adelheid B. ist wegen Totschlags in einem minder schweren Fall zu verurteilen. Die Kammer verhängt eine Gefängnisstrafe von vier Jahren. Nach ihrer Überzeugung hat die Angeklagte während des Geschehens im Maisfeld die Kontrolle verloren und Verena J. im Affekt erwürgt, nachdem diese plötzlich das Glas mit dem Gift verschüttet beziehungsweise den Giftcocktail ausgespuckt hat.

Den Fall als Tötung auf Verlangen zu werten, kam laut Gericht in dieser konkreten Situation nicht infrage. Denn zuletzt habe die alte Frau gar nicht mehr sterben wollen, vielmehr habe die Täterin ihr in eigener Handlungskompetenz den Hals zugedrückt, minutenlang.

Letztlich ist dies im Hinblick auf das Erfahrungsspektrum der Rechtsmedizin ein sehr ungewöhnlicher Fall, nicht nur wegen der ungewöhnlichen Vorgeschichte und der Todessehnsucht einer Frau, der eine andere Frau mit Helfersyndrom schließlich nachgibt. Erstaunlich ist ebenfalls der Modus Operandi. Dass eine erwachsene Frau von einer anderen Frau mit den Händen erwürgt wird, stellt eine wirkliche Ausnahme dar. Hier war das dadurch erklärlich, dass das Opfer sich offensichtlich nur wenig oder gar nicht gewehrt hat.

Alles wirkt extrem unwirklich. Man versteht es nicht, man glaubt es nicht – aber es war so. Rechtsmedizin bleibt rational, auch wenn die Taten und die Täter sich irrational darstellen.

Cannabis: Als er die „Schwarze Witwe“ sah, drehte er durch

Er hat vergeblich versucht, das viele Blut in den Zimmern mit weißer Farbe zu überpinseln. Er hat sich nach Kräften bemüht, einen Leichnam verschwinden zu lassen. Doch die Verbrechen, die Fabian F. begangen hat, lassen sich bei aller Mühe nicht vertuschen. Der 29-Jährige hat seine Freundin und seine Mutter umgebracht, und die Wohnung, in der er die Taten begangen hat, bietet eine Kulisse von unvorstellbaren Gewaltspuren.

Von „wahrlich grauenvollen Taten“ spricht später im Prozess gegen den jungen Mann aus Hamburg die Vorsitzende Richterin. Für die Verbrechen vom Februar 2021 kommt Fabian F. allerdings nicht ins Gefängnis. Er wird unbefristet in der geschlossenen Psychiatrie untergebracht, entscheidet das Gericht.

Fabian F. ist schuldunfähig, weil er an paranoider Schizophrenie leidet. Diese massive psychische Störung hat ihn zum Mörder werden lassen. Und sie bedeutet, dass der 29-Jährige weiterhin eine Gefahr für die Allgemeinheit darstellt. Allerdings, betont die Richterin, sei Fabian F. „nicht ein kaltblütiger, planerischer Mörder, sondern ein schwerst erkrankter Mensch“.

Vor Gericht sitzt ein Mann, der ruhig und still wirkt, ein Typ mit blondem Bürstenhaarschnitt, rotkariertem Hemd und zurückhaltendem, fast scheuem Blick. Einer, den Freunde und Verwandte als freundlich und hilfsbereit beschreiben und der niemals gewalttätig geworden ist. Einem frierenden Obdachlosen hat er einmal seine Mütze geschenkt.

Doch dann erfolgt dieser massive, erschütternde Gewaltausbruch, der sich ausgerechnet gegen die beiden Menschen richtet, die Fabian F. emotional am nächsten gestanden haben. Er hat bei seinen Taten ausgenutzt, dass sie ihm vertrauten und nicht mit einem Angriff rechneten. Er hat die Verbrechen mit erbarmungsloser Entschlossenheit ausgeführt. Die Opfer haben keine Chance gehabt, sich zu wehren. Und es ist sehr viel Blut geflossen.

Diese Verwandlung bei Fabian F. vom freundlichen, empathischen Menschen zu einem brutalen Gewalttäter ist nach Überzeugung von psychiatrischen Sachverständigen ausgelöst worden, weil der Hamburger seit Jahren Cannabis konsumiert hat. Ich möchte einen renommierten Experten aus Hamburg zitieren: „Bei der Erkrankung von relativ jungen Menschen an Schizophrenie ist häufig ein Zusammenhang mit dem Konsum von Cannabis zu erkennen“, erklärt Dr. Christoph Lenk, Facharzt für Psychiatrie. „Das ist wirklich frappierend. Wenn man solche Fälle genauer betrachtet, kommt man zu dem Schluss, dass der Konsum dieser angeblich weichen Droge hochgefährlich ist“, warnt Lenk.

Das Jahr 2021 ist gerade erst einige Tage alt, da beginnt Fabian F., Wahnvorstellungen zu entwickeln. So meint er, sein Vater wolle ihn enterben und trachte ihm außerdem nach dem Leben. Schließlich denkt der junge Mann sogar, dass sein Vater gar nicht sein wirklicher Vater ist, sondern vermutet seinen Onkel in der Vaterrolle. Außerdem hört er Stimmen, die ihm sagen, seine Freundin wolle ihn töten.

Dieses Gefühl der Bedrohung wird noch gesteigert, als seine Lebensgefährtin Tanja B. ihm erzählt, sie wolle sich ein Tattoo mit einer „Schwarze Witwe“ stechen lassen. Eine falsche Idee zur falschen Zeit? „Schwarze Witwen“ sind Spinnen mit einer besonderen Eigenart: Unmittelbar nach der Paarung fällt das Männchen dem Weibchen zum Opfer. Hat Tanja B. etwa Vergleichbares vor? Was will sie ihm antun? Fabian F. steigert sich in die Vorstellung hinein, dass er in Lebensgefahr schwebe und seine Freundin ihm das Genick brechen wolle. Das löst bei ihm große Angst aus. Er beschließt, ihr zuvorzukommen — und seine Partnerin zu ermorden.

Erst kurz zuvor hat sie noch neben ihm geschlafen. Sie hielt ihn im Arm, er aber dachte in seiner Psychose, dass sie ihn gleich töten werde. Deshalb schreitet er zur Tat: Am späten Abend des 5. Februar 2021 greift er seine Freundin an, während sie in der Badewanne ein Bad nimmt.

Sie ist in dieser Situation arglos und schutzlos. Dass sie zu diesem Zeitpunkt mit rund 1,5 Promille alkoholisiert ist, führt dazu, dass sie noch weniger verteidigungsbereit ist. Fabian F. drückt ihr Mund und Nase zu und schnürt ihr so die Luft ab. Außerdem fügt er der jungen Frau mit einem Messer mehrere Schnitte und Stiche zu, unter anderem in den Oberkörper und dort insbesondere am Hals. Tanja B. stirbt.

Der 29-Jährige beginnt nun, den Leichnam seiner Partnerin in der Badewanne mit Beil und Messer zu zerteilen und trennt insbesondere den Unterkörper vom Oberkörper. Schließlich versucht er, den Körper in geschmolzener Kernseife aufzulösen, was nicht gelingen kann. Sein Plan besteht offenbar darin, die verbleibenden Körperteile in einer Sporttasche wegzuschaffen.

Dieses Übertöten, also das Anwenden von erheblich mehr Gewalt, als für das Umbringen eines Menschen erforderlich ist, hat Fabian F. laut Einschätzung des psychiatrischen Sachverständigen wohl aus einem Grund angewandt: Er wollte die Gefahr, die nach seinem Empfinden von seiner Freundin ausging, auf diese Weise endgültig bannen. Wie mehr oder weniger planvoll der 29-Jährige vorging, spielte später bei der psychiatrische Einordnung des Verbrechens eine Rolle.

Jedenfalls scheint sein weiteres Tun durchdacht zu sein. Nach dem Verbrechen an seiner Freundin simuliert der junge Mann Chat-Nachrichten zwischen sich und seiner Partnerin, um vorzutäuschen, sie habe ihn verlassen – und um den Verdacht der Tötung von sich abzulenken. Sie habe sich „aus dem Staub gemacht“, teilt der Hamburger seinen Eltern mit.

Bevor Fabian F. die Beseitigung der Leiche seiner Freundin in Angriff genommen hat, hat er ihren Hund erschlagen. Das tote Tier entsorgt er in einem Entwässerungsgraben in der Nähe seiner Wohnung, wo der Hund wenig später gefunden wird.

Was wenige wissen: Wenn Tiere im Zusammenhang mit Gewaltverbrechen an Menschen getötet werden, obduzieren wir in bestimmten Fällen ebenfalls die Tiere. Es geht unter anderem darum, mögliche Parallelen, etwa beim Einsatz der Waffen, herauszufinden. Fabian F. ging so vor: Er hat dem Tier zweimal mit einem stumpfen Gegenstand auf den Kopf geschlagen, was bei dem Hund unter anderem zu Schädelbrüchen und später zum Ersticken durch Bluteinatmung führte.

Auch wenn Fabian F. nach dem Töten des Tieres und mit dem Mord an seiner Freundin glaubt, eine Gefahr für sein Leben beseitigt zu haben, kommt er nicht zur Ruhe. Sein Misstrauen richtet sich nun gegen seine Mutter. Sogar von ihr nimmt er in seinem Wahn an, sie wolle ihn umbringen. Konkret fürchtet er, sie werde ihn erschießen. Auch dies, so ist er überzeugt, müsse er verhindern.

Doch Karin F. will ihrem Sohn überhaupt nichts Böses. Sie macht sich vielmehr Sorgen um ihn, weil sie annimmt, es mache ihm zu schaffen, von seiner Freundin verlassen worden zu sein. Über Stunden versucht die Mutter, ihren Sohn telefonisch zu erreichen. Sie möchte wissen, ob sie ihm helfen kann. Als er endlich einen ihrer Anrufe annimmt, bittet er sie ausdrücklich, allein und ohne den Vater zu seiner Wohnung zu kommen. Sein Kalkül ist offenbar, dass er es nur mit ihr zu tun haben möchte.

Fabian F. bereitet sich auf den Besuch der Mutter und seine Bluttat vor, indem er ein Küchenmesser in seinem Bademantel verbirgt und so der Mutter die Tür öffnet. Noch während die 53-Jährige im Eingang steht, tötet er sie wie in einem Rausch. Er fügt ihr 63 Stiche zu, überwiegend in die Brust. So werden unter anderem die Lunge und das Herz verletzt. Die Stiche sind bis zu 18 Zentimeter tief, was für eine Aktion mit großer Wucht spricht. Seine Mutter verblutet binnen kürzester Zeit.

Weitere Handlungen offenbaren ein enormes Wechselbad der Gefühle bei dem jungen Mann. Als die Polizei schließlich, alarmiert vom Vater, der sich Sorgen machte, zur Wohnung des 29-Jährigen kommt, hat er gerade probiert, in seiner Wohnung die Blutlache mit Farbe zu kaschieren. Bei seiner Festnahme schreit und weint er und ruft: „Mama, es tut mir so leid!" Und: „Mama, ich werde dich vermissen."

Was ist im Kopf von Fabian F. vorgegangen?

Die Verbrechen und das Verhalten des Mannes im Anschluss an die Gewaltdelikte sind eine Folge seiner Erkrankung an einer paranoiden Schizophrenie. Bei ihm äußert sich dies unter anderem in akustischen Halluzinationen und immer weiter zunehmendem Verfolgungswahn.

Er hört also Stimmen, wo keine sind. Und er glaubt, andere wollen ihm etwas Böses. Das könnte zum Beispiel bei jemandem der Fall sein, dem man auf der Straße begegnet, oder jemand aus dem nächsten Umfeld. Sogar Menschen, die ein an Schizophrenie Erkrankter seit Langem kennt und zu denen er bisher ein gutes Verhältnis hatte, können von ihm plötzlich als bedrohlich erlebt werden.

Ein psychiatrischer Sachverständiger, der Fabian F. untersucht und exploriert, hat mehrere längere Gespräche mit dem 29-Jährigen geführt. Der Gutachter kommt zu dem Schluss, dass der Mann wegen seiner paranoiden Schizophrenie nach den Bestimmungen, die im deutschen Recht gelten, schuldunfähig ist. Gleichwohl habe Fabian F. bei seinen Taten planvoll handeln können, was nur in einem scheinbaren Widerspruch steht. So hatte der Beschuldigte, der die Verbrechen im Gespräch mit dem Psychiater gestanden hatte, ebenfalls angegeben, er habe die ahnungslosen Opfer „überrumpeln wollen". Die Psychose stand über allem.

Gegenüber dem psychiatrischen Sachverständigen äußert sich der junge Hamburger außerdem dazu, warum er den Hund erschlagen hat. Er erzählt, das Tier habe furchtbar gewinselt – wahrscheinlich, weil sein Frauchen tot war. Da habe ihm der Hund leid getan, und er habe sich nicht anders zu helfen gewusst, als ihn zu erschlagen.

Gewalt gegen ein Tier? Das passt zu der bisherigen Biografie von Fabian F. ebenso wenig wie die Tötung seiner engsten Familienangehörigen. Freunde haben den 29-Jährigen als ausgesprochen tierlieb erlebt und diese Charaktereigenschaft in Zeugenaussagen ausdrücklich betont. Insofern deutet der psychiatrische Sachverständige diese für Fabian F. eigentlich wesensfremde Attacke gegen den Hund ebenfalls als Ausdruck der Psychose.

Die Erkrankung an Schizophrenie: Sie ist bei Fabian F. die treibende Kraft für alles, was er tut. Es handelt sich bei Schizophrenie um eine Krankheit, die das ganze Wesen des Menschen erfasst und verändert. So hört er nicht nur Stimmen, sondern ist ebenfalls davon überzeugt, den Anweisungen dieser Menschen folgen zu müssen.

Hier möchte ich ebenfalls auf das zurückgreifen, was der renommierte psychiatrische Experte Dr. Lenk dargelegt hat: Ausgelöst wurde diese Schizophrenie bei Fabian F. durch den intensiven Konsum von Cannabis auch schon in seiner Jugend. Studien haben bewiesen, dass die gleichen Gene, die eine psychotische Erkrankung begünstigen, ebenfalls den Konsum von Cannabinoiden erklären. Dr. Lenk verweist auf eine niederländische Studie, die gezeigt hat, dass Kinder und Jugendliche mit einer psychotischen Störung später auch Cannabinoide konsumieren. Also steigt die Neigung zum Drogenkonsum mit der genetischen Disposition.

Umgekehrt ergibt sich aus Studien, dass der Konsum von Cannabinoiden gerade in jungem Alter die Wahrscheinlichkeit um das Zweifache erhöht, an einer tiefgreifenden Bewusstseinsstörung wie der Schizophrenie zu erkranken.

Was Dr. Lenk ebenfalls betont: Gerade Jugendliche seien gefährdet, an einer ausgeprägten psychischen Störung zu erkranken, was häufig auf ihr empfindliches Gehirn zurückgeführt wird. Denn im Gegensatz zu dem eines Erwachsenen befindet sich das Gehirn eines Jugendlichen noch in der Entwicklung. Erst im Alter von 27 Jahren ist die Reifung des menschlichen Gehirns abgeschlossen.

Im Ergebnis, so Lenk, gehe man heute davon aus, „dass sich die Wahrscheinlichkeit, an einer Psychose zu erkranken, durch den Konsum von Cannabinoiden deutlich erhöht“. Bei jungen Männern etwa dürften bis zu 30 Prozent aller Schizophreniefälle auf einen problematischen Konsum von Cannabis zurückgehen.

Eine im Jahr 2002 durchgeführte Studie hat ergeben, dass es für Menschen, die vor ihrem 15. Lebensjahr Cannabis konsumieren, weitaus wahrscheinlicher ist, als Erwachsener an einer psychotischen Störung zu leiden. Eine weitere Studie, die in Kopenhagen durchgeführt wurde und bei der sieben Millionen Patientendaten aus fünf Jahrzehnten ausgewertet wurden, kam zu dem gleichen Ergebnis. Bis zu 30 Prozent aller Schizophreniefälle sind auf den Konsum von Cannabis zurückzuführen.

Was sämtliche Studien nahelegen, heißt zusammengefasst: Cannabis ist ein wichtiger Risikofaktor für die Krankheit Schizophrenie. Das bedeutet, dass es sehr töricht und gefährlich ist, frühzeitig mit dem Kiffen zu beginnen. Also gilt für alle noch jungen Menschen: Hände weg von Cannabis! Die Warnungen von psychiatrischen Experten sind da eindeutig, und ich als Wissenschaftler und Mediziner schließe mich diesen Warnungen ausdrücklich an.

Auch ich war in meiner medizinischen Ausbildung mit einem Fall konfrontiert, der die erschreckenden Auswir-

kungen der angeblich weichen Droge Cannabis zeigte. Ich war während meiner Facharztausbildung in einer psychiatrischen Klinik tätig. Dort wurde ein junger Mann eingewiesen, der in einem akuten Cannabisrausch versucht hatte, mit einem Samuraischwert seinen Eltern Arme und Beine abzuschlagen.

Was der Konsum von Cannabis ebenfalls bewirkt: Freizeitaktivitäten wie Sport sowie der Beruf und Kontakt zu Familie und Freunden werden vernachlässigt – also praktisch alles, was das Leben ausmacht. Medizinisch spricht man vom amotivationellen Syndrom. Vereinfacht heißt das: null Bock auf gar nichts.

Und Fabian F.? Vor Gericht äußert er sich nicht zu dem Vorwurf, er habe zwei Morde begangen. Die Staatsanwaltschaft wertet die Tötungen von Freundin und Mutter in der Anklage jeweils als heimtückischen Mord, weil der junge Mann die Arg- und Wehrlosigkeit seiner Opfer ausgenutzt habe.

Im Prozess berichtet der psychiatrische Sachverständige über die Gespräche, die er mit dem jungen Täter geführt hat. Demnach ist Fabian F. kurze Zeit nach seiner Festnahme und der vorläufigen Einweisung in die Psychiatrie noch hoch psychotisch gewesen und hat Realitäten verkannt. So hat er beispielsweise seinen Vater für seinen Onkel gehalten. In späteren Gesprächen und nach einer ersten Behandlung hat Fabian F. deutlich gemacht, dass er erschüttert ist über das, was er getan hat.

Nach Erkenntnissen des Sachverständigen, der auch die Aussagen von Zeugen für sein Gutachten herangezogen hat, hat sich die psychotische Erkrankung schleichend entwickelt. Freunde des jungen Mannes sagten, sie hätten bereits ein Jahr, bevor es zu den Verbrechen kam, bemerkt, dass er sich deutlich verändert habe. Bis dahin, darin sind sich seine Freunde einig, beschreiben sie ihn als „einen guten Menschen“.

Fabian F.s Eltern haben, als sie eine Wesensveränderung bei ihrem Sohn bemerkten, für ihn Termine bei einem Psychiater vereinbart. Doch schon nach dem ersten Gespräch hat der 29-Jährige keine weiteren Termine wahrgenommen. Er fühle sich nicht krank, sagte er. Dies, so führt es Gutachter Dr. Lenk aus, sei typisch für psychotisch Erkrankte.

Bemerkenswert in Zusammenhang mit den Handlungen des Verdächtigen ist zudem der Umstand, dass Fabian F., nachdem er seine Freundin umgebracht hat, zunächst von ihrem Handy aus mehrere Nachrichten verschickt. Das sollte wohl suggerieren, sie lebe noch. Insofern gibt es bei den Ermittlungen zunächst unterschiedliche Überlegungen, wann die 24-Jährige verstorben ist.

Denkbar war zunächst, dass Tanja B. am Abend des 5. Februar getötet wurde. Aufgefunden wird der Leichnam erst drei Tage später. Aus der Untersuchung des Leichnams bei der Obduktion ergeben sich Anhaltspunkte, dass der Todeszeitpunkt auf den 5. Februar eingegrenzt werden kann. Dies wird aus der Ausprägung der Leichenflecke, der Leichenstarre und einer Untersuchung des Mageninhalts der Toten geschlossen.

Im Prozess spielt ebenfalls eine Rolle, ob die Freundin oder die Mutter des Hamburgers Sorge hatten, dass sie in Gefahr sein könnten. Ob sie also gewissermaßen gewarnt waren – oder bis zum Schluss völlig arglos?

Naturgemäß können die Opfer dazu nicht mehr befragt werden. Aber hier helfen die Aussagen von Zeugen. Und aus denen geht hervor, dass weder Tanja B. noch Karin F. eine Bedrohung durch Fabian F. angenommen hatten. Sie haben ihn wohl so wahrgenommen, wie auch Freunde ihn beschrieben haben: als durch und durch freundlich, friedlich und zugewandt.

Für die juristische Bewertung der Verbrechen ist zudem die subjektive Sichtweise des Täters von Bedeutung. War es ein Totschlag oder ein heimtückischer Mord? Für diesen muss nach der gängigen Rechtsprechung beispielsweise nicht nur festgestellt werden, ob die Opfer arg- und wehrlos waren. Es ist darüber hinaus entscheidend, ob der Täter diese Arg- und Wehrlosigkeit bewusst ausgenutzt hat. Und da ist die Schilderung von Fabian F., er habe die Opfer „überrumpeln" wollen, ein deutlicher Hinweis.

Von überragender Bedeutung für die juristische Einordnung der Verbrechen ist allerdings die Frage, ob der 29-Jährige überhaupt schuldfähig ist. Oder ob die Schuldfähigkeit vermindert oder sogar aufgehoben ist. Und hier ist erneut der psychiatrische Gutachter gefragt.

Die Diagnose, dass Fabian F. unter einer Schizophrenie leidet, ist aus Sicht des Experten eindeutig. Die Schizophrenie gehört zu jenen krankhaften seelischen Störungen, die laut Gesetz zumindest zu einer Verminderung, wenn nicht sogar zu einer Aufhebung der Schuldfähigkeit führen. Hinzu kommt noch: Die Schizophrenie führt ebenfalls dazu, dass die Einsichtsfähigkeit des Täters aufgehoben ist. Fabian F. ist also davon überzeugt gewesen, dass er seine Freundin und seine Mutter umbringen dürfe, um zu verhindern, dass er selber getötet wird.

In der Konsequenz bedeutet das für den Prozess und das Gericht: Fabian F. hat zwar gemordet, darf dafür aber nicht verurteilt werden, weil er seelisch krank ist.

Also bleibt dem Gericht nur ein Urteil: Fabian F. wird freigesprochen. Dies hat aber mitnichten zur Folge, dass er nun als freier Mann herumlaufen kann. Für psychisch schwer kranke Menschen kann das Gericht die Unterbringung in einem psychiatrischen Krankenhaus anordnen. Dann wäre er ebenfalls „hinter Gittern“.

Seine psychische Erkrankung könnte aber in einer psychiatrischen Klinik behandelt werden. Für die Frage, ob ein Mensch, der wegen einer schweren Straftat aufgrund von Schuldunfähigkeit nicht ins Gefängnis geschickt werden kann, stattdessen nun in die geschlossene Psychiatrie kommen muss, spielt eine entscheidende Rolle: ob derjenige weiterhin als gefährlich eingeschätzt wird.

Ist er also aufgrund seiner psychischen Erkrankung weiterhin eine Gefahr für die Allgemeinheit?

Fabian F. wird von dem psychiatrischen Experten bis auf Weiteres als unberechenbar eingeschätzt – also als Gefahr. Dies zeigt sich auch durch das Verhalten des 29-Jährigen in der Psychiatrie, in der er seit seiner Festnahme vorläufig untergebracht ist. Hier hat er unter anderem Wachbedienstete und einen Psychologen angegriffen. Die Attacke auf den Psychologen ist auf einem Video dokumentiert. Und dies zeigt: Der Angriff war ansatzlos. Der Psychologe wollte lediglich ein kurzes Erstgespräch führen, um Fabian F. Hilfe anzubieten und eine mögliche Gefahr der Selbsttötung einschätzen zu können.

Der junge Hamburger kann also auf absehbare Zeit für jeden eine Gefahr darstellen, der ihm begegnet. Wie in so einem Fall juristisch zu verfahren ist, regelt das Gesetz in einem eigenen Paragrafen. Hier geht es um die Einweisung des Betroffenen in den sogenannten Maßregelvollzug. Und genau dies soll laut Empfehlung des Sachverständigen mit Fabian F. geschehen. Denn der Hamburger ist zu der Zeit, als das Urteil gegen ihn gefällt werden soll, allenfalls „anbehandelt, aber nicht behandelt“ gewesen. Die Symptomatik bestand, wenngleich geringer ausgeprägt, fort.

Diesem gutachterlichen Rat folgt die Kammer des Landgerichts, vor dem sich Fabian F. verantworten muss. Für die Verbrechen vom Februar 2021 kommt Fabian F. also nicht ins Gefängnis, sondern er wird in der geschlossenen Psychiatrie untergebracht.

Angesichts der furchtbaren Tötungen seiner Liebsten durch Fabian F. frage man sich unweigerlich, „wie es dazu kommen kann, dass ein Mensch, der vorher tatsächlich noch nie gewalttätig war“, plötzlich derartige Taten begehen könne, sagt die Vorsitzende Richterin in der Urteilsbegründung.

Doch der Grund dafür sei offensichtlich: die paranoide Schizophrenie des Beschuldigten, „ausgelöst durch regelmäßigen Konsum von Cannabis“ und anderen Drogen im Jugend- und Heranwachsenden-Alter. „Der Konsum der angeblich doch so harmlosen Droge Cannabis ist — in Verbindung mit einer gewissen genetischen Disposition, von der man nicht weiß, ob man sie hat – dafür verantwortlich, dass ein bislang völlig unbestrafter, unauffälliger Mensch eine Schizophrenie und damit einhergehend Wahnvorstellungen entwickelt“, betont die Richterin. Diese hätten Fabian F. dazu veranlasst, ausgerechnet die beiden Menschen zu ermorden, die ihm am wichtigsten waren.

Die Verbrechen des Fabian F. seien kein Einzelfall, führt die Richterin aus. Es sei allein in ihrer Kammer in den vergangenen Monaten „bereits der dritte Fall, dem eine durch Drogenkonsum hervorgerufene Schizophrenie zugrunde liegt. Und dabei der zweite Fall, bei dem die eigene Mutter durch eine Vielzahl von Messerstichen getötet wurde.“ Es müsse „ganz deutlich und unmissverständlich gesagt werden, welche Gefahr tatsächlich von einem regelmäßigen Cannabiskonsum durch Jugendliche und Heranwachsende ausgehen kann“, erläutert die Vorsitzende. Die Fälle nähmen zu, die Landgerichte würden davon „geradezu überschwemmt“.

Die Vorsitzende zählt später in einem weiteren, ähnlich gelagerten Prozess, in dem ebenfalls ein unter Schizophrenie leidender Mann seine Freundin getötete hatte, acht Verbrechen auf: Bei diesen hatten nach Überzeugung der zuständigen Richter die Täter ebenfalls unter psychotischen Erkrankungen aus dem schizophrenen Formenkreis gelitten. Und diese waren offensichtlich durch den Konsum von Cannabis ausgelöst worden.

Es war eine Auflistung von Taten, die den Schrecken und die grausamen Folgen ahnen lassen. Verbrechen, die erschüttern. Da ging es beispielsweise um einen Mann, der einen Mitbewohner in einer Obdachlosenunterkunft totgetreten hat. Ebenfalls keine Chance hatte eine Frau, deren Mann im Wahn meinte, sie schlachten zu müssen, weil er sie für ein Schwein hielt – und ihr daraufhin die Kehle durchschnitt.

„In allen diesen Fällen“, so betont die Richterin, „wurde die psychotische Erkrankung der jeweiligen Beschuldigten durch einen frühzeitigen Konsum von Cannabis hervorgerufen.“

Ich möchte erneut aufgreifen, was der Sachverständige Dr. Lenk über solche Taten gesagt hat: Man müsse „definitiv feststellen, dass sich solche Fälle häufen. Man kann gar nicht deutlich genug vor dem Konsum von Cannabis warnen!“ Dem schließe ich mich ausdrücklich an. Ein weiser und eindringlicher Rat: Hände weg von Cannabis.

Klaus Püschel
Eine Kindesentführung ohnegleichen

Die alltägliche berufliche Praxis des Rechtsmediziners wird landläufig mit Sterben und Tod in Verbindung gebracht. Mit dieser Vorstellung versuche ich immer wieder aufzuräumen. Das Bild vom Rechtsmediziner als eines „Kaltchirurgen" hat seinen Ursprung in den vielen Kriminalfilmen und -romanen, bei denen der Experte am Leichenfundort erscheint und dann dem hinzukommenden Leiter der Mordkommission Rapport erstattet. Ein zweites Mal begegnen sich diese Akteure dann in der Regel im Sektionssaal, wo der Rechtsmediziner Details zur Todesursache und zur Tatrekonstruktion darlegt.

Dass die Praxis in einem Institut für Rechtsmedizin sich eher sehr lebendig präsentiert, habe ich vielfach mit seinen verschiedenen Facetten dargestellt. Mehr am Rande war dabei auch einmal von Entführungen die Rede:

- Zum Beispiel beim Maskenmörder, der Kinder aus dem Bereich von Schulen und Schullandheimen entführte, um sich an ihnen sexuell zu vergehen;
- beim Göhrde-Mörder, der Birgit Meier, die Schwester des stellvertretenden Hamburger Polizeipräsidenten

Wolfgang Sielaff, in seine Gewalt brachte und sie im „geheimen Zimmer“ seines Hauses in Adendorf bei Lüneburg erschoss;
- oder beim Säurefassmörder, der zwei Frauen wochenlang in seinem Atombunker in Hamburg-Rahlstedt gefangen hielt, sie sadistisch sexuell quälte und ermordete, bevor er die toten und zerstückelten Frauenleichen in Säurefässern vergrub.

Ich erinnere mich an drei Entführungen, die vergleichsweise glimpflich abliefen. Die Opfer waren zwar jeweils wochenlang in der Hand ihrer Entführer, schließlich wurden sie jedoch freigelassen und überlebten. Zwei dieser Fälle habe ich bereits an anderer Stelle dargestellt:

- Im Jahr 1996 ging es um die spektakuläre Entführung des Millionärs Jan Philipp Reemtsma, der in Hamburg-Blankenese im Garten seines Hauses niedergeschlagen wurde und dann einen Monat lang im Keller eines Hauses nördlich von Bremen gefangen gehalten wurde. Einen seiner Entführer habe ich 18 Jahre später in Portugal obduziert, nachdem er sich an der portugiesischen Algarve im hochalkoholisierten Zustand von einer Klippe in den Atlantik gestürzt hatte.
- Berichtet habe ich auch über die Entführung der 53-jährigen Frau K., die sich eine Woche lang in den Händen des Säurefassmörders Lutz R. befand, bevor der Täter sie aus letztlich unerfindlichen Gründen wieder frei ließ.

Ein ebenfalls spektakulärer Fall ist der des 14-jährigen Nikki X. Es handelt sich um die bis heute längste Kindesentführung in Hamburg. Das Martyrium der Eltern und des Jungen dauerte im Februar 1987 fast drei Wochen. Die Rechtsmedizin war hier professionell nicht direkt involviert. Seinerzeit hatte ich die Position des Leitenden Oberarztes am Institut für Rechtsmedizin inne.

Dieser Fall ging mir persönlich sehr nahe, da ich den Vater des Kindes gut kannte. Er war ein geschätzter ärztlicher Kollege im Universitätsklinikum Hamburg-Eppendorf. Mit ihm hatte ich stets eine besonders enge und freundschaftliche berufliche Kooperation.

Immer wieder einmal werde ich als Rechtsmediziner gefragt, wie man denn an Fälle herangeht, bei denen Personen aus dem persönlichen Umfeld betroffen oder beteiligt sind? Die Antwort ist bei mir stets: Ich habe gelernt, damit rational umzugehen. Ich kann das trennen. Da bin ich Profi. Mein Verstand bleibt kühl, auch wenn die Situation mich innerlich betroffen macht.

Natürlich muss ich mich stets wieder neu prüfen. Und ich muss andere fragen, die mich gut kennen und mich klug beraten. Dabei muss ich offenlegen, wie ich zu diesem Fall persönlich stehe, welche Bezüge ich zu den betroffenen und handelnden Personen habe. Alle anderen, die an diesem Fall professionell arbeiten, müssen mich einschätzen können und meine Position akzeptieren.

Selbstverständlich gibt es auch Situationen, bei denen ich – offiziell oder auch inoffiziell – herausgehalten werde. Polizei, Staatsanwaltschaft und Gerichte müssen sicherstellen, dass die Beweiskraft der Ermittlungsergebnisse nicht dadurch infrage gestellt wird, dass den Gutachter Püschel die Besorgnis der Befangenheit trifft. Aus Sicht eines Angeklagten reicht bekanntlich schon die berechtigte Besorgnis aus, um mich als Gutachter aus seinem Prozess herauszuhalten. Eine spezielle Beweisführung, dass ich voreingenommen bin, muss dabei nicht erfolgen.

Zwei Situationen sind mir noch gegenwärtig, bei denen die zuständigen Juristen mich als Gutachter herausgehalten beziehungsweise abgelehnt haben:

- Als wir im Fall von Birgit Meier nach 28 Jahren den Leichnam der Frau im Haus ihres Mörders mit einem privaten Ermittlerteam gefunden und exhumiert hatten, wurden die Gebeine in das Institut für Rechtsmedizin an der Medizinischen Hochschule in Hannover gebracht, damit dort die gerichtliche Sektion stattfindet.
- Beim Todesfall eines Drogendealers, der nach einem Brechmitteleinsatz im Institut für Rechtsmedizin am Universitätsklinikum Hamburg-Eppendorf gestorben war, erfolgte die Sektion im Institut für Rechtsmedizin an der Humboldt-Universität in Berlin, da ich in diesem Fall als Institutsdirektor potenziell auch Beschuldigter hätte sein können. Es wurde allerdings nie ein Ermittlungsverfahren gegen mich eröffnet, da die Kollegen in Berlin festgestellt hatten, dass der Dealer an einem drogeninduzierten Herzversagen gestorben war.

Einmal habe ich als noch sehr junger Rechtsmediziner im Protokoll einer gerichtlichen Sektion davon gesprochen, dass das Kind Opfer einer schlimmen Kindesmisshandlung war. Dies war eine persönliche Bewertung, die nicht in das Protokoll einer gerichtlichen Sektion gehört. Die Konsequenz meiner damals unprofessionellen tendenziellen Äußerung war dann, dass ein anderer Oberarzt der Hamburger Rechtsmedizin zum Gutachter bestellt wurde. Die für die Kindesmisshandlung verantwortliche Täterin (Kindsmutter) erhielt die Höchststrafe.

Der langen Vorrede kurzer Sinn: Es gibt immer wieder einmal Fälle, bei denen man sich als Gutachter der Besorgnis der Befangenheit aussetzt. Dann sollte man besser von vornherein außen vor bleiben und Kolleginnen oder Kollegen die Arbeit überlassen.

Bei dem nun geschilderten Fall waren wir von Anfang an nicht beruflich beteiligt, da hier rechtsmedizinische Untersuchungen keine Rolle gespielt haben. Es geht um die Entführung von Nikki X. im Jahr 1987. In diesem Fall nahm ich persönlich Anteil, weil es sich um das Kind eines sympathischen und kompetenten Kollegen im UKE handelte. Dieser Kollege war uns in der Rechtsmedizin wiederholt mit seinem tiefschürfenden Sachverstand für die Verletzungsbefunde von traumatisierten Kindern behilflich, speziell wenn es um die Frage der Gewalteinwirkung von fremder Hand ging.

Jetzt stand die Familie dieses Kollegen selbst im Mittelpunkt des Geschehens. Der 14-jährige Sohn war morgens auf dem Weg zur Schule entführt worden. Die Familie wohnte damals in einem Stadtteil Hamburgs, in dem eher sehr wohlhabende Familien lebten. Der Kollege selbst hatte ein Durchschnittseinkommen. Deswegen hat die Polizei später darüber spekuliert, ob das Kind nicht ein Zufallsopfer war beziehungsweise ob man in gewisser Hinsicht seinen finanziellen Hintergrund überschätzt und es verwechselt hatte, weil es in dieser Wohngegend reicher Leute zur Schule ging.

Während die Kindsmutter sich schon Gedanken über den Verbleib des Jungen machte, der nicht wie üblich aus der Schule nach Hause gekommen war, meldeten sich am Nachmittag die Entführer und Erpresser. – An dieser Stelle lassen wir den damaligen Leiter des Raubdezernats im Hamburger Polizeipräsidium zu Wort kommen. Hier lag seinerzeit auch die primäre Zuständigkeit für Entführungsfälle. Die Memoiren des Kriminalbeamten gehen sehr eindringlich auf den Fall von Nikki X. ein.

Es war der 6. Februar 1987, ein Freitag. Es war etwa 16.15 Uhr, kurz vor Feierabend. Die Ermittler des Raubdezernats waren guter Stimmung. Man freute sich aufs Wochenende. Einige der Mitarbeiter hatten bereits die Dienststelle verlassen.

Der Dienststellenleiter legte nach einem Telefongespräch mit dem Lagedienst den Hörer auf und füllte sich – wie er meinte – die letzte Tasse Kaffee ein. Es klingelte das Telefon. Im Grunde hatte dies nichts Besonderes zu bedeuten, weil auf den drei Amtsleitungen tagtäglich fast 200 Anrufe eingingen. Der Chef nahm das Gespräch entgegen und war dann stumm. Kurz raunte er den anderen zu, es dürfte keiner die Dienststelle verlassen. Schließlich beendete er das Telefongespräch mit einigen tröstenden Worten. Dann platzte er heraus: Wir haben eine Entführung. Das war eben die Mutter. Der Vater war noch bis vor Kurzem zur Arbeit. Er ist Arzt in einem Krankenhaus. Jetzt ist er auf dem Heimweg. Der 14-jährige Sohn der Familie ist auf dem Weg zur Schule verschwunden. Vor einer halben Stunde hat die Mutter einen Anruf erhalten, aus dem sich ergibt, dass ihr Sohn entführt wurde. Der Anrufer sprach mit stark verfälschter, ausländischer Stimme. Eindeutig hat sie Worte Entführung, Lösegeld und Wiedermelden herausgehört.

Der Dienststellenleiter informierte umgehend den Chef der Kripo-Spezialdienststellen, meinen Freund Wolfgang Sielaff, der die erforderlichen Sofortmaßnahmen, u. a. die Einrichtung einer Sonderkommission (Soko), anordnete. Einsatz- und Spezialkräfte wurden alarmiert und im Polizeipräsidium zusammengezogen.

Die Einsatzabschnitte der Soko, u. a. Betreuung der Angehörigen, Verhandlungsgruppe, Hinweisaufnahme, Ermittlungen, operative Maßnahmen, später auch Presse- und Öffentlichkeitsarbeit, bauten sich sukzessive auf. Mehrere Gruppen des Mobilen Einsatzkommandos waren mit verdeckten taktischen Maßnahmen im Einsatz. Spezialisten (Psychologen, Fernmeldetechniker) wurden hinzugezogen. Das BKA entsandte einen Verbindungsbeamten und einen renommierten Wissenschaftler für Stimmen- und Hintergrundanalyse. Staatsanwaltschaft, Bundes- und Landespolizeien wurden parallel informiert.

Die Ermittler des Raubdezernats und eine Vielzahl weiterer Beamter anderer Dienststellen sollten in den folgenden Wochen kaum zur Ruhe kommen. Einer der langwierigsten Fälle des erpresserischen Menschenraubs der hamburgischen Kriminalgeschichte hatte seinen Anfang genommen. 19 Tage dauerte es bis zur Freilassung des entführten Kindes, einige Wochen bis zur Ermittlung der Täter und weitere Wochen bis zu ihrer Festnahme.

Diese Entführung war der fünfte Fall des erpresserischen Menschenraubs in Hamburg nach 1945. Zwar hatte der einige Jahre später folgende Entführungsfall Reemtsma in der Öffentlichkeit weitergehende Dimensionen. Die im Fall des entführten Kindes eingesetzten speziellen kriminalistischen Methoden waren wegweisend. Man hat mich aus nachvollziehbaren Gründen gebeten, auf spezielle Details nicht einzugehen.

Die unterschiedlichen Ermittlungsphasen in einem Entführungsfall sind grundsätzlich klar strukturiert: Phase 1 umfasst den Zeitraum bis zur Zahlung des Lösegelds, Phase 2 den bis zur Freilassung des Entführten und Phase 3 den bis zur Festnahme der Täter und Sicherstellung des Lösegelds (das hier allerdings „verschwunden“ blieb). In den ersten beiden Phasen hat das Leben des Entführungsopfers oberste Priorität. Die polizeilichen Maßnahmen müssen eine Gefährdung des Opfers ausschließen. Zwingend notwendige Aktivitäten werden verdeckt und getarnt durchgeführt. Die Medien sind gehalten, offene Recherchen zu unterlassen, erst während der letzten Phase wird der Fall öffentlich behandelt.

Es tauchte also vor dem Elternhaus des entführten Jungen niemals ein als solches zu erkennendes Polizeifahrzeug auf, auch kein Uniformierter. Alles blieb äußerlich unverändert. Trotzdem waren in kürzester Zeit neue zusätzliche Telefonleitungen in das Haus hinein geschaltet, ebenso hochempfindliche Tonaufzeichnungsgeräte. Durchgehend befanden sich Experten der Verhandlungsgruppe im Haus der Eltern, um mit diesen das Verhalten am Telefon und die Einzelheiten der Dialoge mit dem anrufenden Täter abzustimmen.

Die Sonderkommission kam täglich mindestens zweimal, lagebedingt auch nachts zusammen. Die meisten Soko-Beteiligten hatten zweieinhalb Wochen lang kaum eine Möglichkeit zu längerer Nachtruhe.

In mehreren, zum Teil auch Scheinanläufen, versuchten die Täter, das geforderte Lösegeld in Höhe von 1 Million Schweizer Franken zu erlangen. Als Geldüberbringer fungierte der Vater des Jungen. Sie schickten diesen fast bis nach Osnabrück, bis nach Bremen oder weit nach Schleswig-Holstein hinein. Natürlich wurden alle Anrufe der Täter zurückverfolgt, zu der damaligen Zeit ein riesiger Aufwand, da das Telefonnetz noch nicht digitalisiert war und deswegen unzählige Knotenämter der Post in den nordwestlich von Hamburg gelegenen Gebieten besetzt sein mussten.

Schlimme Zeiten machten die Eltern des Jungen durch. Ungewissheit, Sorge, ständig sich wiederholende Drohungen der Täter, dann wieder Übermittlung der geforderten Lebenszeichen und wiederum eine gescheiterte Geldübergabe. Dann, nach 19 Tagen, endlich Übergabe des Lösegelds nunmehr per Fahrradtour des Vaters zur Nachtzeit über eine Schnellstraße, im Schenefelder Raum gelegen, auf ein Feld neben einer Baumschule. Und dann entschwand der Geldabholer mit seiner Beute; die Verfolgung war nicht möglich, zumindest unter dem Aspekt, nicht bemerkt zu werden. Nach wie vor stand der Schutz des Lebens des entführten Jungen über allen anderen Erwägungen, Strafverfolgung und Tataufklärung oder gar der Verlust des Lösegelds waren dem untergeordnet.

Und dann musste gewartet werden. Die Nerven lagen fast bei allen blank. Natürlich breitete sich die Sorge aus, dass etwas Schlimmes passiert sein könnte. Schließlich aber der Anruf, nachts um zwei: die bekannte verfälschte Täterstimme und die nüchterne Mitteilung, der Junge sei an einer bestimmten Abfahrt der Autobahn bei Bremen freigelassen worden. Es stimmte: Auf dem Rasen der genannten Autobahnabfahrt saß der Junge wohlbehalten, gesund, unverletzt. Große Erleichterung bei allen Beteiligten. Der Junge lebte. Damit war das vorrangige Ziel der Soko erreicht.

Die Sonderkommission wurde am 24. April 1987 aufgelöst, es begann die Phase der offenen Ermittlungen und der Öffentlichkeitsfahndung. Ansatzpunkte gab es viele. Zum Entführungsversteck, zu den dort zu hörenden Geräuschen, zum benutzten Fahrzeug, zum Aussehen der Täter, zur mitgeschnittenen Stimme des mutmaßlichen Haupttäters. Ständig liefen Hinweise aus der

Bevölkerung und von anderen Dienststellen ein. Zum Schluss waren es 850 Spuren, die es akribisch abzuarbeiten galt.

Schon am Anfang ergaben sich relativ schnell diverse Puzzleteile: auf dem Weg zur Schule entführt, in den Pappkarton eines Fernsehgeräts gesteckt, im Kofferraum eines Volkswagens des Typs Golf transportiert. Das Gefängnis für das Kind war ein Keller, der von dem Jungen gut beschrieben werden konnte. Kein weiterer Ortswechsel. Zwei Täter, die ständig maskiert auftraten. Nach der Öffentlichkeitsfahndung, mit der über eine von der Post geschaltete Sonderrufnummer die Täterstimme gehört werden konnte, gingen zahlreiche Hinweise ein.

In der Spur 582 wies der Sprachwissenschaftler völlig leidenschaftslos, aber ausgesprochen sicher auf das Land und die Gegend hin, woher der Anrufer mit sehr hoher Wahrscheinlichkeit stammen musste. Für ihn stand fest, dass nur im westlichen Spanien, und zwar im Grenzgebiet zu Portugal, mit einer derartigen Lautmalung gesprochen wurde. Die Ermittlungen wiesen auf drei Haupttäter aus dieser Region hin.

Spur 351 bezog sich auf einen Hinweisgeber bezüglich einer Fingerverletzung bei einem seiner Mitarbeiter. Eine derartige Fingerverletzung war von dem entführten Jungen beschrieben worden. Dieser Hinweis führte zu einem Gastarbeiter aus Spanien, der zusammen mit anderen Familienmitgliedern für eine Baumschule im Pinneberger Raum arbeitete. In der Wohnung dieser Familie ließen sich die für Außenstehende nicht bemerkbaren Präparierungsanhaftungen, mit denen das Lösegeld behandelt worden war, sichern. Wenig später wurde das Versteck gefunden, in dem die Täter das Kind festgehalten hatten. Allerdings waren inzwischen alle Tatverdächtigen verschwunden: Sie waren nach Spanien zurückgekehrt.

Jetzt mussten die spanischen Behörden informiert und um Festnahme der Tatverdächtigen gebeten werden. Doch vor Ort genügten keine Telefonanrufe, sondern es mussten gesiegelte Haftbefehle auf entsprechenden Vordrucken übermittelt werden. Die Täter wurden schließlich in Spanien festgenommen, vor Gericht gestellt und zu langjährigen Freiheitsstrafen verurteilt.

Später konnte ich auch die Analyse eines Hamburger Polizeiführers auswerten. An den polizeilichen Maßnahmen waren ständig mehrere Gruppen des Mobilen Einsatzkommandos beteiligt.

Erstmals wurde ein Sprachwissenschaftler des Bundeskriminalamts eingeschaltet, Dr. Hermann Künzel, später Professor für Phonetik an der Universität Marburg. Künzel war auch an der Aufklärung weiterer aufsehenerregender Kriminalfälle beteiligt. Die Reemtsma-Entführung, der Polizistenmord in Holzminden, die Erpressung des Lebensmittel-Herstellers Nestlé, die Festnahme des Immobilien-Spekulanten Jürgen Schneider und des Kaufhauserpressers Arno Funke.

Künzel hat im Fall von Nikki X. kaum vorstellbare Details herausgefunden, als er die Telefonmitschnitte mit den Entführern analysierte. Zur Stimmverstellung wurde ein Bleistift, Kugelschreiber oder ein ähnlich länglicher Gegenstand zwischen den Kiefern festgehalten. Der Täter hatte eine von Natur aus leicht heisere Stimme. Sein Alter lag um die 40 Jahre. Bei dem ausländischen Akzent handelte es sich um ein sogenanntes „Gastarbeiterdeutsch“. Aufgrund der zu Beginn des Gesprächs hörbaren Münzfallgeräusche musste der Anruf aus einer öffentlichen Telefonzelle mit Sofortkassierung geführt worden sein. Die Messung des Frequenzgangs ergab, dass es sich um ein Ferngespräch gehandelt hat. Der Sprachwissenschaftler konnte dann auch noch feststellen, dass einzelne Telefongespräche der Erpresser von der Schweiz aus, und zwar aus dem Kanton Uri, geführt worden waren.

Im Verlauf des Entführungsgeschehens standen ständig zwei Mitarbeiter der Deutschen Bundespost in engem Kontakt zur Sonderkommission. Zeitweilig versahen diese Techniker ihren Dienst im Polizeipräsidium rund um die Uhr. Die Vertreter der Post leisteten im Führungsstab wertvolle Beratungsarbeit.

Aus Sicht der Polizei war die Zusammenarbeit mit der Familie des entführten Kindes sehr zielführend. Die Familie hat alle sich aus dem Einsatz ergebenden taktischen Maßnahmen voll akzeptiert und mitgetragen. Dies galt sowohl für die ständige Betreuung durch die Mitglieder der Verhandlungsgruppe als auch für die konzeptionelle Vorbereitung des Verhaltens gegenüber den Entführern. Insbesondere der Kindsvater zeigte sich dem psychologischen Druck durch die Entführung seines Kindes gewachsen. Im Verlauf der Kooperation mit der Polizei blieb die innere Stabilität des Vaters selbst dann erhalten, als er zweimal vergeblich zur Geldübergabe gefahren war.

Bereits zu Beginn der Entführung entschloss sich der Leiter der Sonderkommission, die maßgeblichen Medien in Hamburg über den Sachverhalt zu informieren. Dies geschah, um eine unkontrollierte, vor allem jedoch vorzeitige Berichterstattung zu verhindern. Dies gelang. Mit Rücksicht auf die Gefährdung des Kindes schwiegen die Journalisten bis zum Tag der Rückkehr des Jungen.

Speziell auch durch die Kooperation der Medien sind 850 Hinweise aus der Bevölkerung eingegangen, darunter auch die, die für den Ermittlungserfolg entscheidend waren.

Das Ganze ist ein anschauliches Beispiel effektiver Kooperation zwischen den Ermittlungsorganen und den Medien. Nach der Rückkehr des Kindes hat der damalige Innensenator Alfons Pawelczyk die in diesem Entführungsfall besonders positive Zusammenarbeit von Familie, Polizei und Medien hervorgehoben. Hatte es sich doch um ein ausgesprochen diffiziles Unterfangen gehandelt aus geschickten Ermittlungen der Polizei, psychischer Stabilität der Eltern und Stillhalten der Medien, verbunden mit einem Höchstmaß an Nervenstärke und Geduld über fast drei Wochen.

Viele Ermittlungsaktivitäten betrafen von Hamburg ausgehend auch überregionale Bereiche. Interpol-Dienststellen haben hier effektiv mitgearbeitet. Gewisse Probleme gab es allerdings bei der Zusammenarbeit mit den spanischen Behörden. Dem zuständigen Richter in Madrid genügten die fernschriftlich übermittelten Rechtshilfeersuchen und der Haftbefehl nicht, und einige in Spanien sichergestellte Beweismittel wurden den deutschen Behörden niemals zur Verfügung gestellt.

Auf eine Reihe weiterer technischer und polizeitaktischer Details kann hier nicht näher eingegangen werden. Verständlicherweise hält sich die Polizei dazu bedeckt. Immerhin: Für die eingesetzten Überwachungs- und Verfolgungsmaßnahmen wurden nicht nur technische Einheiten auf höchstem Niveau eingesetzt, sondern jede Menge Manpower, Spürhunde, Chemie und auch die Aufklärung aus der Luft.

Wolfgang Sielaff, der seinerzeit die Sonderkommission leitete und dann die Entführer jagte, hat mir später wiederholt die absolut vorrangige Aufgabe der Polizei eingeprägt: Das (Über-)Leben des entführten Kindes zu gewährleisten. Er schilderte, wie seinerzeit Hunderte von Polizeibeamten im Einsatz waren, von der Verhandlungsgruppe über die Ermittler bis zum Mobilen Einsatzkommando, von den Kräften vor Ort über das Bundeskriminalamt, Interpol und Europol bis zu Polizeidienststellen in der Schweiz, in den Niederlanden und in Spanien.

Herausragend war die Arbeit des Sachverständigen für „Stimme und Klang“, Dr. Hermann Künzel. Künzel leitete beim Bundeskriminalamt fast zwanzig Jahre lang die Abteilung für Sprecher-/Sprach-Erkennung, die er selbst aufgebaut hatte. Auch nach seinem Ruf als Professor an die Universität Marburg ließ ihn die Kriminalistik nicht los; unter anderem war er Präsident der internationalen Fachgesellschaft für forensische Phonetik. Als Gutachter vor Gericht bearbeitete er weiterhin viele Fälle. Wer hier erfolgreich sein will, muss eine Art Universalgelehrter sein: Er muss die Sprache beherrschen und Kenntnisse in Physiologie, Physik, Elektronik und Statistik besitzen. Aussprache kann entlarven: Künzel ließ beispielsweise 200 regional gefärbte Umgangssprachen phonetisch transkribieren und mittels einer Datenbank auswerten. Phonetiker können mithilfe dieser Datenbank feststellen, aus welcher Gegend jemand stammt, der etwa einen Erpresseranruf tätigt.

Schließlich habe ich auch nochmals Gespräche mit den Angehörigen geführt, um mit ihnen abzustimmen, ob und wie weit nach so langer Zeit, immerhin fast vierzig Jahre später, noch Details berichtet werden dürfen, ohne die Familie erneut zu belasten. Die Zustimmung erfolgte, insbesondere unter dem Aspekt des guten Ausgangs der Entführung, der grundsätzlichen Bedeutung dieses längsten Entführungsfalls eines Kindes in Hamburg und im Hinblick auf die vielen positiven Elemente der Zusammenarbeit zwischen den Angehörigen und der Polizei.

Eine umfangreiche, exzellente Studie zu Entführungsfällen in deutschen Familien stammt von der Historikerin Eva Maria Gajek. Gajek hat alle bekannten Entführungen in Deutschland analysiert, z.B. die von Theo Albrecht, Richard Oetker, Friedrich Jahn, Jan Philipp Reemtsma, Anton Schlecker sowie auch Entführungen von Kindern, z.B. Timo Rinnelt. Sie kommt zu dem Schluss, dass Entführungen vermutlich nicht weniger geworden sind, dass wir heute aber nicht mehr so viel darüber erfahren. Entführungen finden nicht mehr in dem Maße den Weg in die Öffentlichkeit, vielleicht auch, weil reiche Familien eher professionelle Vermittler einschalten. Auch die Zusammenarbeit mit der Polizei hat sich professionalisiert. Man weiß, was zu tun ist in einem solchen Fall. Auch dank der Lehren aus dem Fall von Nikki X.

Falscher Traum vom Leben: Die verschollenen Kinder der DDR

Der Tod hat viele Gesichter.

Oder auch: Fragezeichen reiht sich an Fragezeichen.

Wenn man Leiter eines Instituts für Rechtsmedizin ist, hat man tagtäglich mit einer Reihe von Todesfällen zu tun. Die Umstände des Todes sind dabei so vielgestaltig wie das Leben.

Für den Rechtsmediziner ist das Routine. Er ist der zuständige Profi in diesem Grenzbereich des menschlichen Lebens. Er beobachtet, er dokumentiert, er analysiert und erstattet sein Gutachten. Immer wieder geht es für ihn nur um Fakten.

Die Situation der Angehörigen, der Hinterbliebenen, der Eltern und Geschwister ist eine ganz andere. Sie sind betroffen, unglücklich, verunsichert, traurig. Der Tod hinterlässt mehr offene Fragen als Antworten, insbesondere dann, wenn es sich um den Tod eines Kindes handelt, um den Abschied von einem Menschen, der noch ganz am Beginn seines Lebenswegs stand.

Es gibt tote Neugeborene und Babys, Kinder, die viel zu früh sterben. Auch die Erwachsenen sterben und vor allem Alte und Uralte, die manchmal sogar über 100 Jahre alt geworden sind. Es handelt sich um Frauen und Männer, Schwarze, Weiße, Farbige, um lang erwartete oder sehr plötzliche Sterbeverläufe. Gelegentlich ist die Sterbephase ultrakurz, in einem völlig überraschenden Moment, wie zum Beispiel beim Absturz aus der Höhe, bei einer Zugüberfahrung, bei einem Kopfschuss oder einer Explosion. Es gibt natürliche Todesfälle, Unfälle, Suizide und Tötungsverbrechen. Der Tod tritt ein im Krankenhaus, im Hospiz oder zu Hause. Oft kommt der Tod erwartet und ein längerer Sterbeverlauf geht voraus. Die Angehörigen sind zugegen und schließen dem Verstorbenen die Augen. Ebenso kann sich der tödliche Ablauf auch in völliger Einsamkeit ereignen, möglicherweise in einer dramatischen Umgebung, im Wasser, in einer Felsspalte oder in einem Verließ. In den meisten Fällen wird ein Leichnam relativ schnell entdeckt. Unter Umständen kann es aber Tage, Wochen, Jahre oder sogar Jahrzehnte dauern, bis man die Überreste des Toten findet.

Darüber hinaus gibt es immer wieder Vermisstensachen. Eine Person ist unerwartet verschwunden. Selten erfolgt dies mit einem Abschied per Botschaft, schriftlich, telefonisch oder am Bildschirm. Andere Menschen sind einfach weg. Die Angehörigen wissen nicht, was vorgefallen ist. Unter Umständen ahnen sie etwas, oder sie malen sich etwas aus. Dies kann eher positiv sein oder aber eine sehr böse Vorstellung.

Um nur einige Beispiele aus dem eigenen Erfahrungshorizont anzuführen: Wir haben Birgit Meier, die Schwester meines Freundes Wolfgang Sielaff, früher stellvertretender Polizeipräsident in Hamburg, nach 28 Jahren gefunden, von ihrem Mörder einbetoniert in der Garage seines Hauses. Wir haben die Fässer geöffnet und die sterblichen Überreste obduziert, die nach den Verbrechen des Säurefassmörders verblieben waren. Wir haben auch die zerstückelten Opfer seziert und identifiziert, die der sogenannte Schlächter von St. Pauli, Fritz Honka, in Plastiksäcken versteckt hatte.

Wir haben die sterblichen Überreste von Alberto R. aus Perugia, Italien, exhumiert, der als italienischer Kriegsgefangener bei einem alliierten Bombenangriff im April 1945 in deutscher Gefangenschaft verstarb und als unbekannter Soldat (Ignoto) beerdigt wurde. Wir haben seine Gebeine zurück überführt nach Italien und waren dabei, als er im Familiengrab zur letzten Ruhe gebettet wurde.

Ich habe den „Kopf des Störtebeker" analysiert, ein knöcherner Schädel, der im Hamburger Hafen im Bereich der früheren Hinrichtungsstätte am Kleinen Grasbrook gefunden wurde. 600 Jahre nach der Hinrichtung der Piraten konnten wir dem Schädel noch viele Geheimnisse entlocken. In den Knochen lesen wie in einem Buch, darum geht es dem Rechtsmediziner. So habe ich auch „Moora" untersucht, die Moorleiche, die aus dem Uchter-Moor geborgen wurde. Sie ist eine der bestdokumentierten Moorleichen überhaupt, fast 3.000 Jahre alt.

Wiederholt haben wir in der Hamburger Rechtsmedizin zudem Fragestellungen zu bearbeiten, bei denen es um Tote aus anderen Ländern und mit anderen Regierungsformen ging. Zum Beispiel solche, die durch kriegerische Handlungen getötet wurden, etwa während des Balkankriegs in Osteuropa. Wir waren in arabischen Ländern tätig und in Afrika. Die Hamburger Rechtsmedizin war dabei, als 2004 mehr als 500 Tote nach dem Tsunami in Thailand identifiziert werden mussten. Lange Zeit war offen, was mit einzelnen Personen geschehen ist, die hier ihren Urlaub verbrachten. Fast alle Fälle konnten geklärt werden.

Bei den meisten Toten kann ihr Schicksal aufgeklärt werden. Dokumente werden erstellt. Es gibt eine Trauerfeier, einen letzten Abschied und ein Grab.

Einige Menschen sind und bleiben allerdings für lange Zeit oder für immer verschwunden. Die Freunde und Hinterbliebenen meinen dann manchmal, die oder der Vermisste sei eventuell noch am Leben. Man stellt sich vor, die Person würde eventuell mit einer veränderten Identität woanders weiterleben. Es könnte beispielsweise ein Fall von Versicherungsbetrug sein, bei dem eine Person für tot erklärt wird, weil sie jahrelang nicht wieder aufgetaucht ist. Viele Fragen werden gestellt, die entscheidenden bleiben unbeantwortet.

In den Labors der Hamburger Rechtsmedizin haben wir im Rahmen von Abstammungsbegutachtungen in einzelnen Fällen einige besonders merkwürdige Konstellationen dokumentiert. Sehr selten gibt es zum Beispiel einen Mutterschaftsausschluss. Dabei kann man zeigen, dass Mutter und Kind genetisch nicht miteinander verwandt sind. Irgendwann hat eine Verwechslung stattgefunden, am ehesten vermutlich nach der Geburt im Krankenhaus. Selbstverständlich wird dies weitestgehend durch entsprechende Sicherheitsmaßnahmen ausgeschlossen. Die Mutter bekommt ihr Baby gleich in den Arm. Das Kind und sein Bettchen werden gekennzeichnet, etwa durch ein Bändchen am Arm des Säuglings. In einem Fall lernten wir zwei Elternpaare kennen, die sozusagen über Kreuz das falsche Baby mit nach Hause genommen hatten. Beide Familien hatten bis dahin keinen Verdacht geschöpft und das jeweilige Kind als ihr eigenes großgezogen.

In Spanien sollen seit 1939 unter der Franco-Diktatur 300.000 Babys ihren Müttern nach der Geburt entzogen worden sein, wie Opferverbände schätzen. Kinder aus sogenannten verdächtigen Familien wurden diesen weggenommen und von regimetreuen Eltern aufgezogen. Was als politische Säuberung begann, wurde zu einer Maschinerie, in die auch die Kirche verwickelt war. Nach seinem Sieg im Bürgerkrieg wollte Francisco Franco alle verbliebenen noch widerstandsfähigen Kräfte in Spanien vernichten. Der Diktator ließ junge Mütter in Foltergefängnissen verschwinden, ihre Kinder wurden anderen überlassen.

In der ersten Phase wurden die Kinder Frauen weggenommen, die nicht der Ideologie des Diktators folgten. In einer zweiten Phase wurde das Verbrechen dann auf Frauen ausgedehnt, die aus benachteiligten Schichten stammten. Ihnen wurde gesagt, dass ihr Kind gestorben sei, obwohl dies nicht stimmte. Die diesbezüglichen Dokumente wurden gefälscht. Keine der mehr als 2.000 Klagen, die zwischen 2011 und 2019 erhoben wurden, hatte letztlich Erfolg. Der Tatbestand galt als verjährt. Einigen Opfern ist es in Spanien allerdings gelungen, ihre Angehörigen wiederzufinden.

Auch in vielen anderen Ländern gab es Fälle von Babyraub. Irland erlangte in diesem Kontext eine traurige Berühmtheit. Viele entsprechende Fälle gab es unter diktatorischen Regimen, zum Beispiel in Argentinien und Chile.

Auch in Deutschland gab es eine fragwürdige Situation, und zwar in der DDR. Hier hatte das Ministerium für Staatssicherheit (MfS) eine sehr mächtige Position. In der Bevölkerung bezeichnete man die Organisation des Staatssicherheitsdienstes kurz und knapp als „Stasi“.

Die Stasi war in der DDR zugleich Geheimdienst und Geheimpolizei. Sie fungierte als willfähriges Regierungsinstrument für die Sozialistische Einheitspartei Deutschlands (SED). Zur Stasi gehörten Ende der 1980er Jahre etwa 100.000 hauptamtliche Mitarbeiter und noch einmal ähnlich viele inoffizielle Mitarbeiter, also Spitzel. Vor allem Menschen, bei denen der Verdacht einer kritischen politischen Gesinnung, auf Spionage oder Republikflucht bestand, gerieten ins Visier des MfS. Man arbeitete mit ausgeklügelten psychologischen Methoden der Observation und Einschüchterung. Persönlich und gesellschaftlich betroffen waren vor allem Gruppen zum Beispiel aus der Kirche oder aus kritischen Kreisen, insbesondere solche mit Kontakten oder Familienmitgliedern in Westdeutschland.

Die Stasi wurde formal im Februar 1990 aufgelöst. Ihr oberster und sie nach außen repräsentierender Chef war Erich Mielke, der von 1957 bis kurz nach dem Fall der Berliner Mauer 1989 als Leiter des MfS fungierte.

Das nach der Wiedervereinigung neugeschaffene Stasi-Unterlagen-Archiv sichert und bewahrt seitdem an unterschiedlichen Standorten die Unterlagen des Ministeriums für Staatssicherheit der DDR. Das Archiv ist heute personenbezogen zugänglich. Die weitere Nutzung der Dokumente des Staatssicherheitsdienstes der ehemaligen DDR richtet sich nach dem Stasi-Unterlagen-Gesetz (StUG). Die Archivarinnen und Archivare für die „Spurensuche" zu DDR-Vorgängen gehen Hinweisen aus der Bevölkerung nach und suchen nach allen noch zugänglichen Informationen.

In Zusammenhang mit der Allmacht des Staates und der von ihm eingesetzten Stasi gab es nach der Deutschen Einheit immer mehr Betroffene, die zunehmend direkte, nachdrückliche, lauter werdende Anschuldigungen äußerten, in der DDR habe es ein verschlungenes, verborgenes und weitverzweigtes System gegeben, Kinder ihren wahren Eltern zu entziehen. So ähnlich wie die spanischen Fälle unter Franco. Die Kinder seien beispielsweise durch Zwangsadoptionen in andere Familien gegeben worden. Den Fragen der Zwangsadoption wird heute gezielt nachgegangen. Der Deutsche Bundestag hat dafür das Deutsche Institut für Heimerziehungsforschung eingerichtet.

Als besonders perfide wird die Situation dargestellt, dass den Müttern beziehungsweise den wahren Eltern eingeredet worden sein soll, ihre Kinder seien verstorben. In Wirklichkeit – so das Gerücht – lebten sie allerdings und wurden anderen Paaren mit staatstreuer politischer Gesinnung überlassen: Zum Beispiel gingen sie an kinderlose Ehepaare in der DDR oder an kinderlose Soldatenehepaare der sowjetischen Besatzungstruppen. Es wurde auch die Theorie aufgestellt, die Kinder seien für höhere Geldbeträge Eltern aus dem Westen zur Adoption übergeben worden.

Insgesamt ein perfides, menschenverachtendes Spiel. Das galt insbesondere für ausgeklügelte Täuschungsmanöver, bei denen man die Mütter (und Väter) glauben ließ, die Kinder seien verstorben, etwa gleich bei der Geburt oder kurz danach infolge einer Geburtsschädigung. Andere Begründungen waren der sogenannte Plötzliche Kindstod oder ein Tod als Kleinkind infolge einer akuten tödlichen Erkrankung oder bei einem Unfall.

Die Zahl der möglicherweise betroffenen Familien wird mit mehreren Tausend beziffert. Die „Interessengemeinschaft gestohlene Kinder der DDR (IggKDDR)“ ist ein Zusammenschluss von Betroffenen durch Zwangsadoption oder vorgetäuschtem Säuglings- bzw. Kindstod in der ehemaligen DDR. Hinzu kommen weitere Angehörige und eine nicht geringe Zahl von Unterstützern. Die IggKDDR fordert die vollständige und umfassende Aufklärung aller offenen Fälle sowie die Verbesserung der gesellschaftlichen Rahmenbedingungen für Betroffene. Am 5. April 2018 wurden diese Forderungen mit der Übergabe einer Petition im Deutschen Bundestag manifestiert.

Schon wenige Wochen später gab es eine öffentliche Expertenanhörung. Durch zahlreiche Medienberichte wurde der öffentliche Druck verstärkt. Die IggKDDR bezeichnet ihren Vereinszweck als schwarzen Fleck in der Aufarbeitungslandschaft der ehemaligen DDR. Der Gründer der IggkDDR ist Andreas Laake. Er wandte sich 2013 beim TV-Sender Sat.1 in der Sendung „Bitte melde Dich" an die Öffentlichkeit. Einen Tag, nachdem der Bericht über sein persönliches Schicksal ausgestrahlt wurde, klingelte das Telefon, und sein Sohn war am anderen Ende der Leitung – der Sohn, den Andreas Laake während seiner Haft wegen Republikflucht 1986 von der DDR entzogen bekommen hat. Lange Jahre des Suchens und des Kampfes gegen die Systeme waren für Andreas Laake letztlich erfolgreich. Jetzt beginnt er, sich weiterhin systematisch zu engagieren, 2014 gründet er die IggKDDR. Man will die Aufarbeitung dieses schwierigen Themas unvoreingenommen und sachorientiert voranbringen und dabei vor allem die Interessen der Opfer im Blick haben.

Uns hat diese Thematik in der Hamburger Rechtsmedizin im Jahr 2018 mit einem konkreten Fall erreicht. Eine Frau aus Norddeutschland hatte sich an uns gewandt, um eine Exhumierung vornehmen zu lassen und

Identifikationsmaßnahmen durchzuführen. Der Fall betraf ein dreijähriges Mädchen.

Nach den offiziellen Ermittlungsergebnissen und Urkunden war es in der Wohnung der Großeltern in der Badewanne ertrunken. Die Mutter zweifelte ihrerseits diese behördlichen Dokumente an. Sie entwickelte die Vorstellung, ihr Kind lebe noch, und befürchtete, es wachse in einer fremden Familie andernorts auf. Der Verlust eines Kindes ist für eine Mutter oder andere Familienmitglieder natürlich ein einschneidendes, stets mit vielen offenen Fragen und Problemen besetztes Ereignis.

Rückblende. Es ist ein Dezembertag 1977, als die 25-jährige Kindesmutter überraschend zu einem Termin in die Behörde einbestellt wird. Sie lässt ihre dreijährige Tochter für diese Zeit in der Obhut der Großeltern. Abends erreicht sie die unfassbare Nachricht: Das kleine Mädchen ist bei Oma und Opa in der Badewanne ertrunken. Die Mutter wollte ihr Kind noch einmal sehen, was ihr allerdings kategorisch verwehrt wurde. Die Erdbestattung des kleinen Mädchens wurde rasch vollzogen.

Da ist unendliche Trauer, die die Mutter einhüllt. Allerdings nagen jetzt Zweifel an ihr. Tief in ihr drinnen, sagt sie, habe sie immer geglaubt, dass ihre Tochter noch lebt. In der Frau regt sich ein schrecklicher Verdacht. Sie sei davon überzeugt gewesen, dass ihr die kleine Tochter J. unter Einsatz geheimdienstlicher Methoden entzogen und sodann zwangsadoptiert wurde. Das Mädchen lebe möglicherweise noch und wachse in einer anderen Familie auf.

Dann erhielt die Frau einen anonymen Anruf, der ihre böse Ahnung vertieft: „Ihre Tochter J. lebt. Wann fangen Sie an zu suchen?“ Die Mutter beginnt jetzt mit eigenen

Recherchen. Dabei stößt sie auf gewisse Ungereimtheiten. Diese betreffen fragwürdige Unterschriften. Der Totenschein ist lange nicht aufzufinden; darin befindet sich ein falsches Geburtsdatum. Die Aktenunterlagen von Polizei und Staatsanwaltschaft zum Ertrinkungsunfall sind verschwunden.

Eine Georadarmessung, die von einem Universitätsinstitut auf Bitte der Mutter an der Grabstelle durchgeführt wird, ergibt zwar Messdaten von einem Sarg, allerdings ohne abgrenzbaren Inhalt. (Ein eigentlich zu erwartender Befund.)

Der Antrag auf Exhumierung bei der zuständigen Friedhofsbehörde wird mehrfach abgelehnt, schließlich aber genehmigt. Die Mutter wendet sich an das Institut für Rechtsmedizin in Hamburg. Hier gibt es seit vielen Jahren bekanntermaßen einen speziellen Arbeitsbereich für forensische Archäologie und Anthropologie. Die Hamburger Wissenschaftler verfügen über eine spezielle Expertise bezüglich Grabungstechnik, Dokumentation von Knochenfunden und Identifizierung von DNA in alten Knochenrelikten.

Es ist früher Morgen an einem Herbsttag, als das Rechtsmedizin-Team auf einem Friedhof an der Ostsee beginnt, die Grabstelle langsam und sorgfältig auszuheben, und zwar in Gegenwart der jetzt 66-jährigen Mutter. Die Frau ist verständlicherweise aufgewühlt, sie mag nicht direkt an der Grablage verweilen. Sie geht auf dem Friedhof spazieren, betreut von Angehörigen. Die Exhumierung ist für die Angehörigen eine hoch emotionale Situation.

Die Untersuchungen dauern über Stunden an. Die Experten aus Hamburg graben zunächst mit Schaufel und Spaten, arbeiten sich langsam durch den Lehmboden des

Friedhofs. Was das Graben jetzt besonders mühsam macht, der schwere, feste, lehmige Boden, ist ein wesentlicher Vorteil für den Erhaltungszustand des Sargs und der darin befindlichen sterblichen Überreste des kindlichen Leichnams.

Schließlich wird in einer Tiefe von einem Meter der Deckel eines Kindersargs freigelegt. Der Holzsarg ist unerwartet gut erhalten, dank des wenig durchlässigen Lehmbodens, der den Sarg wie einen Panzer umgibt. Die Sargbretter sind verschoben und sehr morsch. Im Sarg finden sich neben lehmiger Erde die Gebeine eines Kindes. Nach mehr als vier Jahrzehnten im Erdgrab sind die Knochen in einem ungewöhnlich guten Erhaltungszustand vorzufinden.

Alle aus dem Sargbereich entnommenen Inhalte werden in das Institut für Rechtsmedizin nach Hamburg überführt. Es soll nun geklärt werden, ob es sich bei den exhumierten Knochen um die sterblichen Überreste der kleinen J. handelt. Im Rahmen der anthropologischen Begutachtung und Reinigung der Gebeine wird aus einem Oberschenkel ein Stück Knochen entnommen. Zu Vergleichszwecken werden bereits am Grab von der Kindsmutter zwei Wangenschleimhautabriebe angefertigt. Später wird zudem die DNA eines Geschwisterkinds in die Analysen mit einbezogen.

Die Extraktion der DNA aus den Stabtupfern sowie der Knochenprobe erfolgt mittels eines kommerziellen Extraktions-Kits. Es werden mehrere Extraktionen und Analysen durchgeführt. Die Ergebnisse aller Analysen werden zu einem Konsensprofil des Kindes zusammengefasst. Zudem wird eine biostatistische Berechnung durchgeführt, bei der alle reproduzierbar nachgewiesenen dominanten DNA-Merkmale verwendet werden.

Die Kindsmutter und das Mädchen J. weisen in jedem der untersuchten DNA-Systeme mindestens ein gemeinsames DNA-Merkmal auf. Aufgrund der Verteilung der DNA-Merkmale ergibt sich, dass die Frau als Mutter des exhumierten Kindes in Betracht kommt; keinesfalls kann sie aufgrund unserer Untersuchungen ausgeschlossen werden. Die Berechnung der Mutterschaftswahrscheinlichkeit führt zu einem Wert von W = 99,99999999 %. Diesem Wert wird das verbale Prädikat „Mutterschaft praktisch erwiesen“ zugeordnet. Aus gutachterlicher Sicht besteht damit kein Zweifel daran, dass es sich bei den Gebeinen um die sterblichen Überreste der Tochter J. handelt.

Für die Kindsmutter, eine heutige Rentnerin, ist es nicht leicht, mit den Ergebnissen der Hamburger Wissenschaftler zurechtzukommen. „Ich hatte so sehr gehofft, dass J. noch lebt“, sagt sie, „und dass ich sie irgendwann in die Arme würde schließen können.“

Immerhin: Jetzt weiß die Mutter, dass es dazu nicht kommen kann. Die lange Zeit des Grübelns ist beendet. Das ist einerseits positiv, andererseits bleibt eine unendliche Traurigkeit und Leere.

Aus rechtsmedizinischer Sicht sind die Ergebnisse dieser Exhumierung und die nachfolgenden DNA-Untersuchungen exakt nachvollziehbar und eindeutig. In anthropologischer Hinsicht handelt es sich um das Skelett eines kleinen Mädchens, etwa im Alter von drei Jahren. Der Erhaltungszustand der Gebeine ist, wie erwähnt, unerwartet gut. Die DNA-Analysen ergeben weitgehend vollständige, signifikante Muster. Die Verwandtschaftsanalysen bezüglich Mutter und Schwester sind problemlos möglich.

Durch eine Reihe weiterer Untersuchungen in ähnlichen Fällen wissen wir, dass es viele Frauen aus der ehemaligen DDR gibt, die unsicher sind und befürchten, dass ihr Kind fälschlich für tot erklärt wurde, sei es gleich nach der Geburt, bei einem Plötzlichen Kindstod oder nach einem Tod aus innerer Ursache oder nach einem gewaltsamen Tod. Je nach Ausgangslage gibt es diverse Fallkonstellationen und verschiedene Informationslagen; die Dokumentation ist im Einzelfall mehr oder weniger unvollständig. Die Rekonstruktion sowie aktuelle Untersuchungen gestalten sich sehr variabel.

Medial wurden diese Fragestellungen wiederholt aufgegriffen, und Einzelschicksale wurden mehr oder weniger vertieft dargestellt, zum Teil romanhaft.

Inzwischen haben wir mehrere Exhumierungen durchgeführt. Wir haben zahlreiche Dokumente geprüft, unter anderem behördliche Formulare, Krankenblätter, Sektionsprotokolle, und zahlreiche persönliche Gespräche geführt. Wir konnten viele Fragen beantworten. Einige Fälle sind allerdings von der Faktenlage her so defizitär, dass wir keine sachkundigen Antworten geben können.

Klar ist: Es handelt sich um schwere Schicksale mit einer langen Leidensgeschichte. Es geht um Menschen, die tief betroffen sind, innerlich zerrissen, verunsichert. Man möchte ihnen unbedingt helfen!

Für eine abschließende Stellungnahme ist dies nicht der richtige Ort. Und es ist zu früh. Eine allgemein gültige Antwort kann es nicht geben. Dazu sind die zugrundeliegenden Abläufe zu komplex, zu vielschichtig, zum Teil verwirrend. Und die Interessenlage der betroffenen Menschen und ihrer Unterstützer ist verständlicherweise nicht immer streng rational.

Immerhin: Die eigene Herangehensweise mit dem Bestehen auf Fakten ermöglicht in Hinblick auf die Verfahren der Rechtsmedizin einen rational geprägten Zugang:

Faktencheck, Analyse, Begutachtung, Exhumierung, DNA-Untersuchung, Identifizierung. Bei einigen Fällen können klare Antworten auf entscheidende Fragen gegeben werden. Ob diese zum inneren Frieden der Betroffenen führen, steht auf einem anderen Blatt.

Was ganz speziell und ausdrücklich anzumerken ist: Bei vielen nahen Angehörigen resultiert eine tiefe innere Problematik daher, dass sie sich nicht persönlich von ihrem verstorbenen Kind verabschieden konnten. Das tote Kind wurden ihnen vorenthalten. In der damaligen Zeit, also vor einigen Jahrzehnten, gab es in der ehemaligen DDR (und nicht nur dort!) die Verfahrensweise, Angehörige nicht mit dem Anblick des Leichnams zu belasten. Man hatte die Befürchtung, die Angehörigen könnten eventuell dekompensieren. Möglicherweise war der Leichnam auch relevant verändert, zum Beispiel durch medizinische Maßnahmen oder durch natürliche Leichenveränderungen wie Fäulnis und Verwesung. „Behalten Sie das unversehrte Kind in positiver Erinnerung", so lautete nicht selten die Begründung dafür, dass die Ärztinnen und Ärzte und Bestatter von einer persönlichen Abschiednahme abgeraten haben.

Aus meiner Sicht ist dies ein klarer Fehler und eine nicht akzeptable Bevormundung der Angehörigen. Sie wollen doch wissen, was wirklich geschah und wie sich dies ausgewirkt hat. Und sie wollen den Leichnam noch einmal sehen, berühren, erkennen. Auch wenn es nur Teile sind, etwa eine Hand, ein Arm, eine Region des Körpers oder Gesichts.

Wenn man den Zugang zu einem Leichnam verweigert, ist dies nicht nur unverständlich, sondern in gewisser Weise unrecht und ethisch fragwürdig. Die Entscheidung muss bei den nächsten Angehörigen selbst liegen und verbleiben. Und ein Ende mit einem Erschrecken und einer Ernüchte-

rung, andererseits aber mit Gewissheit, ist allemal besser als offene Fragen, Grübeleien und unbegründete Spekulationen. Natürlich sollten die Angehörigen von erfahrenen Personen, die sich um die Toten kümmern, in Ruhe darüber aufgeklärt werden, welches äußere Erscheinungsbild des Leichnams sie erwartet. Die Entscheidung, was sie konkret sehen wollen, liegt dann bei ihnen.

In Hinblick auf die formale Rechtslage hat der Leiter des Instituts für Rechtsmedizin den sogenannten Gewahrsam über den Körper der hier eingelieferten Toten. Die Rechtsmedizin ist dafür verantwortlich, dass am Leichnam keine Veränderungen vorgenommen werden, bevor Polizei und Staatsanwaltschaft ihre Untersuchungen abgeschlossen haben. Nach der „Freigabe" des Leichnams durch die Staatsanwaltschaft sind dann die Totensorgeberechtigten selbst zuständig.

Der Trauer Raum geben: Das ist extrem wichtig. Sozusagen „Lebens-wichtig"! Raum und Zeit benötigen insbesondere die nächsten Angehörigen. Deswegen haben wir im Universitätsklinikum Hamburg-Eppendorf einen speziellen Raum geschaffen, in dem die Menschen Abschied nehmen können. Hierher kommen die Angehörigen, gerne in Begleitung, ganz wie sie es wollen. Wenn sie es wünschen, können sie sogar ein zweites Mal kommen. Allein oder gemeinsam. Wenn der Leichnam sehr entstellt ist, geben wir uns viel Mühe mit der Leichenkosmetik. Oder wir präsentieren vom ansonsten abgedeckten Körper nur eine Hand oder einen Teil der Haut. So wie es die Hinterbliebenen wünschen. Kalt und blass. Bereit zum Ansehen und Anfassen. Um das ansonsten Unglaubliche und Unverständliche wahrzunehmen, zu verstehen und für immer in sich aufzunehmen.

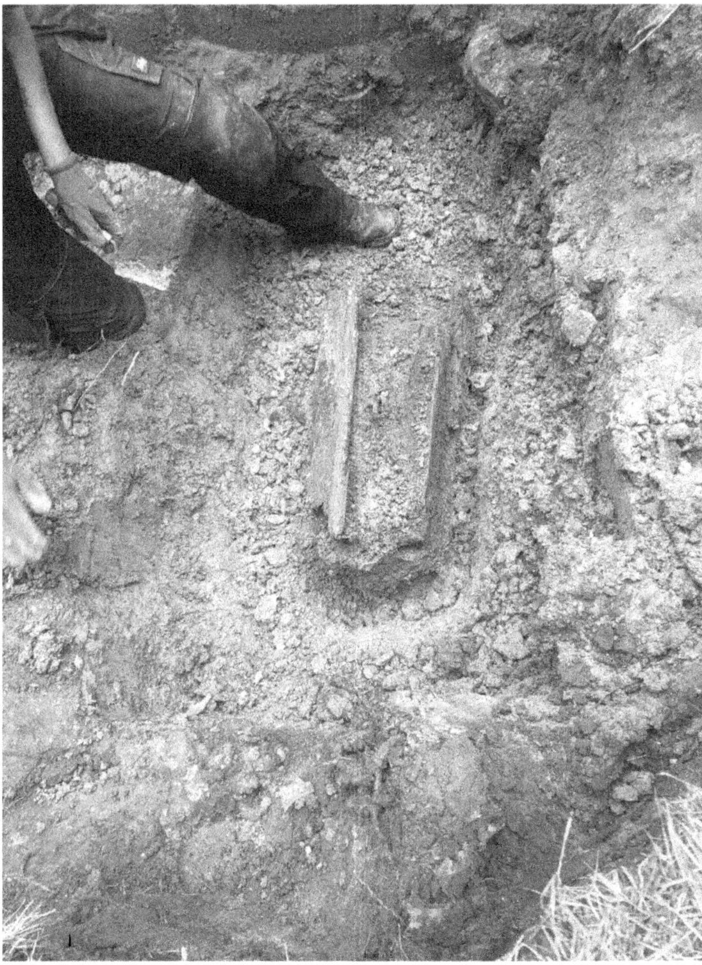

Exhumierung eines teilweise zerborstenen Kindersargs aus der lehmigen Friedhofserde. Hierfür sind sorgfältige „archäologische" Grabungsarbeiten erforderlich. Im Sarg fanden sich Knochenreste, die durch DNA-Analysen zu identifizieren waren.

Der Mord, der keiner war: 4912 Tage unschuldig im Knast

Immer wieder hat er seine Unschuld beteuert. Er hat gehofft, dass man ihm glauben möge. „Ich bin kein Mörder", sagte Manfred Genditzki. Es hat ihm nichts genützt. Der Mann wurde zu lebenslanger Haftstrafe verurteilt, weil er eine 87-Jährige getötet haben soll. Weit mehr als dreizehn Jahre saß er im Gefängnis. Dann endlich wird der Mann freigesprochen – seine Unschuld hat sich herausgestellt.

Ein Mann, der kein Mörder ist, aber unvorstellbare 4912 Tage im Knast saß: Dieser Fall aus Bayern hat die Gemüter erregt und die Justiz über drei Prozesse und viele Jahre beschäftigt. Vor allem aber hat er einen redlichen Mann kostbare Zeit seines Lebens gekostet. „Einen Grund zum Jubeln habe ich nicht", sagte Manfred Genditzki nach seinem Freispruch. „Vierzehn Jahre sind weg."

Der wohl wichtigste Augenblick in diesem besonderen Fall ist der 12. August 2022. An diesem Tag öffnen sich, allerdings nur vorläufig, für Manfred Genditzki die Tore des Gefängnisses, weil es neue Erkenntnisse und damit Zweifel an seiner Schuld gibt. Nach 4912 Tagen kann er „raus" aus der Haft. Endlich hingehen, wohin er möchte.

Seine Liebsten umarmen, tief durchatmen, Freiheit riechen. Ein knappes Jahr später erfolgt dann endlich der Freispruch für Genditzki – wegen erwiesener Unschuld.

Wie war es zu dem Verdacht, Manfred Genditzki könnte jemanden umgebracht haben, gekommen? Am 28. Oktober 2008 wird die 87 Jahre alte Lieselotte Kortüm tot in ihrer Wohnung im bayerischen Rottach-Egern aufgefunden. In Verdacht gerät Manfred Genditzki, er ist der Hausmeister in der Wohnanlage der Rentnerin. Für die Seniorin ist der damals 48-Jährige aber viel mehr gewesen als nur jemand, der bei Bedarf Sicherungen auswechselt oder dafür sorgt, dass der Fahrstuhl funktioniert: Er ist die Hauptbezugsperson für die alte Dame. Er hat sich täglich um sie gekümmert und ihr Gesellschaft geleistet, mal beim Frühstück oder beim nachmittäglichen Kaffeetrinken. Gelegentlich hat er dafür eine finanzielle Gegenleistung erhalten. Ferner hat er Einkäufe und Tätigkeiten im Haushalt erledigt sowie Fahr-und Botendienste verrichtet. Außerdem hat er beispielsweise Schecks bei ihrer Bank eingelöst.

Am 23. Oktober 2008 begab sich Lieselotte Kortüm in ein nahe gelegenes Krankenhaus, weil sie unter starkem Durchfall litt. Fünf Tage später holte Genditzki die alte Dame am frühen Nachmittag aus der Klinik ab und fuhr sie in ihre Wohnung. Er kochte Kaffee, leistete ihr noch eine Weile Gesellschaft, rechnete Finanzielles mit ihr ab und verabschiedete sich gegen 15 Uhr. Er wollte jetzt seine eigene Mutter im Krankenhaus besuchen. Aus seinem Auto rief er den Pflegedienst an und teilte dort mit, dass Frau Kortüm wieder zu Hause sei.

Als die Pflegekraft am Abend in die Wohnung kam, fand sie die alte Dame tot in der Badewanne liegend vor, bäuchlings – der Kopf unter Wasser, ein Bein aus der

Wanne heraushängend. Sofort wurde die Polizei benachrichtigt, die noch am selben Abend zweimal Kontakt zu Manfred Genditzki aufnahm und ihn zu Gesprächen in die Wohnung der Verstorbenen rief.

Auf Veranlassung der Kriminalpolizei fand die Obduktion der 87-Jährigen bereits am Folgetag im Institut für Rechtsmedizin in München statt. Als Todesursache wurde „Tod durch Ertrinken“ festgestellt. Am Kopf der alten Dame, oberhalb der sogenannten Hutkrempenlinie, wurden unter der unverletzten Kopfhaut zwei flächenhafte Einblutungen nachgewiesen. Diese wurden von den zuständigen Rechtsmedizinern auf einen mutmaßlichen Sturz in die Badewanne zurückgeführt. Im Protokoll stand: „Keine zwingenden Anhaltspunkte für die Mitwirkung fremder Hand in Bezug auf das Hineinkommen ins Wasser.“ Der Leichnam wurde freigegeben und tags darauf bereits eingeäschert.

Nach einer gemeinsamen Besichtigung des Geschehensorts zusammen mit der Kriminalpolizei, knapp drei Wochen später am 17. November 2008, änderte der zuständige Rechtsmediziner seine Einschätzung. Er führte nunmehr aus, dass die Einblutungen in die Kopfhaut durch „kräftige, stumpfe Gewalteinwirkung auf die entsprechenden Hinterkopfregionen bedingt“ und ferner „im engeren zeitlichen Zusammenhang mit dem Todeseintritt entstanden“ seien.

Vor diesem Hintergrund entwickelten Kriminalpolizei und Staatsanwaltschaft die Annahme, die Seniorin könnte eines gewaltsamen Todes gestorben sein. Weil der Hausmeister Genditzki laut polizeilichen Ermittlungen der Letzte war, der die Frau lebend gesehen hat, geriet er in Verdacht, die Seniorin getötet zu haben. Die Kriminalpolizei vermutete, der Hausmeister habe ihr in einer Auseinandersetzung die beiden Verletzungen am Kopf zugefügt und sie anschließend in der Badewanne ertränkt. Als Motiv wurde angenommen, dass der verschuldete Mann Geld der Rentnerin unterschlagen und aus einer Geldkassette entwendet habe. Als sie dies bemerkt habe, habe er sich entschlossen, sie zu töten, um die Unterschlagung zu verdecken.

Dass Manfred Genditzki einen Einkaufsbon vorweisen kann, der belegt, dass er zur mutmaßlichen Tatzeit nicht in der Wohnung der Frau, sondern in einem Geschäft war, kann die Ermittler nicht von ihrem Verdacht abbringen, er sei der Täter.

Genditzki wurde in Untersuchungshaft genommen. Bei der ersten Hauptverhandlung stellte sich heraus, dass er in der fraglichen Zeit Schulden an einen Bekannten zurückgezahlt hatte, das Geld dafür stammte jedoch nachweislich aus dem Verkauf seines Motorrades. Nach 16 Verhandlungstagen stand fest, dass das angebliche Tatmotiv nicht existierte. Auch die Staatsanwaltschaft räumte dies ein und beantragte, das Verfahren hinsichtlich der Unterschlagung einzustellen.

In seinem Schlussplädoyer führte der Staatsanwalt dann ein neues Motiv an. Er argumentierte, dass die Rentnerin eifersüchtig reagiert habe, als Manfred Genditzki sich verabschieden wollte, um seine kranke Mutter zu besuchen. Aus Ärger über die Vorwürfe von Lieselotte Kortüm habe sich der Hausmeister nun zu einer Tätlichkeit hinreißen lassen: Er habe der 87-Jährigen zweimal mit großer Wucht auf den Hinterkopf geschlagen. Eine alternative Tatversion hielt der Staatsanwalt ebenfalls für möglich: Die Seniorin sei möglicherweise von ihm gegen die Wand gestoßen worden und dann hingefallen.

Genditzki wurde schließlich am 12. Mai 2010 wegen Mordes zur Verdeckung einer Straftat zu einer lebenslangen Freiheitsstrafe verurteilt. Nach Revision der Verteidigung hob der Bundesgerichtshof das Urteil am 12. Januar 2011 jedoch auf und verwies den Fall zurück an das Landgericht München II. Begründung: Es habe verfahrensrechtliche Mängel bei dem Urteil gegeben. Konkret kritisierte der Bundesgerichtshof, dass gegen die Strafprozessordnung verstoßen worden sei. In Paragraf 265 heißt es ausdrücklich, dass eine Verurteilung nicht auf einen anderen als den in der gerichtlich zugelassenen Anklage enthaltenen Sachverhalt gestützt werden dürfe, ohne den Angeklagten extra darauf hinzuweisen und ihm Gelegenheit zur Verteidigung zu geben. Genau dies sei jedoch im Fall Genditzki versäumt worden, als plötzlich von einem anderen Tatmotiv, nämlich Ärger und Wut, ausgegangen worden war.

Nach der Aufhebung des Urteils verhandelte in einem neuen Prozess die Vierte Große Strafkammer als Schwurgericht. Hier forderte die Staatsanwaltschaft wiederum eine Verurteilung wegen Mordes und die lebenslange Freiheitsstrafe, obwohl dieser Prozess diverse weitere Erkenntnisse erbrachte. Das Urteil: Der Angeklagte Genditzki erhielt am 17. Januar 2012 erneut eine lebenslange Gefängnisstrafe wegen Mordes.

Das Gericht stützte sich hierbei im Wesentlichen auf die Einschätzung des Rechtsmediziners. Dieser war davon ausgegangen, dass die Lage, in der die 87-Jährige in der Badewanne aufgefunden worden war, sowie die beiden Einblutungen in die Kopfschwarte oberhalb der Hutkrempenlinie mit einem häuslichen Unfall unvereinbar seien. Die erneute umfassend begründete Revision des Angeklagten wurde am 5. September 2012 vom Bundesgerichtshof „als unbegründet verworfen, da die Nachprüfung des Urteils aufgrund der Revisionsbegründung keinen Rechtsfehler zum Nachteil des Angeklagten ergeben hat".

Manfred Genditzki wurde nunmehr in Strafhaft genommen und verbüßte seine lebenslange Freiheitsstrafe in der Justizvollzugsanstalt Landsberg. Hier arbeitete er in der Wäscherei. Von allen Seiten wurde ihm bescheinigt, dass er ein besonders disziplinierter und kooperativer Häftling war, der sich im Gefängnis nie etwas zu Schulden kommen ließ.

Für viele blieb völlig unverständlich, warum auch im zweiten Urteil die vielen Argumente und Erkenntnisse unberücksichtigt blieben, die für einen unfallmäßigen Ablauf beim Tod von Frau Kortüm sprachen.

Diese waren unter anderem folgende: Als Manfred Genditzki sich um 15 Uhr verabschiedete, war noch heller Tag. Als die Pflegekraft abends kam, brannte in der ganzen Wohnung Licht, und die Rollläden waren teilweise herabgelassen. Vor allem hatte man eine Hypothese verworfen, die im Prozess neu aufgekommen war. Diese besagte, die Seniorin habe ihre verkotete Wäsche in der Badewanne einweichen wollen, dabei einen Schwächeanfall erlitten und sei dann in die Badewanne gestürzt.

Die Staatsanwaltschaft hielt diese Hypothese jedoch für unglaubhaft, da in der Wohnung keine stark verschmutzte Wäsche gefunden worden sei. Eine Krankenschwester aus der Klinik, in der die Rentnerin behandelt worden war, hatte jedoch ausgesagt, sie habe verkotete Wäsche der 87-Jährigen in eine braune Plastiktüte gelegt und ihr mit nach Hause gegeben. Auf Polizeifotos ist eine braune Plastiktüte im Flur neben einem gefüllten Wäschekorb zu sehen.

Darüber hinaus hatten Sachverständige im Prozess erläutert, es sei keinesfalls auszuschließen, dass die Rentnerin beim Sturz in die Badewanne in die Position geraten sein könnte, in der der Leichnam später aufgefunden wurde. Doch im Urteil wurde diese Expertenmeinung nicht berücksichtigt. Ein weiterer wichtiger Punkt, der nach meiner Überzeugung begründete Zweifel an der Schuld des Angeklagten hätte aufkommen lassen müssen: Im gesamten Bad, insbesondere an den Armaturen der Badewanne und am Gehstock der Seniorin, fand sich nur weibliche DNA beziehungsweise die DNA der Verstorbenen, nicht aber diejenige des Angeklagten.

Und schließlich: In den Patientenakten der 87-Jährigen war notiert, dass sie immer wieder stürzte. Beispielsweise wurde im Arztbrief einer Klinik vermerkt, sie habe eine plötzliche Durchblutungsstörung des Gehirns erlitten, die mit einem längeren Bewusstseinsverlust einherging, eine sogenannte transitorische ischämische Attacke. Dies hätte ein weiteres Argument dafür sein können oder sogar müssen, dass Lieselotte Kortüm in die Badewanne gestürzt sein kann, ohne dass sie vorher niedergeschlagen wurde.

Allerdings zeigt die Erfahrung: Wer in Deutschland einmal rechtskräftig verurteilt wurde, der darf nicht wirklich hoffen, dass dieses Urteil noch einmal zu seinen Gunsten infrage gestellt wird. Zwar gibt es für Zweifelhafte Fälle das Instrument der Wiederaufnahme. Allerdings gehört diese Verfahrensart neben der Revision zu den Königsdisziplinen im Strafprozessreich, weil sie mit extrem hohen Hürden verbunden ist.

Wiederaufnahmeverfahren gelten als nahezu ausweglos. Gelingt dennoch der ungewöhnliche Erfolg, dass in einem Wiederaufnahmeverfahren der Angeklagte freigesprochen wird, dann gehen derartige „Justizirrtümer“

mit sehr viel medialer Aufmerksamkeit einher. Einige wenige Fälle sind bekannt geworden, zum Beispiel der Fall von Gustl Mollath. Im einem weiteren Fall, dem des Bauern Rupp, tauchte der Leichnam neun Jahre, nachdem Rudolf Rupp angeblich von Familienmitgliedern erschlagen und zerstückelt den Hofhunden zum Fraß vorgeworfen worden war, wieder auf. Was wirklich hinter seinem „Verschwinden" gesteckt hatte: Der Mann war stark alkoholisiert Auto gefahren, hatte sein Fahrzeug versehentlich in die Donau gelenkt und war ertrunken. Mehrere Familienmitglieder, die alle wegen Totschlags verurteilt worden waren, wurden später in einem zweiten Prozess freigesprochen.

Würde sich der Fall Genditzki nun ebenfalls noch mal „drehen" lassen? Könnte auch hier eine Wiederaufnahme des Verfahrens gelingen?

Nach der zweiten Verurteilung von Manfred Genditzki nahm sich die Münchner Rechtsanwältin Regina Rick des Falles an.

Ich selbst habe an diesem Fall mehrere Jahre gearbeitet. Ich bin tief in den Fall eingestiegen, habe alle Akten gelesen, speziell natürlich die rechtsmedizinischen Befunde. Schließlich erstellte ich ein Gutachten zur Geschehensrekonstruktion. Darin legte ich dar, dass es sehr wahrscheinlich ist, dass Lieselotte Kortüm wegen eines Schwächeanfalls in die Badewanne gerutscht und dort ertrunken ist – und zwar zu einer Zeit, als Manfred Genditzki nachweislich nicht mehr in der Wohnung war.

Hieraus ergab sich eine weitere intensive Zusammenarbeit zwischen Rechtsanwältin Rick, die eine in Deutschland sehr bekannte Strafverteidigerin ist, und mir. Ich kenne sie beispielsweise aus der Wiederaufnahme im Fall des Bauern Rupp. Die Strafverteidigerin ist bekannt für ihren sehr langen Atem und ihre besonders gründlichen und intensiven Recherchen. Im Fall Genditzki arbeitete sie jahrelang „pro bono“, das heißt ohne Honorar, weil sie von der Unschuld des Mannes überzeugt war.

Ich habe die Rechtsanwältin als Juristin kennengelernt, die auch in einer scheinbar aussichtslosen Situation nicht aufgibt und sich für ihre Mandanten einerseits grenzenlos, andererseits besonders hartnäckig, besonnen und hoch konzentriert einsetzt. Nachdem sie mein Gutachten zur Geschehensrekonstruktion im Fall Genditzki gelesen hatte, haben wir eine Strategie für das angepeilte Wiederaufnahmeverfahren entworfen. In unserer Argumentation wurden die entscheidenden Feststellungen von Polizei und Rechtsmedizin zur Todesursache, zur Geschehensrekonstruktion und zum Todeszeitpunkt auf eine völlig neue Basis gestellt.

Denn für eine Wiederaufnahme reicht es keineswegs aus, dass ein neues rechtsmedizinisches Gutachten erstattet und damit eine andere Auffassung vertreten wird. Dieses Gutachten stellt nämlich im engeren rechtlichen Sinn kein wirklich neues Beweismittel dar, wenn Sachverhalte anders bewertet werden, als dies der Sachverständige im vorangegangenen Verfahren vor dem Landgericht gutachterlich dargelegt hat.

Und ein erfahrener Rechtsmediziner war hier ausführlich gehört worden, nämlich der stellvertretende Institutsdirektor der Münchner Rechtsmedizin. Er hatte in den ersten beiden Prozessen vor dem Landgericht München dargelegt, dass die alte Dame durch Schläge auf den Kopf bewusstlos war und dann gewaltsam ertränkt wurde. Unter Berücksichtigung der Leichenerscheinungen (Leichenflecke, Leichenstarre, Auskühlung des Körpers) wurde der Tatzeitpunkt auf die Nachmittagsstunden (gegen 15 Uhr) festgelegt. Und da war der Hausmeister Genditzki noch in der Wohnung der Seniorin, nachdem er sie aus dem Krankenhaus abgeholt hatte.

Die Anforderungen in einem Wiederaufnahmeverfahren lauten: Es müssen völlig neue Tatsachen präsentiert werden. Es geht um Erkenntnisse, die mit neuen wissenschaftlichen Methoden gewonnen wurden – und also rechtfertigen können, dass die Überzeugung, die dem früheren Urteil zugrunde lag, erschüttert wird.

Dementsprechend wurden mehrere andere neue Erkenntnisse in dem Antrag auf Wiederaufnahme aufgeführt. Darunter war unter anderem ein thermodynamisches Gutachten, durch das die Wassertemperatur auf den Auffindezeitpunkt des Leichnams zurückgerechnet werden konnte – und hierdurch wiederum eine Eingrenzung des Todeszeitpunkts der Verstorbenen möglich wurde.

Ein weiterer Punkt war, dass durch ein Computersimulations-Gutachten die Annahme widerlegt werden konnte, dass ein Sturzgeschehen ausgeschlossen war. Das Gutachten belegte, dass ein Sturz mit hoher Wahrscheinlichkeit zu den festgestellten Kopfschwartenverletzungen und der Endlage der Leiche geführt hatte. Durch ein neuroradiologisches Gutachten wurden zudem Veränderungen im Gehirn von Lieselotte Kortüm nachgewiesen, die auf eine Sturzneigung schließen lassen.

Ferner wurden durch ein rechtsmedizinisches Gutachten die vorstehenden gutachterlichen Feststellungen bestätigt. Und schließlich wurde durch die Aussage einer zuvor nicht bekannten Zeugin bewiesen, dass die 87-Jährige schon seit jeher ihre Wäsche in der Badewanne eingeweicht hat. Dieser Umstand ließ es umso wahrscheinlicher erscheinen, dass sie dies auch am Tag ihres Todes so handhabte.

Das Oberlandesgericht München erklärte diesen Antrag auf Wiederaufnahme letztlich am 23. September 2021 für zulässig und ordnete ein sogenanntes Probationsverfahren an. In ihrer Entscheidung führte die hierfür zuständige Kammer aus, dass gegen Manfred Genditzki kein dringender Tatverdacht mehr bestehe. Infolgedessen wurde Genditzki am 12. August 2022 aus der Haft entlassen.

Ich habe Manfred Genditzki über die Jahre, in denen ich mich mit seinem Fall befasst habe, recht gut kennengelernt. Ich war immer wieder beeindruckt, wie aufrecht und gradlinig der Mann trotz der vielen Jahre hinter Gittern war. Zwei Monate nach seiner Freilassung habe ich mich ausführlich mit ihm unterhalten. Über die Zeit in der Haft hat er erzählt: „Die ersten drei, vier, fünf Jahre hatte ich Wut. Das hat sich alles gelegt. Jetzt ist da keine Wut mehr.“ Er habe natürlich sehr viel an seine Familie gedacht und sie vermisst.

Es ist typisch für ihn, dass er bei der Entlassung aus der Haft nach so langer Zeit immer noch pragmatisch geblieben ist. Kein Drama, keine Tränen.

Dabei hätte er sicher allen Grund zum Weinen gehabt: vor Freude, weil er endlich in Freiheit kam. Oder vor Kummer über die verlorenen Jahre. Dazu hat Manfred Genditzki gesagt: „Ich kriege keine Minute zurück.“ Er hat zwei seiner Kinder nicht aufwachsen sehen können. Er konnte nicht zur Beerdigung seiner Mutter. Er hat die Geburt seines Enkelkindes verpasst. Es ist wirklich ein Drama. In dem Fall wurde sehr viel falsch bewertet. Nach meiner Überzeugung hätte Manfred Genditzki überhaupt nicht in Haft kommen dürfen – keinen einzigen Tag.

In dem neuerlichen Prozess, der rund neun Monate nach Genditzkis Freilassung am 26. April 2023 begann,

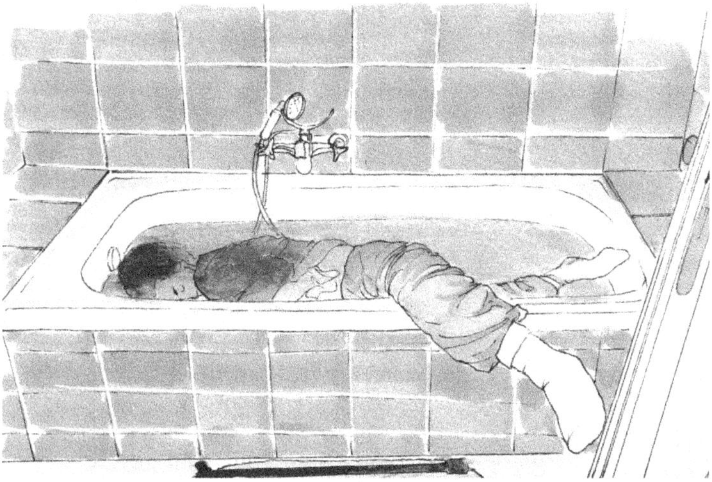

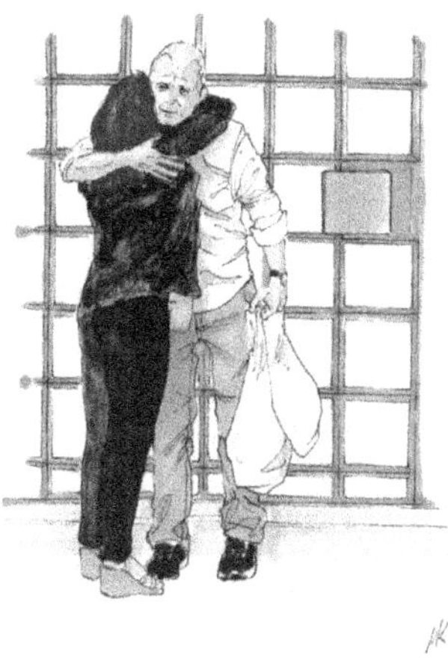

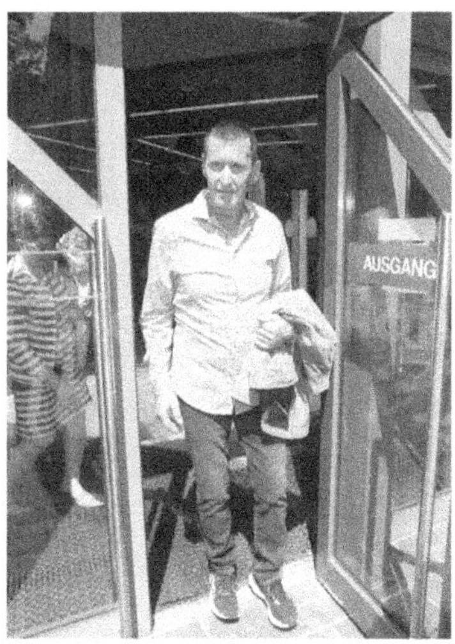

Oben:
Auffindungssituation der 87-jährigen Lieselotte Kortüm im Badezimmer.

Unten:
12. August 2022:
Manfred Genditzki wird nach 4.912 Tagen im Gefängnis (vorläufig) entlassen. Er umarmt seine Rechtsanwältin Regina Rick.

wurde der mittlerweile 63-Jährige schließlich am 7. Juli 2023 freigesprochen, und zwar wegen „erwiesener Unschuld“, wie die Vorsitzende Richterin ausdrücklich betonte. „Wir sind der Überzeugung: Frau Kortüm kam durch ein Unfallgeschehen ums Leben. Das ist nach der jetzigen Rekonstruktion nicht nur möglich, sondern wahrscheinlich“, sagte sie.

Die Vorsitzende Richterin kritisierte die Ermittlungs- und Justizbehörden scharf. Sie sprach von einer „Kumulation von Fehlleistungen“, die dazu geführt hätten, dass Genditzki zweimal verurteilt wurde für ein Verbrechen, das es nach heutiger Auffassung des Gerichts nie gegeben hat. Für die jetzt festgestellte Tatzeit habe Manfred Genditzki ein sicheres Alibi.

„Es tut uns wirklich aufrichtig leid“, sagte die Vorsitzende zu dem nun Freigesprochenen, „dass Sie mitten aus Ihrem normalen Leben gerissen wurden.“ Die Staatskasse müsse ihn für die zu Unrecht erlittene Haft entschädigen. Das wären 75 Euro für jeden der 4912 Tage, die er hinter Gittern saß, also insgesamt 368.400 Euro. Im Zuschauerraum flossen Tränen.

Manfred Genditzki zeigte sich selber nach dem Freispruch erleichtert, aber auch ernüchtert. 14 Jahre unschuldig verurteilt. Der Freispruch des ursprünglich wegen Mordes zu lebenslänglich Verurteilten hat sich in eine Reihe von Justizskandalen eingereiht und die Debatte um die Wiederaufnahme rechtskräftig zu Unrecht Verurteilter erneut entfacht.

Es gibt das Sprichwort: Hinterher weiß man immer alles besser. Im Fall des Todes der alten Dame in der Badewanne war für die ersteintreffenden Polizeikräfte und den Kriminaldauerdienst zunächst keine Straftat erkennbar. Nachdem sich für die Beamten des Kriminaldauerdienstes im Rahmen der Fundortuntersuchung keine äußeren Verletzungen am Leichnam und keine anderen Hinweise für eine Fremdeinwirkung feststellen ließen, wurde lediglich eine oberflächliche Dokumentation der Wohnung, der Auffindesituation sowie der Leiche vorgenommen und die Wohnung anschließend versiegelt. Offen bleibt, weshalb zu diesem Zeitpunkt auf die Hinzuziehung der Spurensicherung sowie der Rechtsmedizin verzichtet wurde.

Weitergehende spurensichernde Maßnahmen wurden dann erst am 13. November 2008 vorgenommen, nachdem am 11. November der Anfangsverdacht eines Tötungsdeliktes entstanden war. Inzwischen waren durch die Bergung und Entkleidung der Leiche Spurenübertragungen, -verschleppungen und -kontaminationen sowie eine DNA-Degradation nicht ausgeschlossen, was bei einer mit zeitlichem Verzug durchgeführten Spurensicherung zu berücksichtigen ist.

Besonders kritisch ist anzumerken: Im Leichen-Auffindebericht wurde durch den Kriminaldauerdienst zwar dokumentiert, dass sich am linken Handgelenk eine goldene Armbanduhr befunden habe, allerdings wurde diese weder im Original oder fotografisch gesichert, noch wurde die angezeigte Uhrzeit festgehalten. Es entsteht der Eindruck, dass die nachfolgenden Ermittlungen darauf ausgerichtet waren, nunmehr die polizeiliche Hypothese einer Tötung der Lieselotte Kortüm zu bestätigen, ohne dass mit Alternativhypothesen gearbeitet wurde. Erkennbar voreingenommen heißt es im Schlussbericht der Kriminalpolizei, dass „sich im Gesamtverlauf eine äußerst belastende Indizienkette ergab, die von Herrn G. zu keinem Zeitpunkt entlastet werden konnte."

Die Position von Polizei und Staatsanwaltschaft steht diametral im Gegensatz zu der Rechtsidee einer zu Objektivität verpflichteten Strafverfolgung, die nicht nur belastende, sondern auch entlastende Umstände zu ermitteln und für die Erhebung der Beweise Sorge zu tragen hat.

Ich habe diesen Fall natürlich insbesondere aus rechtsmedizinischer Perspektive analysiert. Wie bereits angeklungen, wird im Fall von Manfred Genditzki sehr schnell und einseitig eine Fokussierung auf die kriminalpolizeiliche Verdachtshypothese deutlich, ebenfalls eine Vernachlässigung plausibler Alternativhypothesen für den Tod der 87-Jährigen. Dies gilt insbesondere für die Möglichkeit eines unfallmäßigen Ablaufs im Rahmen eines körperlichen Schwächeanfalls, wie er bei der Seniorin bereits zuvor mehrfach aufgetreten war.

Aus rechtsmedizinischer Sicht zeigen sich in den ersten zwei Hauptverhandlungen gegen Manfred Genditzki eine Vielzahl von Schwächen. In meiner Begutachtung habe ich auf Folgendes hingewiesen:

- *Die Rechtsmedizin wurde nicht zum Geschehensort gerufen und hat hier keine eigenen Feststellungen getroffen.*
- *Leichenflecke, Leichenstarre, Umlagerbarkeit der Leichenflecke, Körpertemperatur, Wassertemperatur, Umgebungstemperatur wurden nicht zeitnah und nicht standardisiert dokumentiert.*
- *Die Ausprägung der Waschhautbildung wurde nicht dokumentiert/fotografiert und später gutachterlich falsch beurteilt.*
- *Die Präparation des Rückens und der Extremitäten erfolgte nicht umfassend.*
- *Gezielte Hautentnahmen zur mikroskopischen Beurteilung des Verletzungsalters unterblieben.*
- *Von den beiden Kopfhautunterblutungen wurde nur eine mikroskopisch untersucht.*

- *Feingewebliche Untersuchungen aller inneren Organe fehlten.*
- *Neuropathologische Spezialuntersuchungen wurden nicht durchgeführt.*
- *Die ersten Sektionsergebnisse/das erste Sektionsgutachten wurden später außer Acht gelassen.*
- *Klinische Vorbefunde wurden nicht ausreichend evaluiert.*
- *Die fortlaufende Sturzgefährdung der 87-jährigen schwer vorerkrankten Frau wurde außer Acht gelassen.*
- *Die gutachterliche Einschätzung zu den beiden Kopfhautunterblutungen oberhalb der sogenannten Hutkrempenlinie blieb stets fragwürdig.*
- *Die technische Geschehensrekonstruktion vor Ort im Bereich der Badewanne und später mittels eines selbst gebauten Modells war stark vereinfacht und spekulativ.*
- *Die spurenkundlichen Untersuchungsbefunde (z.B. keine DNA-Spur von Herrn Genditzki im Bereich der Badewanne und an den Armaturen, stattdessen (nur) die DNA von Frau Kortüm, nicht vorhandene Faserspuren) wurden nicht berücksichtigt.*
- *Die Rekonstruktion der Todeszeit aus den vorhandenen Befunden war unzureichend.*
- *Die Gesamtbeurteilung war einseitig geprägt (diametral entgegengesetzt zu anderen Rechtsmedizinern).*

Für den Freispruch von Manfred Genditzki im Wiederaufnahmeverfahren waren letztlich zwei Aspekte besonders wichtig: die Bestimmung der Todeszeit und die Rekonstruktion des Sturzgeschehens unter biomechanischen Aspekten.

Der Schätzung der Todeszeit kommt in der rechtsmedizinischen Praxis vor allem bei der Begutachtung von Tötungsverbrechen eine entscheidende Rolle zu, da der Todeszeitpunkt in der Regel dem mutmaßlichen Tatzeitpunkt entspricht. Das galt auch hier. Das Ergebnis ist essentiell für die Überprüfung von Alibiangaben verdächtiger Personen. Die Todeszeitbestimmung in der frühen postmortalen Phase setzt sich aus der Beurteilung zahlreicher Phänomene wie der Ausprägung, Wegdrückbarkeit und Umlagerbarkeit der Leichenflecke, des Eintritts, der Ausprägung und Lösung der Leichenstarre sowie der Abkühlung des Leichnams in ihrem zeitlichen Verlauf zusammen.

In diesem Fall kam außerdem der sogenannten Wasserliegezeit des Leichnams eine entscheidende Bedeutung zu. Gleichwohl war die Waschhautbildung am Leichnam der alten Dame, insbesondere an den Händen, von Polizei und Rechtsmedizin nur kursorisch registriert worden. Schon im ersten Urteil findet sich dazu die Feststellung: „Der Todeszeitpunkt ist nach den Ausführungen des Sachverständigen Prof. Dr. K. nicht näher eingrenzbar, das heißt insbesondere nicht auf einen Zeitpunkt eingrenzbar, in dem sich der Angeklagte nachweislich nicht mehr in der Wohnung von Frau K. befand. Weder die Ausprägung der sicheren Zeichen des Todes, der Totenflecken und der Totenstarre, noch die Berücksichtigung von Leichen – und Wassertemperaturmessungen, würden daher eine Einengung des möglichen Zeitraums erlauben."

Jedoch ergibt sich aus der einschlägigen Literatur zur Waschhaut, dass bei einer Wassertemperatur von 30 Grad innerhalb von sechs Stunden eine Faltenbildung an allen Fingern sowie eine Runzelung und Quellung der Hohlhand zu erwarten wäre. Die Polizei und Rechtsmedizin stellten bei Frau Kortüm entweder kein oder allenfalls ein sehr gering beschriebenes Waschhautphänomen fest. Damit hatte die alte Dame nur kurz im warmen Wasser in der Badewanne gelegen haben können, als sie abends aus dieser gehoben und einer äußeren Leichenschau unterzogen wurde, allenfalls ein bis drei Stunden.

Darüber hinaus wurden erst für den Wiederaufnahmeantrag durch ein gezieltes thermodynamisches Gutachten die Verhältnisse im Bereich der Badewanne, insbesondere die Wassertemperatur betreffend, eingegrenzt. Unter Berücksichtigung dieser Wassertemperatur erfolgte sodann mittels der sogenannten Finite-Elemente-Methode eine modellhafte Rückrechnung auf die Todeszeit unter Berücksichtigung der Körperstatur der Toten.

Das Prinzip der primär im Ingenieurwesen entwickelten Finite-Elemente-Methode besteht darin, das zu untersuchende Objekt, also hier den menschlichen Körper, in eine Vielzahl kleiner Elemente einfacher Geometrie zu zerlegen. Diese Methode ermöglicht auf der Basis der physikalischen Gesetze der Wärmeübertragung die Modellierung des Abkühlungsprozesses eines Leichnams. Neben den unterschiedlichen Gewebskompartimenten mit ihren unterschiedlichen thermischen Materialeigenschaften können fallspezifisch auch Bekleidung und Bedeckung berücksichtigt werden.

Die Sachverständigen von der Universität Jena errechneten im Wiederaufnahmeverfahren mit hoher Wahrscheinlichkeit das Zeitintervall zwischen 16.30 Uhr und 17.00 Uhr als Todeszeitpunkt. Zu dieser Zeit hatte Manfred Genditzki die Wohnung längst verlassen und sich ins Krankenhaus zu seiner Mutter begeben. Dies konnte von mehreren anderen Personen bezeugt werden.

Bezüglich der Todeszeit wurde offenbar ebenfalls nicht berücksichtigt, dass sich die Leichenflecken am Körper der alten Dame rasch von vorn aus vollständig auf die

Körperrückseite verlagerten. Lieselotte Kortüm war kopfüber in Bauchlage in der mit Wasser gefüllten Badewanne aufgefunden worden. Nachdem man sie um 22 Uhr herausgehoben hatte, wurde sie in Rückenlage abgelegt und 15 Minuten später einer kriminalpolizeilichen Leichenschau unterzogen. Dabei wurde protokolliert, dass sich die Leichenflecken vollständig zum Rücken verlagert hatten. Dieses Phänomen einer vollständigen Umlagerung von Leichenflecken ist in der Literatur bis maximal sechs Stunden postmortal dokumentiert. Bei Berücksichtigung all dieser Befunde ist festzuhalten, dass die im Gerichtsurteil des Schwurgerichts postulierte Todeszeit, etwa 15 Uhr, außerhalb dieses Zeitfensters lag.

Eine weitere Argumentationskette erschließt sich aus der Biomechanik, der Wissenschaft über das Verständnis von Kräften und Bewegungen des Menschen.

Ein breiteres Spektrum von Anwendungsfällen der Biomechanik wurde vor allem durch neuartige computerunterstützte Verfahren möglich. Zusätzlich profitiert die Biomechanik durch die Annäherung an die Robotik, welche sich mit Fragen der Regelungstechnik beschäftigt, die auf biologische Systeme angewendet werden. Der hier vorliegende Fall zeigt auf, dass moderne Verfahren in der Biomechanik durchaus geeignet sein können, die bisherige Praxis in der Forensik zu erweitern. Bei der Rekonstruktion im vorliegenden Fall wurde eine neuromechanische Simulation eingesetzt. Bei dieser Simulationsmethode wird die Bewegung des Skeletts durch Muskeln erzeugt, die ihrerseits durch das Nervengewebe angesteuert sind, um durch diese Kombination von Skelett – und Nervensystemmodellen die vollständige menschliche Bewegungsdynamik zu rekonstruieren.

In diesem Fall wurde einerseits nachgewiesen, dass die

87-Jährige beim Sturz in die Badewanne nach vorn zwei Kontaktpunkte mit der Armatur und dem Badewannenrand hatte, die exakt den Regionen der Unterblutungen in ihrer Kopfhaut entsprachen. Auch die rekonstruierten Kraftparameter konnten die Ausprägung der Hämatome erklären. Letztlich entsprach die erreichte stabile Endlage des Modells exakt der Position, in der die Tote in der Badewanne aufgefunden wurde.

Der Fall Genditzki zeigt, dass zukünftige Gerichtsbarkeit neuromechanische Simulationen in dafür geeigneten Fällen nicht übersehen darf. Dies verhält sich ganz ähnlich wie bei der Einführung der DNA-Analyse, welche die kriminaltechnische Ermittlungsarbeit revolutioniert hat. Derartige Simulationen sollten in der Rechtspraxis überall dort zur Anwendung kommen, wo ungeklärte Bewegungsvorgänge der beteiligten Personen von entscheidender Bedeutung für die rechtliche Bewertung eines Kriminalfalls sind.

Unser Fazit: Erst im Wiederaufnahmeverfahren gelangte das Gericht zu der Gewissheit, dass das vermeintliche Opfer infolge eines häuslichen Unfalls verstarb. Es gab überhaupt kein Verbrechen. Im Fall Genditzki geschah es zum ersten Mal, dass ein zu einer lebenslänglichen Haftstrafe Verurteilter in Bayern wegen erwiesener Unschuld später freigesprochen wurde. Seine Verurteilung war ein eindeutiges Fehlurteil. Gerade mit Blick auf die weitreichenden Folgen eines Strafverfahrens für den Betroffenen, die bis zur Vernichtung von dessen sozialer Existenz durch das gerichtliche Unwerturteil und den Vollzug von Freiheitsstrafe führen können, wäre eine institutionalisierte kritisch-reflexive Auseinandersetzung mit Fehlurteilen und deren Ursachen geboten. Es bleibt zu hoffen, dass der Fall Genditzki dazu beiträgt.

Wiederaufnahmeverfahren

Die Wiederaufnahme eines durch rechtskräftiges Urteil abgeschlossenen Verfahrens ist in den §§ 359 bis 373a der Strafprozessordnung geregelt. Hier der relevante Gesetzestext in § 359 Ziffer 5 StPO im Hinblick auf die Wiederaufnahme zugunsten des Verurteilten:

„Die Wiederaufnahme eines durch rechtskräftiges Urteil abgeschlossenen Verfahrens zugunsten des Verurteilten ist zulässig, wenn neue Tatsachen oder Beweismittel beigebracht sind, die allein oder in Verbindung mit den früher erhobenen Beweisen die Freisprechung des Angeklagten oder in Anwendung eines milderen Strafgesetzes eine geringere Bestrafung oder eine wesentlich andere Entscheidung über eine Maßregel der Besserung und Sicherung zu begründen geeignet sind."

Ein Wiederaufnahmeverfahren ist im Strafrecht die allerletzte Möglichkeit, ein bereits rechtskräftiges Urteil zu korrigieren. Von Rechtskraft spricht man, wenn ein Gerichtsurteil nicht mehr mit einer Berufung oder einer Revision angefochten werden kann. Die regulären Rechtsmittel sind dann ausgeschöpft. Der Gesetzgeber geht davon aus, dass die endgültige und dauerhafte Beendigung eines Strafverfahrens dem Rechtsfrieden dient. Alle Verfahrensbeteiligten haben jetzt die Sicherheit, dass das Urteil Bestand hat und keine weiteren Auseinandersetzungen mehr stattfinden können.

Für die Gesellschaft ist dieser Zustand durchaus sinnvoll und erstrebenswert. Es kehrt Ruhe ein. Andererseits ist dieser Zustand für den Einzelnen, der zu Unrecht verurteilt wurde, geradezu unerträglich.

Durch das Wiederaufnahmeverfahren wird das Prinzip der Rechtssicherheit in (höchst vereinzelten Fällen) ausnahmsweise zugunsten der Gerechtigkeit durchbrochen.

Die Anforderungen, die an eine Wiederaufnahme gestellt werden, sind außerordentlich hoch. Der Urteilsspruch muss ernst zu nehmenden Zweifeln ausgesetzt sein. Der in der Praxis am häufigsten anzutreffende Wiederaufnahmegrund sind völlig neue Tatsachen oder Beweismittel, die im zugrundeliegenden Verfahren keine Rolle gespielt haben.

Der Wiederaufnahmeantrag wird vom Anwalt des Verurteilten beim zuständigen Landgericht gestellt. Es gibt unter den Rechtsanwälten übrigens nur sehr wenige ausgesprochene Spezialisten, die sich mit Wiederaufnahmeverfahren beschäftigen. Diese Verfahren dauern erfahrungsgemäß jahrelang. Der Antrag muss sich auf Tatsachen oder Beweismittel berufen, die mit den Tatsachen und Beweisgründen, auf die sich das Urteil stützt, in einem unüberbrückbaren Widerspruch stehen.

Hat das zuständige Gericht dem Wiederaufnahmeantrag in formaler Hinsicht stattgegeben, wird in einem zweiten Schritt ein sogenanntes Probationsverfahren durchgeführt. Hier wird vorgeprüft, ob die durch den Verurteilten vorgebrachten Wiederaufnahmegründe sachlich Bestand haben. Der Fall wird dann in einer neuen Hauptverhandlung noch einmal vollständig untersucht. Hier überprüft das Gericht nicht das frühere Urteil, sondern trifft eine eigenständige neue Entscheidung.

Über die Anzahl der erfolgreichen Wiederaufnahmeverfahren gibt es in Deutschland keine belastbare Statistik. Es besteht großer Forschungsbedarf. Risikofaktoren für Fehlurteile wurden bisher nicht systematisch beleuchtet. Die Häufigkeit von Fehlentscheidungen bei Kapitaldelikten wie Mord, Totschlag und Vergewaltigung bleibt im Dunklen.

Klaus Püschel
Hitlers Weg ins Jenseits

Lange habe ich darüber nachgedacht, ob man der Person Adolf Hitler nicht zu viel Beachtung zuteil werden lässt, wenn man die näheren Umstände seines Todes recherchiert und analysiert. Dieser Mann hat fast bis zu seinem letzten Atemzug, kurz bevor ihn die anrückenden russischen Soldaten hätten gefangen nehmen können, andere in den Tod geschickt, Gegner hinrichten lassen oder in einen Suizid getrieben. Er hat ein millionenfaches Morden zu verantworten und Deutschland in Trümmern hinterlassen. Nach Kriegsende rankten jahrzehntelang Mythen um seinen Tod, Behauptungen, die jeder Grundlage entbehrten. Hier müssen die Fakten sprechen. In diesem Punkt möchte ich als Rechtsmediziner gerne dazu beitragen, dass die Geschichte nicht verfälscht wird.

In dem Buch von Ulrich Völklein „Hitlers Tod. Die letzten Tage im Führerbunker“ habe ich mich zu den Umständen am Leichenfundort, zu den Sektionsbefunden und zur Todesursache geäußert. Weitere Ausführungen von mir erschienen in der Zeitschrift „Rechtsmedizin“, dem Journal unserer Fachgesellschaft. Fakten und Zitate habe ich der angegebenen Literatur entnommen (siehe Literaturliste).

Es war die Ära von Gorbatschow und Boris Jelzin, als die Archive in Moskau geöffnet wurden, um die Zeiten und die Verbrechen des Zweiten Weltkriegs aufzuarbeiten. Es ging um Glasnost (Offenheit) und Perestroika (Umstrukturierung). Westliche Medien bekamen jetzt erstmals Einblick in russische Archive. Der „Spiegel“ machte daraus 1995 eine Geschichte unter dem Titel: „Hitlers Höllenfahrt – Das Ende im Bunker und die lange Reise des Leichnams“. In der „Bild“-Zeitung hieß es dazu: „Hitlers Leiche – die Irrfahrt dauert 25 Jahre.“

Die von mir bestmöglich analysierten Fakten haben sowjetische Ärzte, Wissenschaftler und Militärexperten sowie Historiker erhoben. Die letzten Beweismittel ruhen in Archiven in Moskau.

Aus rechtsmedizinischer Sicht waren von Anfang an folgende Fragen relevant:

- Wie starb Hitler? Wo genau? Was war die Todesursache? Welche Tatmittel wurden eingesetzt? Welche Spuren hat der Geschehensablauf hinterlassen? In welchem Ausmaß haben andere Personen am Tod und beim Umgang mit dem Leichnam mitgewirkt?
- Was geschah nachfolgend mit dem Leichnam? Wie erfolgten Bergung und Transport des Körpers? Wo wurde der Körper gelagert? Wer hat die Sektion durchgeführt? Mit welchem Ergebnis?
- Speziell von immenser Bedeutung: Wie erfolgte die Identifizierung des Toten (insbesondere da es sich um einen stark entstellten Brandtorso handelte)?
- Was geschah nach der Obduktion in Berlin-Buch mit

den sterblichen Überresten? Wo wurden sie aufbewahrt? Das endgültige Verstreuen der Asche in dem Flüsschen Ehle bei Magdeburg fand am 5. April 1970 nahe Biederitz im Bereich der sog. Schweinebrücke statt.
- Was haben die Nachuntersuchungen russischer Spezialisten ergeben: am 16. Mai 1946 am Leichenfundort im Führerbunker (Hitlers Arbeitszimmer) und im Bereich des Bombentrichters vor dem Bunker (wo man die verbrannten Leichen von Hitler und Eva Braun fand)? Die von Moskau angeordnete erneute Tatortbesichtigung wurde von Oberst Ossipow genau protokolliert.

Das Wichtigste vor weg: Es gibt ein gut nachvollziehbares Sektionsprotokoll. Die gerichtsmedizinische Obduktion erfolgte durch immerhin fünf Sachverständige unter Leitung des Chefexperten Oberst Schkarawski zwischen dem 7. und 9. Mai 1945 im sowjetischen Feldlazarett in Berlin-Buch. Neben Hitlers Leiche wurden auch alle anderen Toten aus dem Führerbunker obduziert (darunter Eva Braun und die Familie Goebbels). Speziell die Identifizierungsmaßnahmen im Zusammenhang mit dem individuellen Zahnstatus/Gebissbefund wiesen den von den russischen Militärärzten obduzierten Leichnam eindeutig als denjenigen von Adolf Hitler aus.

Es gibt diverse Zeugenaussagen zur Auffindungssituation der Leichen von Adolf Hitler und der ihm erst kurz zuvor angetrauten Eva Braun im Arbeitszimmer des Führerbunkers. Diese Beschreibungen weichen zwar teilweise etwas voneinander ab (so wie es bei Zeugenaussagen eben ist, wenn die Personen nicht richtig hingeschaut haben und die Erinnerung etwas verblasst). Letztlich ergibt sich aber ein eindeutiges Bild, insbesondere wenn man die späteren spurenkundlichen Feststellungen (vor allem die Blutspuren) am Geschehensort (Arbeitszimmer von Hitler, Sofa) und die Sektionsbefunde in Relation zu den Zeugenaussagen analysiert.

Von verschiedenen Seiten wurden gezielt Legenden über Fehler und Manipulationen bei der Untersuchung des Leichnams und Zweifel an Hitlers Tod gesät. Vor allem der russische Diktator Stalin selbst hatte von Anfang an ein politisches Interesse daran, Hitlers Tod zu vertuschen. Stattdessen wurde verbreitet, der deutsche Kriegstreiber sei noch in den letzten Stunden des Krieges aus seinem Führerbunker geflohen und ins Ausland ausgeflogen worden. Er lebe unerkannt z.B. in (wahlweise) Japan, einem arabischen Land oder auch in dem von Diktator Franco regierten Spanien.

In Russland selbst kritisierten gerichtsmedizinische Experten, insbesondere in Person des renommierten russischen Gerichtsmediziners Prof. Semenowski, das erste rechtsmedizinische Untersuchungsprotokoll und die chemisch-toxikologischen Untersuchungen durch den gerichtsmedizinischen Chefexperten Oberst Faust J. Schkarawski als unzureichend. Die Frage des Kopfschusses sei an der beim Brandtorso nur noch vorhandenen Schädelbasis nicht gezielt überprüft worden. Die Todesursache Zyankali sei an Asservaten aus der Brandleiche nicht chemisch-toxikologisch analysiert, sondern nur aus den in der Mundhöhle des Leichnams festgestellten Glassplittern (eine für diesen Zweck vorgesehene gläserne Kapsel wurde von Hitler zerbissen) rückgeschlossen worden.

Mein Eindruck ist, dass die unter Kriegsbedingungen im völlig zerstörten Berlin vorgenommen Untersuchungen der Leichen aus dem Führerbunker mit großer Sorgfalt und gut nachvollziehbar durchgeführt und protokolliert wurden. Speziell gilt dies für die eindeutige Identifizierung des toten Adolf Hitler, die natürlich von größter Relevanz war.

Dabei war der eindeutig dokumentierte Zahnstatus/ Gebissbefund von Hitler von entscheidender Bedeutung. Eher nebenbefundlich ging es auch um den Hoden des Diktators. Die vieldiskutierte Situation im Genitalbereich von Hitler ist nicht exakt beschrieben: „Der linke Hoden konnte weder im Hodensack noch innerhalb des Leistenkanals oder im kleinen Becken gefunden werden." Zum Fehlen des Hodens gibt es zwei Erklärungsversuche. Zum einen erlitt Hitler während des ersten Weltkriegs am 5. Oktober 1916 während der Schlacht an der Somme eine Granatsplitter-Verletzung im Bereich des linken Oberschenkels und der linken Leiste. Fünf Monate später war er wieder an der Westfront. Zum anderen ist eine amtsärztliche Aufnahmeuntersuchung aus dem Gefängnis in Landsberg bekannt, wo Hitler wegen des gescheiterten Putschversuchs 1923/24 einsaß. Als Adolf Hitler ins Gefängnis kam, notierte der Anstaltsarzt die Diagnose eines rechtsseits (?) fehlenden Hodens (Kryptorchismus).

Für mich ist auch nachvollziehbar, dass im Sektionsprotokoll lediglich angekohlte Teile der Schädelbasis dokumentiert sind, und zwar ohne nähere Beschreibung. Der obere Teil des Schädels war durch Brandeinwirkung weggekohlt und durch hitzebedingte Drucksteigerung im Schädelinneren teilweise aufgerissen (wie die späteren Untersuchungen von Oberst N.F. Ossipow und Prof. Semenowski am Leichenfundort 1946 ergaben). Man hat sich sehr exakt mit der Blutspurenverteilung am Fundort des Leichnams von Hitler befasst: Blutspuren an der Couch, auf der der Leichnam zusammengesunken war, an der Wand, im rechtsseitigen Bereich neben der Couch (von der Zimmertür aus gesehen linksseits) und auf dem Fußboden. Dies Muster konnte noch nachvollzogen werden. Aus der Analyse ergibt sich, dass Hitler sich auf der Couch sitzend in die rechte Schläfe geschossen hat, mit seiner Dienstpistole. Bei der akribischen Nachsuche im oberen Ausgangsbereich des Führerbunkers (wo man die Leichen von Hitler und Eva Braun gefunden hatte) fand man nunmehr weitere Teile eines menschlichen Schädels, die sich Hitler zuordnen ließen. Und in der Knochenplatte vom linksseitigen Hinterhauptsbereich des Mannes konnte man eindeutig einen typischen Ausschuss lokalisieren. Diese Knochenbruchstücke sowie Fotos davon wurden später vielfach beschrieben und von diversen Wissenschaftlern analysiert (darunter z.B. auch der bekannteste Gerichtsmediziner seiner Zeit, Prof. Otto Prokop).

Meine eigene Rekonstruktion unter Berücksichtigung aller Anknüpfungspunkte hat Folgendes ergeben:

Die Obduktion entsprach durchaus dem Stand der Technik der damaligen Zeit sowie den Möglichkeiten unter Kriegsbedingungen. Das Protokoll ist recht kurz gefasst. Verschiedene Details, die man vermutlich hätte genauer beschreiben können, sind nicht berücksichtigt. Beispielsweise sind die inneren Organe nur sehr global beschrieben. Da hat offenbar keine Feinpräparation stattgefunden. Das Blutgefäßsystem ist überhaupt nicht erwähnt, auch nicht der Mageninhalt. Am Kopf wird nur beschrieben, dass sich Hirngewebe und Teile der harten Hirnhaut in der angekohlten Schädelhöhle befanden. Vergleichsweise ausführlich dokumentiert sind die Befunde, die zur Identifikation der Leiche wichtig waren, etwa der Zahnstatus und Gebissbefund und das Fehlen eines Hodens.

Was völlig fehlt, sind feingewebliche Untersuchungsergebnisse. Allerdings benötigt man dazu ein entsprechendes Labor und Mikroskop, was unter Kriegsbedingungen problematisch gewesen sein dürfte. Auch die chemisch-toxikologischen Untersuchungsbefunde sind im Hinblick auf das Zyankali aus den Unterlagen nicht ausreichend nachvollziehbar. Die Methoden und die Einzelbefunde bzw. Messwerte aus dem gerichtschemischen Frontlaboratorium sind nicht dargestellt. Auf Alkohol und Kohlenmonoxid hat man die Leiche überhaupt nicht untersucht.

Die Schlussfolgerungen der russischen Gutachter erscheinen mir im Wesentlichen folgerichtig. Allerdings sind nicht alle theoretischen Möglichkeiten erwogen und nicht alle Details berücksichtigt. Am Leichnam Hitlers wurde z.B. die Frage zusätzlicher Verletzungen (abgesehen von der postmortalen Brandeinwirkung) nicht kritisch abgewogen.

Im Obduktionsbericht wurde von den russischen Gerichtsmedizinern auf einen „Bittermandelgeruch“ hingewiesen. Dies war ein eindeutiges Zeichen für die Vergiftung durch Blausäure (= Zyankali). Der Wirkungsmechanismus bei der Blausäurevergiftung besteht darin, dass das Zyanid-Ion in den Körperzellen an das Atmungsferment gebunden wird, womit die Einschleusung des Sauerstoffs in den Zellstoffwechsel unterbunden wird. Dies führt zu einer inneren Erstickung. Besonders rasch kommt es dabei zu einer Schädigung des Atemzentrums. In den Zyankalikapseln, die von Hitler sowie bei den anderen Personen im Führerbunker eingesetzt wurden, war jeweils eine mehrfach tödliche Dosis. Die in der Mundhöhle des toten Hitler nachgewiesenen Glassplitter stammten offensichtlich aus der von ihm zerbissenen Ampulle mit Blausäure. Zweifelhaft ist hier allerdings, ob dieses Zyankali durch das Freiwerden von Blausäure im sauren Mageninhalt überhaupt noch zur tödlichen Wirkung gekommen ist, ob also Hitler das Zyankali überhaupt noch (vollständig) heruntergeschluckt hat oder ob er sich dann sehr schnell zusätzlich in den Kopf geschossen hat. Als sogenannte „konkurrierende Todesursache“ muss bei Hitler unbedingt die Kopfschussverletzung gesehen werden. Letztlich ist nicht sicher zu entscheiden, ob die schließlich todesursächliche Atemlähmung vorwiegend auf den erlittenen Kopfschuss mit dadurch hervorgerufenen schwersten Gehirnverletzungen oder auf die Einwirkung von Blausäure mit dadurch bedingter innerer Erstickung zurückzuführen ist. Beide Todesmechanismen, die letztlich auf eine Atemlähmung hinauslaufen, benötigen nur wenige Minuten bis zum Todeseintritt.

Adolf Hitler und seine Frau starben am Nachmittag des 30. April 1945. Die Obduktion des Hitler-Leichnams erfolgte erst am 8. Mai 1945. Die sehr starken Brandeinwirkungen, insbesondere am Körper Hitlers, haben die Befunderhebung durch die Gerichtsmediziner insgesamt erheblich beeinträchtigt. Als Adolf Hitler obduziert wurde, fehlte an dem durch Feuer äußerlich stark beschädigten Schädel das gesamte Schädeldach. Bei einer Nachgrabung am Ort der Verbrennung des Leichnams im Garten der Reichskanzlei (in einem ehemaligen Bombentrichter) wurden ein Jahr später einige Knochenteile gefunden, die von dem russischen Gerichtsmediziner Semenowski als Hinterhauptbein von Adolf Hitler identifiziert wurden. Diese später aufgefundenen Knochenscherben passen in der Tat exakt zu dem in der Obduktion beschriebenen Schädel Adolf Hitlers. Leider ist die weitere Beschreibung der hochgradig verkohlten Schädelreste nicht sehr informativ. So sind die Knochenränder nicht exakt beschrieben. Es fehlt auch eine detaillierte Beschreibung der Schädelbasis.

Wie bereits früher einmal von dem Berliner Gerichtsmediziner Prof. Prokop ausgeführt, spricht das Ausmaß der Verknöcherung der Schädelnähte (die an den Knochenscherben gut erkennbaren, sägezahnförmigen Ränder) eher dafür, dass es sich um eine etwas jüngere Person als den 56-jährigen Adolf Hitler gehandelt hat. Diesbezüglich ist jedoch die biologische Variation sehr breit, und auch ein Mensch in Hitlers Alter kommt durchaus noch in Betracht.

Der russische Gerichtsmediziner Semenowski beschrieb auf dem Hinterhauptbein des Schädels von Hitler eine Öffnung mit den Maßen 0,5 x 0,6 cm, die er als Austrittsöffnung eines Pistolenschusses identifizierte. Hitler hatte zwei Pistolen, eine mit dem Kaliber 6,35 mm und eine weitere mit dem Kaliber 7,65 mm.

Ich hatte die Gelegenheit, sehr scharfe, fast dreidimensional wirkende Bilder von diesem Knochen aus dem Hinterkopf von Hitler in Augenschein zu nehmen. Es handelt sich hier in der Tat um einen typischen Ausschuss. Die äußere Knochentafel ist trichterförmig herausgebrochen, während die innere Knochentafel angedeutet rundlich perforiert ist. Vom Ausschuss gehen radiär einige haarfeine Bruchlinien aus. Die Angabe des Durchmessers der Perforation von 0,5 – 0,6 cm zeigt schon, dass hier keine exakte Vermessung vorgenommen wurde. Nach meiner Überzeugung kann man nicht feststellen, dass der kleinste Durchmesser etwa 0,5 cm betrug. Hierzu hätte man einen entsprechenden, speziell konstruierten Maßstab verwenden müssen, was offensichtlich nicht geschah.

Meines Erachtens ist davon auszugehen, dass die 7,65 mm-Waffe, die Hitler zuzuordnen ist, Stahlvollmantelprojektile verschossen hat. Derartige Projektile werden beim Durchtritt durch das Schädeldach in der Regel nicht deformiert. Von diesen Projektilen weiß man andererseits aus entsprechenden experimentellen Untersuchungen in der forensischen Ballistik, dass die Schusslöcher primär kleiner als das Kaliber sind. Dies ist darauf zurückzuführen, dass der Schädelknochen während des Geschossdurchgangs temporär eine Öffnung entsprechend dem Geschossquerschnitt aufweist, weil es vorübergehend zu einer radialen Kompression des Knochens kommt. Nach dem Geschossdurchtritt dehnt sich der vorübergehend komprimierte Knochen wieder etwas aus. Das Projektil „schlüpft" sozusagen durch den Knochen hindurch. Das bleibende Loch ist daher in der Regel bei einem Vollmantelgeschoss kleiner als der Geschossquerschnitt. Der inneren Zone des Lochs entspricht der Materialverlust beim Geschossdurchtritt.

Es kann also ein Schuss aus einer Walther-PPK, Kaliber 7,65 mm, abgegeben worden sein. Bei Vollmantelgeschossen ist es nicht ungewöhnlich, dass das Ausschussloch einen Durchmesser von weniger als 7 mm hat. Bedenkt man zusätzlich, dass es durch die starke und lang dauernde Hitzeeinwirkung zu einer Schrumpfung des Schädelknochens gekommen sein dürfte, dann ist es durchaus erklärlich, dass die von dem Gerichtsmediziner Semenowski beschriebene Ausschussöffnung mit etwa 5 – 6 mm vermessen wurde. Bei einer Pistole mit einem Kaliber 6,35 mm wäre es andererseits wahrscheinlich nicht zu einem Schädeldurchschuss gekommen. Schon von daher ist es sehr unwahrscheinlich, dass diese Waffe eingesetzt wurde. Dies entspricht auch der von den Zeugen beschriebenen Auffindesituation.

Meines Erachtens hätten die ersten Obduzenten einen Mundschuss (wenn Hitler den Lauf seiner Waffe direkt vor den Mund oder in den Mund gehalten hätte) unbedingt feststellen müssen. Sie haben sehr detailliert den Zahnstatus und den Gebissbefund sowie die einzelnen Ampullensplitter beschrieben und sich insofern Mundhöhle und Rachen genau angesehen. Hierbei hätten sie in jedem Fall Schmauchanhaftungen mit Pulvereinsprengungen feststellen müssen. – Außerdem hätten die russischen Gerichtsmediziner am Rachen und im Bereich der Schädelbasis eine Schusslücke feststellen müssen, denn die Schädelbasis war nicht verkohlt. Beim Mundschuss wäre überdies durch eine Blutung in den Nasen-Rachen-Raum mit einer ausgeprägten Bluteinatmung zu rechnen gewesen. Dafür ergibt sich aus dem Obduktionsbefund jedoch kein Anhaltspunkt.

Insofern gehe ich davon aus, dass bei Hitler ein Einschuss im Bereich der rechten Schläfe vorlag. Dementsprechend wollen verschiedene Zeugen am Schädel des toten Hitler auch einen münzgroßen Einschuss im Bereich der rechten Schläfe gesehen haben. Dieser Teil des Schädels war dann allerdings durch die starke Brandeinwirkung nicht mehr nachweisbar.

Man findet nicht selten stark nach rückwärts gerichtete Schusskanäle bei Suizidenten. Insbesondere gilt dies, wenn der Suizident – wie im Fall von Adolf Hitler sehr intensiv beschrieben – aus Erzählungen bzw. Anschauung weiß, dass Schüsse von Schläfe zu Schläfe keineswegs sicher zum Tode führen, sondern u.U. nur zu Erblindung oder leichteren Hirnverletzungen, die überlebt werden können.

Eine kombinierte Selbsttötung durch Zerbeißen einer Zyankalikapsel und kurzzeitig danach erfolgtem suizidalem Kopfschuss halte ich bei Adolf Hitler für die wahrscheinlichste Situation. Es ist davon auszugehen, dass nach dem Zerbeißen der Zyankalikapsel noch Handlungsfähigkeit gegeben ist, zumindest in der Größenordnung von 1 bis 2 Minuten. Unter Berücksichtigung dieser Handlungsfähigkeit könnte sich Adolf Hitler durchaus einen rechtsseitigen Schläfenschuss stark nach rückwärts gerichtet beigebracht haben. Dafür, dass Hitler sich die rechtsseitige Schläfenschussverletzung selbst beigebracht hat, sprechen im Übrigen auch die von Zeugen geschilderte Auffindungssituation der Leiche auf dem Sofa in seinem Dienstzimmer und das von den Russen beschriebene Blutspurenbild am Geschehensort.

Später habe ich aus forscherischem Interesse mit einem Freund aus Magdeburg die Stelle aufgesucht, an der die Aschenreste des Leichnams aus dem Führerbunker letztlich am 5. April 1970 im kleinen Fluss Ehle versenkt und damit endgültig vernichtet wurden.

Dies war eine Nachsuche der besonderen Art am Ende des Weges des Menschen, der für den Holocaust mit der Tötung von sechs Millionen Juden, von sechshunderttausend Sinti und Roma, für Völkermord, die gnadenlose Tötung von psychisch Kranken und körperlich Behinderten und letztlich fünfzig Millionen Kriegstote im Zweiten Weltkrieg verantwortlich war.

Der Weg aus dem Führerbunker ist insofern eindeutig nachvollziehbar, weil der russische Abwehrdienst SMERSCH dies penibel protokolliert hat. Die Leichenteile wurden in zunehmend morschen ehemaligen Munitionskisten transportiert und wiederholt ein- und ausgegraben: zuletzt im Garten des Hauses in Magdeburg, wo die SMERSCH-Abteilung stationiert war. Als die Umwandlung dieses Gebäudes bevorstand, hat seinerzeit der sowjetische KGB-Vorsitzende Andropow in Abstimmung mit Parteichef Breschnew den Befehl erteilt, die Überreste endgültig zu vernichten, damit sie nicht in falsche Hände gelangen konnten. Die sowjetische Führung wollte die Geheimnistuerei um die sterblichen Überreste des Führers damit endgültig beseitigen.

Der Tod von Adolf Hitler war die Konsequenz eines völlig verfehlten Lebens, in rechtsmedizinischem Sprachgebrauch: ein Bilanz-Suizid, zur „Sicherheit" mit zwei jeweils für sich tödlichen Methoden gleichzeitig, und zwar Gift (Zyankali) und Kopfschuss. Die Dokumentation der Russen zu Hitlers Tod und zur Entsorgung seiner sterblichen Überreste ist aus rechtsmedizinischer Sicht eindeutig.

Verwendete Literatur:

1 Hans Bankel (2005), Woran sie wirklich starben. Krankheiten und Tod historischer Persönlichkeiten. 5. Aufl., Verlag Wilhelm Maudrich, Wien-München-Berlin
2 Mark Benecke, Lydia Benecke (2011), Aus der Dunkelkammer des Bösen. Neue Berichte vom bekanntesten Kriminalbiologen der Welt. Lübbe Verlag, Köln
3 Lew Besymenski (1968), Der Tod des Adolf Hitler. Christian Wegner Verlag, Hamburg
4 Klaus Püschel (2008), Wie starb Adolf Hitler? Rechtsmedizin 18, S. 202-204
5 Der Spiegel 15/1995, Hitlers Höllenfahrt. Das Ende im Bunker und die lange Reise des Leichnams. Hamburg
6 Ulrich Völklein (Hrsg.) (1998), Hitlers Tod. Die letzten Tage im Führerbunker. Steidl Verlag, Göttingen

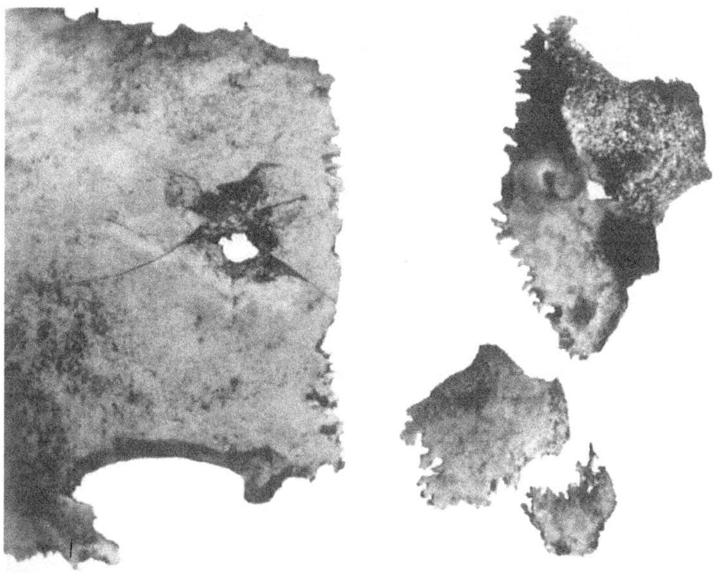

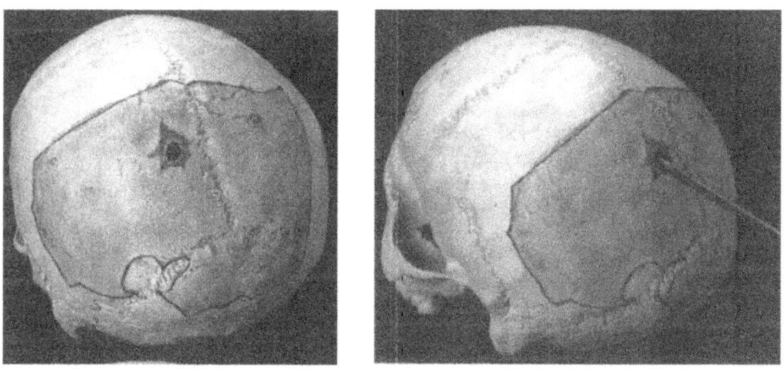

Oben:
Knochenscherben aus dem Hinterkopfbereich des Leichnams von Adolf Hitler; darin ein typischer Ausschuss mit trichterförmigem Ausbruch der äußeren Knochentafel des Schädeldachs.

Unten:
Rekonstruktion des Schusskanals mit den Knochenscherben (grau getönt) im Hinterkopfbereich eines Schädelmodells.

Nachwort

Unsere zentrale Botschaft soll wiederum eine positive sein: „Von den Toten lernen wir für das Leben“. Wer täglich mit dem Tod zu tun hat, schätzt den Wert des Lebens umso intensiver. Manchmal hängt das Leben sozusagen am seidenen Faden. Wir sollten uns freuen, dass wir in einer Region des Globus leben, die vergleichsweise ruhig, ausgeglichen und sicher ist. Man bedenke: In Mexiko werden beispielsweise an den drei ersten Tagen des Jahres so viele Menschen ermordet, wie bei uns im gesamten Verlauf eines Jahres.

Als Gerichtsreporterin und als Rechtsmediziner ist man in gewisser Weise demütig. Wir stehen zum Glück auf der besseren Seite des Lebens, sozusagen auf der Sonnenseite: Wir analysieren, dokumentieren, begutachten, berichten und kommentieren. Nicht selten handelt es sich um ein Geschehen, das sehr betroffen macht. Aber wir müssen es nicht selbst aushalten. Das müssen die Opfer und ihre Angehörigen. Das Leid der Angehörigen (und auch ihrer Freunde und Nachbarn) sollten wir niemals vergessen, wenn wir über die Aufklärung eines Verbrechens und die Verurteilung von Tätern und Täterinnen berichten und darüber Bücher schreiben.

Unser Dank gilt (neben vielen anderen):

Joachim Bülter, bis vor wenigen Jahren Vorsitzender Richter einer Schwurgerichtskammer am Landgericht Hamburg. Der Jurist war bei mehreren von uns dargestellten Fällen der zuständige Richter und hat uns mit seiner Sachkenntnis und seinem guten Rat in juristischen Fragen geholfen.

Wolfgang Sielaff, dem früheren Chef des Landeskriminalamts und stellvertretenden Polizeipräsidenten von Hamburg. Aus vielen Diskussionen mit ihm ergaben sich wertvolle Anregungen für die Einordnung der hier geschilderten Fälle.

Den ärztlichen Kollegen aus dem Universitätsklinikum Hamburg-Eppendorf (UKE), die, wie auch ihre Familien, persönlich betroffen waren. Ihr Einverständnis mit der Publikation dieser Fälle wissen wir sehr zu schätzen.

Manfred Genditzki, der als verurteilter Mörder über 13 Jahre unschuldig im Gefängnis saß, bevor er vom Landgericht München in der Wiederaufnahmeverhandlung wegen erwiesener Unschuld freigesprochen wurde … und auch seiner unermüdlich engagierten und hartnäckigen Anwältin Regina Rick, für uns eine der besten Juristinnen überhaupt!

Danke auch an alle Kriminalbeamten sowie die Staatsanwältinnen, die als Ermittlerinnen und Ermittler, Anklägerinnen und Ankläger die Täter vor Gericht bringen, an alle Richterinnen und Richter, die am Ende mit ihrem Urteil für Gerechtigkeit sorgen.

Und besonderer Dank gilt unseren Verlegern, Marita Ellert-Richter und Gerhard Richter, sowie unserem Lektor Werner Irro. Wir hatten wiederum eine gelungene, sehr freundschaftliche und fruchtbare Kooperation.

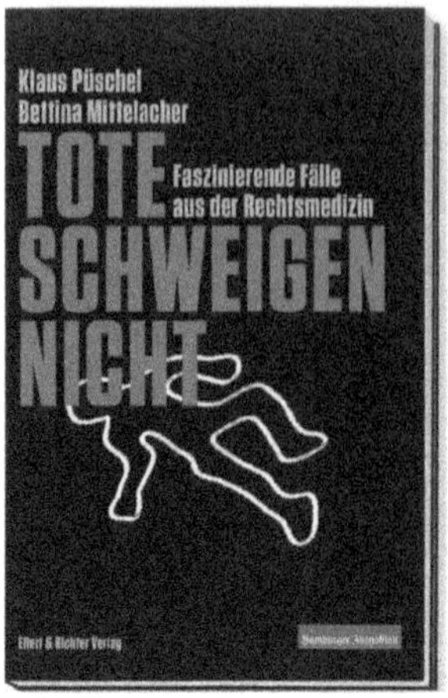

Klaus Püschel / Bettina Mittelacher
Tote schweigen nicht
Faszinierende Fälle aus der Rechtsmedizin
256 Seiten
ISBN 978-3-8319-0660-4

Die Toten ein letztes Mal zum Sprechen bringen, das kann nur die Rechtsmedizin. Prof. Dr. Klaus Püschel: „Ich glaube an Fakten, an wissenschaftliche Befunde, an Sachbeweise.“ Püschel ist Überzeugungstäter. Mit leidenschaftlicher Präzision befragt er die Toten. Unter seinem Blick werden Körperspuren zu Beweismitteln, die einem Mordfall oder einem Tatgeschehen plötzlich eine andere Wendung geben. Welches Verletzungsmuster weist ein Opfer auf? Wie stellt sich der Geschehensablauf dar? Wie ist ein Spurenbild zu bewerten? Bettina Mittelacher verfolgt als Gerichtsreporterin seit vielen Jahren außergewöhnliche Kriminalfälle.

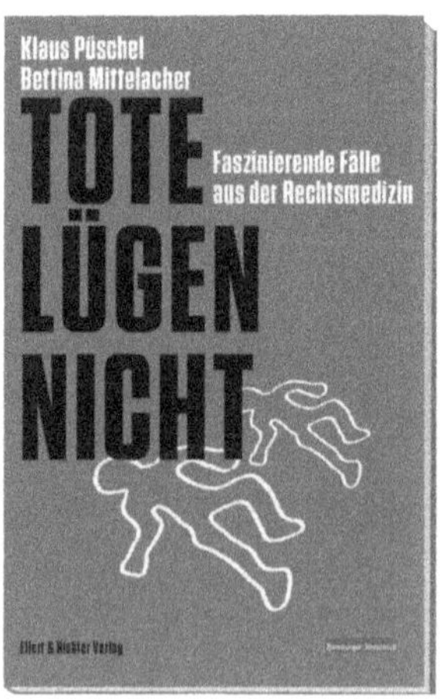

Klaus Püschel / Bettina Mittelacher
Tote lügen nicht
Faszinierende Fälle aus der Rechtsmedizin
288 Seiten
ISBN 978-3-8319-0702-1

Die Fantasie von Mördern kennt keine Grenzen. Rechtsmediziner wissen: Es gibt bei Verbrechen nichts, was es nicht gibt. Die Experten in Sachen Tod und Misshandlung blicken in die Abgründe der menschlichen Seele, wenn sie in Leichen lesen wie in einem Buch. Ihre Arbeit ist spannender als jeder Krimi, denn sie beschäftigt sich mit realen Geschehnissen – die oft genug anmuten, als entstammten sie einem irrealen Schocker. Was empfand der Maskenmann, als er Kinder in seine Gewalt gebracht hatte, sie entführte, missbrauchte und tötete? Warum begibt sich einer der Reemtsma-Entführer bis ans Ende Europas, um sich dort von den Klippen zu stürzen?
Wie erträgt es ein Mensch, jahrelang mit einer Leiche in derselben Wohnung zu leben?

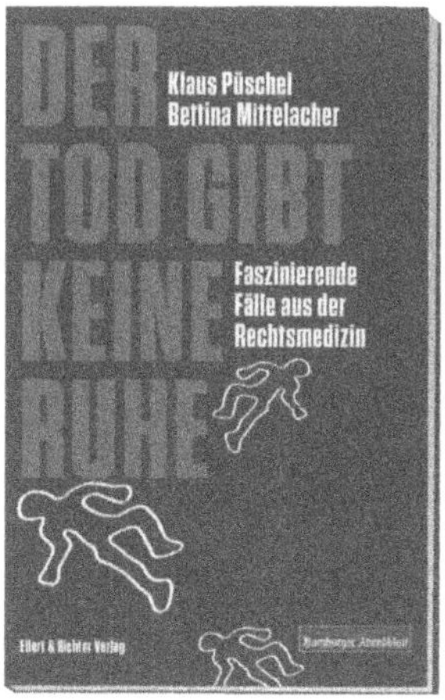

Klaus Püschel / Bettina Mittelacher
Tote schweigen nicht
Faszinierende Fälle aus der Rechtsmedizin
328 Seiten
ISBN 978-3-8319-0735-9

Der gewaltsame Tod ist immer ein Drama. Und die Fantasie eines Täters sowie sein Tatverhalten können extrem und bizarr sein. Oft genug blicken wir bei Tötungsdelikten in finsterste Seiten der menschlichen Psyche, in bodenlose Abgründe. Warum musste ein Mensch sterben, so plötzlich und völlig unerwartet? Was musste das Opfer ertragen? Was genau ist in den letzten Augenblicken seines Lebens geschehen? Rechtsmediziner Klaus Püschel hat alles gesehen, analysiert und rekonstruiert, was Menschen anderen Menschen antun. Und Gerichtsreporterin Bettina Mittelacher hat in zahllosen Prozessen mit angehört, wie Menschen zu Gewaltvebr chern wurden und durch welche Hölle ihre Opfer gegangen sind.

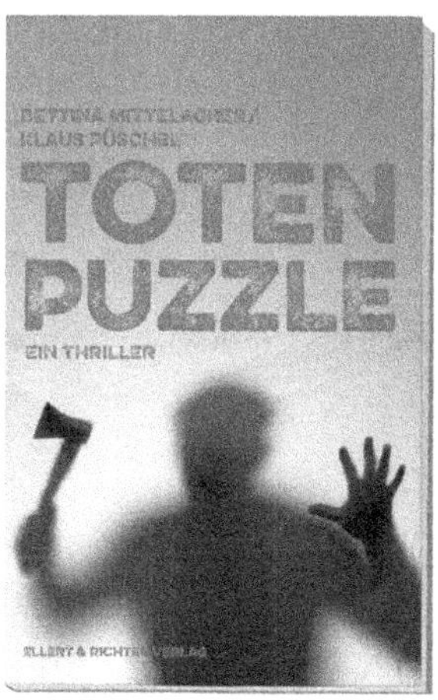

Bettina Mittelacher / Klaus Püschel
Totenpuzzle
Ein Thriller
328 Seiten
978-3-8319-0785-4

Wenn der neunjährige Patrick von seinen Alpträumen erzählt, die ihn nachts im Schlaf heimsuchen, geht es um einen geheimnisvollen Kapuzenmann, ums Töten, um das Grauen schlechthin. Was ist wahr an den Geschichten? Als die Hamburger Kriminalkommissarin Emma Claasen und der Rechtsmediziner Kai Plathe eingeschaltet werden, finden sie heraus, dass der kleine Patrick einziger Zeuge eines dieser entsetzlichen Verbrechen geworden ist. Sie machen sich auf die Suche nach dem Kapuzenmann, der scheinbar wahllos Frauen tötet. Polizei und Rechtsmedizin sehen sich bei der Analyse mit einem bizarren Totenpuzzle konfrontiert. Und allen ist klar: Wenn sie den Mörder nicht bald fassen, gibt es weitere Tote.

Impressum

Bibliografische Information der Deutschen Nationalbibliothek
Die Deutsche Nationalbibliothek verzeichnet diese Publikation in der Deutschen Nationalbibliografie; detaillierte bibliografische Daten sind im Internet über http://dnb.d-nb.de abrufbar.

ISBN 978-3-8319-0873-8
2. Auflage 2025

Borselstraße 16 C
22765 Hamburg
info@ellert-richter.de

Bildnachweis:
Archiv Klaus Püschel: S. 37 (alle), 52 oben, 255, 267 oben und unten links
picture alliance, Frankfurt a. Main: S. 267 unten rechts
wikimedia commons: S. 52
Sowie aus dem Buch „Rechtsmedizin Heft 3, 2008, 18:202-204“ (Seite 203): S. 291 alle

Text: Prof. Dr. Klaus Püschel, Bettina Mittelacher, Hamburg
Lektorat: Werner Irro, Hamburg
Gestaltung: BrücknerAping Büro für Gestaltung, Bremen
Gesamtherstellung: CPI books GmbH, Leck

www.ellert-richter.de
www.facebook.com/EllertRichterVerlag
www.instagram.com/ellert_richter_verlag

Immobilien erben und vererben

Agnes Fischl/Claudia Finsterlin

Immobilien erben und vererben

2., aktualisierte Auflage

Haufe

Bibliografische Information der Deutschen Nationalbibliothek

Die Deutsche Nationalbibliothek verzeichnet diese Publikation in der Deutschen Nationalbibliografie; detaillierte bibliografische Daten sind im Internet über http://dnb.dnb.de/ abrufbar.

Print:	ISBN 978-3-648-19441-6	Bestell-Nr. 16036-0002
ePub:	ISBN 978-3-648-19442-3	Bestell-Nr. 16036-0101
ePDF:	ISBN 978-3-648-19443-0	Bestell-Nr. 16036-0151

Agnes Fischl/Claudia Finsterlin
Immobilien erben und vererben
2., aktualisierte Auflage, Februar 2026

Munzinger Str. 9, 79111 Freiburg
www.haufe.de | info@haufe.de

Bildnachweis (Cover): © Nikada, iStock

Produktmanagement: Jasmin Jallad
Lektorat: Cornelia Rüping